U0803916

中医临床必读丛书

医宗必读

明·李中梓　著
郭霞珍　王志飞
袁卫玲　邓小峰　整理
史楠楠

人民卫生出版社

图书在版编目（CIP）数据

医宗必读/明·李中梓著　郭霞珍等整理．—北京：人民卫生出版社，2006.8
（中医临床必读丛书）
ISBN 978-7-117-07798-9

Ⅰ．医…　Ⅱ．①李…②郭…　Ⅲ．中国医药学-中国-明代　Ⅳ．R2-52

中国版本图书馆 CIP 数据核字（2006）第 070875 号

门户网：www.pmph.com　　出版物查询、网上书店
卫人网：www.ipmph.com　　护士、医师、药师、中医师、卫生资格考试培训

中医临床必读丛书
医宗必读

撰　　者：明·李中梓
整　　理：郭霞珍　等
出版发行：人民卫生出版社（中继线 010-59780011）
地　　址：北京市朝阳区潘家园南里 19 号
邮　　编：100021
E - mail：pmph @ pmph. com
购书热线：010-67605754　010-65264830
　　　　　010-59787586　010-59787592
印　　刷：三河市君旺印务有限公司
经　　销：新华书店
开　　本：850×1168　1/32　　印张：15.75
字　　数：307 千字
版　　次：2006 年 8 月第 1 版　2023 年 6 月第 1 版第13次印刷
标准书号：ISBN 978-7-117-07798-9/R·7799
定　　价：28.00 元

打击盗版举报电话：010-59787491　E-mail：WQ @ pmph. com
（凡属印装质量问题请与本社销售中心联系退换）

出版者的话

中医要发展创新，提高临床疗效是必由之路。而提高临床疗效的捷径，就是继承前人宝贵的诊疗理论和丰富的临床经验。古今大凡著名医家，无不是在熟读古籍，继承前人经验的基础上而成为一代宗师的。厚积薄发，由博返约，是读书成才的必然过程。步入21世纪，中医的发展与创新仍然离不开继承，而继承的第一步必须是熟读中医古籍，奠定基础。这好比万丈高楼，筑基必坚；参天大树，扎根必深。

为了在新世纪进一步发展中医，提高中医临床疗效水平，针对目前中医现状，国家中医药管理局启动了“优秀中医临床人才研修项目”。该计划首批精选培养名中医200名左右，期望在新世纪再培养一大批中医临床大家，为我国人民的医疗保健再做贡献。做临床，必读古籍；做名医，更需要熟悉古籍并能灵活应用。为了适应中医临床人才培养计划，我们从“优秀中医临床人才研修项目”必读书目中先期精选了中医各科必读的20种予以整理出版，后51种相继出版发行，《中医临床必读丛书》的出版渐臻完备。本丛书共71种，所选精当，涵盖面广，多为历代医家推崇，尊为必读经典著作，在中医学发展的长河中，占有重要的学术地位。

本次整理突出了以下特点：①力求原文准确，每种医籍均由各科专家遴选精善底本，加以严谨校勘，为读者提供精确的原文。②原则上只收原文，不作校记和注释，旨在使读者在研习之中渐得旨趣，体悟真谛。③每书撰写了导读，介绍该书的作者生平、成书背景、学术特点，及对临床的指导意义以及如何学习运用等内容，提要钩玄，以启迪读者。为便于读者检索，书后附以索引。

期望本丛书的出版，能真正起到读古籍，筑根基，做临床，提疗效的作用，有助于中医临床人才的培养和成长，以推动我国中医药事业的发展与创新。

一、经典著作

《黄帝内经素问》
《灵枢经》
《伤寒论》
《金匮要略》
《温病条辨》
《温热经纬》

二、通用著作

《素问玄机原病式》
《素问病机气宜保命集》
《儒门事亲》
《脾胃论》
《兰室秘藏》
《格致余论》
《丹溪心法》
《景岳全书》
《医贯》
《理虚元鉴》
《慎柔五书》
《医宗金鉴》
《石室秘录》
《杂病源流犀烛》
《类证治裁》
《医林改错》
《血证论》
《本草备要》
《医方集解》
《名医类案》
《医学衷中参西录》

三、各科著作

(一)内科

《金匮钩玄》
《秘传证治要诀及类方》
《医宗必读》
《医学心悟》
《证治汇补》
《医门法律》
《张氏医通》
《张聿青医案》

《临证指南医案》
《症因脉治》
《医学入门》
《医醇賸义》

(二)外科

《外科证治全生集》
《外科发挥》
《疡科心得集》
《外科精义》

(三)妇科

《妇人大全良方》
《女科经纶》
《傅青主女科》
《竹林寺女科秘传》
《济阴纲目》

(四)儿科

《小儿药证直诀》
《活幼心书》
《幼科发挥》
《幼幼集成》

(五)眼科

《秘传眼科龙木论》
《审视瑶函》
《银海精微》
《目经大成》
《眼科金镜》

(六)耳鼻喉科

《重楼玉钥》
《口齿类要》
《喉科秘诀》

(七)针灸科

《针灸甲乙经》
《针灸大成》
《针灸聚英》

(八)骨伤科

《永类钤方》
《仙授理伤续断秘方》
《世医得效方》
《正体类要》
《伤科汇纂》
《厘正按摩要术》

(九)养生

《遵生八笺》
《老老恒言》

人民卫生出版社

2006年5月

序

中医药学是具有中国特色的生命科学，是科学与人文融合得比较好的学科，在人才培养方面，只要遵循中医药学自身发展的规律，只要把中医理论知识的深厚积淀与临床经验的活用有机的结合起来，就能培养出优秀的中医临床人才。

近百余年西学东渐，再加上当今市场经济价值取向的作用，使得一些中医师诊治疾病，常以西药打头阵，中药作陪衬，不论病情是否需要，一概是中药加西药。更有甚者不切脉、不辨证，凡遇炎症均以解毒消炎处理，如此失去了中医理论对诊疗实践的指导，则不可能培养出合格的中医临床人才。对此，中医学界许多有识之士颇感忧虑而痛心疾首。中医中药人才的培养，从国家社会的需求出发，应该在多种模式多个层面展开。当务之急是创造良好的育人环境。要倡导求真求异，学术民主的学风。国家中医药管理局设立了培育名医的研修项目，首先是参师襄诊，拜名师制订好读书计划，因人因材施教，务求实效。论其共性则需重视“悟性”的提高，医理与易理相通，重视易经相关理论的学习；还有文献学、逻辑学，生命科学原理与生物信息学等知识的学习运用。“悟性”主要体现在联系临床，提高思想思考思辩的能力，破解疑难病例获取疗效。再者是熟读一本临证案头书，研修项目精选的书目可以任选，作为读经典医籍研修晋阶保底的基本功。第二是诊疗环境，我建议城市与乡村、医院与诊所、病房与门诊可以兼顾，总以多临证多研讨为主。若参师三五位以上，年诊千例以上，必有上乘学问。第三是求真务实,“读经典做临床”关键在“做”字上苦下功夫,敢于置疑而后验证、诠释进而创新,诠证创新自然寓于继承之中。

中医治学当溯本求源,古为今用,继承是基础,创新是归宿,认真继承中医经典理论与临床诊疗经验,做到中医不能丢,进而才是中医现代化的实施。厚积薄发、厚今薄古为治学常理。所谓勤求古训、融汇新知,即是运用科学的临床思维方法,将理论与实践紧密联系,以显著的疗效、诠释、求证前贤的理论,寓继承之中求创新发展,从理论层面阐发古人前贤之未备,以推进中医学科的进步。

综观古往今来贤哲名医均是熟谙经典,勤于临证,发遑古义,创立新说者。通常所言的“学术思想”应是高层次的成就,是锲而不舍长期坚持“读经典做临床”在取得若干鲜活的诊疗经验的基础上,应是学术闪光点凝聚提炼出的精华。笔者以弘扬中医学学科的学术思想为己任而决不敢言自己有什么学术思想,因为学术思想一定要具备有创新思维与创新成果,当然是在继承为基础上的创新;学术思想必有理论内涵指导临床实践,能以提高防治水平;再者学术思想不应是一病一证一法一方的诊治经验与心得体会。如金元大家刘完素著有《素问玄机原病式》,自述“法之与术,悉出《内经》之玄机”,于刻苦钻研运气学说之后,倡“六气皆从火化”,阐发火热病证脉治,创立脏腑六气病机、玄府气液理论。其学术思想至今仍能指导温热、瘟疫的防治。非典型传染性肺炎(SARS)流行时,运用玄府气液理论分析证候病机,确立治则治法,遣药组方获取疗效,应对突发公共卫生事件造福群众。毋庸置疑刘完素是“读经典做临床”的楷模,而学习历史,凡成中医大家名师者基本如此,即使当今名医具有卓越学术思想者,亦无例外,因为经典医籍所提供的科学原理至今仍是维护健康防治疾病的准则,至今仍葆其青春,因此“读经典做临床”具有重要的现实意义。

值得指出,培养临床中坚骨干人才,造就学科领军人物是当务之急。在需要强化“读经典做临床”的同时,以唯物主义史观学习易经易道易图，与文、史、哲，逻辑学交叉渗透融合，提高“悟性”指导诊疗工作。面对新世纪东学西渐是另一股潮流，国外学者研究老聃、孔丘、朱熹、沈括之学，以应对技术高速发展与理论相对滞后的矛盾日趋突出的现状。譬如老聃是中国宇宙论的开拓者，惠施则注重宇宙中一般事物的观察。他解释宇宙为总包一切之“大一”与极微无内之“小一”构成，大而无外小而无内，大一寓有小一，小一中又涵有大一，两者相兼容而为用。如此见解不仅对中医学术研究具有指导作用，对宏观生物学与分子生物学的链接，纳入到系统复杂科学的领域至关重要。近日有学者撰文讨论自我感受的主观症状对医学的贡献和医师参照的意义；有学者从分子水平寻求直接调节整体功能的物质，而突破靶细胞的发病机制；有医生运用助阳化气，通利小便的方药能同时改善胃肠症状治疗幽门螺杆菌引起的胃炎，还有医生使用中成药治疗老年良性前列腺增生，运用非线性方法，优化观察指标，不把增生前列腺的直径作为惟一的“金”指标，用综合量表评价疗效而获得认许，这就是中医的思维，要坚定地走中国人自己的路。

人民卫生出版社为了落实国家中医药管理局设立的培育名医的研修项目，先从研修项目中精选20种古典医籍予以出版，余下50余种陆续刊行，为我们学习提供了便利条件，只要我们“博学之，审问之，慎思之，明辩之，笃行之”，就会学有所得、学有所长、学有所进、学有所成。治经典之学要落脚临床，实实在在去“做”，切忌坐而论道，应端正学风，尊重参师，教学相长，使自己成为中医界骨干人才。名医不是自封的，需要同行认可，而社会认可更为重要。让我们互相勉励，为中国中医名医战略实施取得实效多做有益的工作。

王永炎

2005年7月5日

导读

《医宗必读》是明末中医学大家李中梓，集 30 余年的深厚学养和丰富经验，精心撰写的一部不朽的名著。全书凡分十卷，各个部分的内容，作者均先取《内经》，次采诸家，并参以己见，辅以医案。可以说是内容全面，精审扼要，切合实用，深入浅出。自成书之日起，就深受欢迎，广为流传，直到今天，盛行不衰。该书是现代中医临床医生必读书籍之一。

一、《医宗必读》与作者

李中梓，字士材，号念莪，明末华亭（今江苏松江）人，生于公元 1588～1655 年。为明末有名的中医大家，一生重视对中医理论的研究，论述医理，兼取众家之长。所著诸书，深入浅出，通俗易懂，为促进中医学的普及和发展作出了较大的贡献。另著有《内经知要》、《本草通玄》、《伤寒括要》、《删补颐生微论》、《诊家正眼》、《病机沙篆》等。《医宗必读》成书于公元 1637 年，为李中梓学验的结晶，也是他的代表作之一。本书集理、法、方、药于一体，又针对内科常见病证做了专门的论述，是一本与临床诊治疾病密切相关的综合性医书，流传极为广泛，成为后世中医学者的启蒙读物，可谓“必读”之书。

本书在编写上均以《内经》理论为基础，次纳各家医论，而后参以己见。立论中肯，辨析精详。全书共有 10 卷，卷一为医论图说。其中医论14篇，泛论医德、医理、遣方用药的一般知识；详述医学源流以及从事中医学所应具备的知识，更为重要的是提出了肾为先天之本、脾为后天之本的学术观点；图说部分，则以图与说叙述了脏腑经络的生理与病理知识。后列图说3篇，图解人体的骨度和脏腑部位，可谓全书的概论。卷二为诊法专篇，以脉诀、脉法与色诊三大部分精要叙述了常用的诊病方法，属于诊断学内容。卷三、卷四为药物专篇，分草木金石等11大类，列述了常用药物400余种，属药物学知识。卷五为伤寒专篇，扼要地论述了伤寒的证治类方，简明精当。卷六至卷十为内科杂病专篇，凡列常见疾病35种，详述了其病因、病机及症状、治法、用药等，详略得宜。李氏许多概括性的论断，如“肾为先天本，脾为后天本”；“气血俱要，补气在补血之先；阴阳并需，而养阳在滋阴之上”、“乙癸同源，肝肾同治”等，在本书中都有详细的论述。

现存的主要版本有清光绪九年群玉山序刻本；善成堂刻《医宗必读》之油印本；建国后有排印本。

二、主要学术特点及对临床的指导意义

1. 气血阴阳俱虚，补气补阳为先

李中梓治学，博采众长而不偏执于一家，善于在前人论述的基础上，结合自己的体会，提出个人的观点。在学术上他十分重视阴阳水火的相互关系。认为阴阳水火是万物之本，水火宜交不宜分，水火的升降出入，运动不已，推动了万物的生长和发展。他认为在人身之中阴阳就是气血。在水火阴阳的关系中，阴虽根于阳，阳虽根于阴，然阴阳二者，阳于生命活动尤为重要。因此，气血阴阳俱虚者，补气补阳当在其先，提出“气血俱要，而补气在补血之先；阴阳并需，而养阳在滋阴之上”的论点。李氏重阳气的思想，与张介宾颇为一致。不过，

张氏重阳气主张温补肾命，而李氏强调补气补阳药的运用。正因为如此李氏临床诊治疾病多从脾肾入手，重视先后二天的调理。内伤杂病治疗中，常用之剂为补中益气汤、四君子汤、附子理中汤、六味地黄丸、金匮肾气丸等。

2. 先天之本在肾，后天之本在脾

李中梓在本书中还提出，治病求本，要掌握生命之本。而生命之本，就是先天之本肾与后天之本脾。他认为先天之本在肾，肾为脏腑之本，十二脉之根，呼吸之本，三焦之源，内寄元精元气，五脏六腑之精均藏于肾。肾精充盛，则脏腑之精充足。而元气又是诸气之本。无论脏腑之气，经脉之气，均以元气为根。故尔，要保全生命，必须保护先天肾中精气。与此同时，后天脾胃也是十分重要的。他说："饷道一绝，万众立散。胃气一败，百药难施。一有此身，必资谷气，谷气入胃，洒陈于六腑而气至，和调于五脏而血生，而人资之以为生者也。故曰后天之本在脾。"其基本思想，与李东垣脾胃为元气之本的认识相一致，即人在生长过程中，须时刻依赖水谷之气的不断资养，五脏六腑由于水谷之气的不断资养才得以发挥其功能作用。而水谷之气的化生有赖于脾胃，故脾在人体生命活动过程中至关重要。因此，在治疗上，李中梓推崇李东垣、赵献可、薛己诸家之说，从脾肾先后二天入手。在本书"肾为先天本，脾为后天本论"中说："治先天根本，则有水火之分，水不足者，用六味丸壮水之主，以制阳光；火不足者，用八味丸益火之源，以消阴翳。治后天根本，则有饮食劳倦之分，饮食伤者，枳术丸主之。劳倦伤者，补中益气汤主之。"六味、八味二方，本为赵献可善用补肾命水火之剂，而枳术丸、补中益气汤又是李东垣补脾胃之神剂。李氏对薛氏宗二家之说，先后天并重，十分赞赏，并说："每见立斋治症，多用前方，不知者妄议其偏，惟明于求本之说，而后可以窥立斋之微耳。"因此，其治病宗薛氏之法，取方于六味、八味、枳术、补中益气诸方之间，效果显著。李中梓集前人诸家理论与经验，倡导治病要脾肾并重，可谓在虚损病证的治疗中，影响深远。其学一传沈朗仲，二传马元仪，三传尤在泾，均为明清时期较有影响的大医家，与李氏之学的影响不无关系。

3. 诊脉重视胃、神、根

既然脾肾在人体生命活动过程中至关重要，故李氏在诊断、治疗诸方面，十分重视先后二天亏损的调治。认为脉法需强调胃、神、根。胃气与肾气之盛衰，是人体生命之根本，因而，诊脉重视脉中胃气与肾气的盛衰，是诊法中最关键之处。

除此之外，李中梓对许多疾病的深入认识，为后世医家所称道。比如他分析了心痛、胸病与胃脘痛的不同部位；胸胁痛与心、肝、肺、心包络四经相关；腹痛分部于脾、肾、肝及冲任、大小肠，每部各有五贼之变，七情之发，六气之害、五运之邪，辨析精详。他提出的许多治法治则，也一直有效地指导着临床。如对"伤风"的论治，他提出了防与治兼顾；对积聚证，首倡初、中、末三期分治的原则，即初者宜攻，中者攻补兼施，末者宜补。对于泄泻，他提出治泻九法，即淡渗、升提、清凉、疏利、甘缓、酸收、燥脾、温肾、固涩，开治泻之蹊径，对后世颇有影响。

三、如何学习和应用《医宗必读》

1. 重其医理的阐述

本书是一部广泛流传，影响深远的综合性中医学著作，全书由医理、诊断、药物、病证的诊治几大部分组成。依据从理论到实践，从分部研究到综合应用的思路编写，不失为一本与临床诊治疾病密切相关的综合性医书，流传极为广泛，成为后世中医学者的启蒙读物，为后世医家所认可，为后来的中医学教育打下了基础。因此，学习本书，最好也遵循本书的顺序，先明其理，后致其用。

作为一本医学的启蒙书，本书将医理贯穿于全书的各个方面，以引导初学者运用医理来认识诊治和用药规律。这种针对具体问题的论述，是我们理解古人思维的一条途径。比如在论述肉桂、桂枝、桂心三者药效不同时，书中说："肉桂乃近根之最厚者，桂心即在中之次厚者，桂枝即顶上细枝，以其皮薄，又名薄桂。肉桂在下，主治下焦；桂心在中，主治中焦；桂枝在上，主治上焦。此本乎天者亲上，本乎地者亲下之道也。"是将三者药效不同的原因归于部位上的不同，反应了古人"以类相从"的思想。因此在学习本书时，注重其医理的阐述有利于中医学理论水平的提高，对高年级的中医本科学生、中医专业的研究生以及已从事中医临床工作的医务人员更为需要。

2. 摘录诵读名言名句

本书流传极广，学医者可谓人人诵习；加之李氏本身学问通达，文笔精练，文句朗朗上口而又意蕴深刻，所以书中许多段落和语句，已经成为医论之经典，后世医家争相引用。很多我们耳熟能详的名句都出自本书。比如书中在论述脾胃为后天之本时说："（脾胃）犹兵家之饷道也。饷道一绝，万众立散，胃气一败，百药难施。一有此身，必资谷气。谷入于胃，洒陈于六腑而气至，和调于五脏而血生，而人资之以为生者也。"比喻生动，文句工整。类似的名句，最好能够背诵，以便在以后的学习和临证中不断体悟，加深对中医学理论的理解。

由于本书对后世的影响很深，后世许多理论观点出自本书，比如脾为后天之本，肾为先天之本，又比如乙癸同源论，非常值得一读。但是在一些细节上也是有区别的，比如李氏所论医学四大家为张仲景、刘完素、李东垣和朱震亨，而后世则多称金元时期的刘完素、张从正、李东垣、朱震亨为四大家，又称金元四大家。这些差别往往与时代背景相关，学习时当参考其他书籍。

3. 结合病案反复研读

李中梓在本书中不仅对理论进行阐述，而且还结合自己的临床体会和病案继续展开深入的理论探讨。如本书的卷五为伤寒专篇，卷六至卷十为内科杂病专篇，列出了常见疾病30余种，详述了其病因、病机及症状和治法、用药等。在病因病机方面，作者均先取《内经》的论述，其次引用历代医家的观点，并参以自己的体会，精审扼要，深入浅出，读时可将这几部分结合起来，加深对《内经》原文和病因病机的理解，为辨证处方打下基础；在证候这部分，举出了该病证临床最常见的症状、脉法以及转化，仔细体会，对临床辨证、判断预后有参考价值；在医案这部分，作者举出了自己的临床医案，资料来源真实可信，这些医案中，既有治愈的，也有以病人死亡告终的，在学习的时候，不仅能学到作者的诊治经验，同时又能吸取其失败的教训，可见其治学之严谨。最后列出的方药不仅有历代传用的有效方剂，还有一些自制的新方，不仅有治法还有方药的剂量配伍，实用性强。

此外，李氏在治疗上主张温补，他在卷一医论图说中就明确指出临证要"多事温补，痛戒寒凉"；又非常重视脾肾的重要作用，列专篇加以论述。这些观点和论述至今对具体病证的诊治仍有很高的指导意义。作者对具体病证的病因、病机、治法、用药以及所附的医案，都是他在临床实践中运用其学术思想的例证。因此，在学习时，还要注意体会李氏思想在具体病证中的运用。

整理者

2006年4月

整理说明

《医宗必读》是一本集理、法、方、药于一体，结合内科常见病证进行专门论述的、针对临床疾病诊治的综合性医书。由明末医家李中梓集30余年的理论研究和临床实践经验精心撰写而成，该书于公元1637年刊行。

《医宗必读》全书共10卷，卷一为医论图说，其中医论14篇，后列图说3篇，可谓全书的概论。卷二以脉诀、脉法与色诊为主线，精要叙述了常用的诊病方法等诊断学内容，为诊法专篇。卷三、卷四列述了常用药物400余种，按草木金石等分为11大类，属药物学知识的专篇专论。卷五结合临床扼要地论述和分析了伤寒的证治类方，为研究运用伤寒理论的专篇，简明精当。卷六至卷十列常见疾病35种，详述了其病因病机、症状、治法和用药等，详略得宜为研究内科杂病的专篇。由此可见，该书内容全面，精审扼要，深入浅出，切合实用，故成书之后一直广为流传。

据《全国中医图书联合目录》记载，《医宗必读》刊本有50余种，现存的主要版本有清光绪九年群玉山序刻本；善成堂刻《医宗必读》之油印本等。

在这次点校整理过程中，主要做了以下几项工作：

1. 选本 根据刊刻较早、内容完整、校印较精、错误较少的选本原则，此次整理以明崇祯十年丁丑（1637）刻本为底本，参校本有明金阊王汉冲梓润古堂刻本、两仪堂藏板、康熙本、群玉山房刻本、常郡宛委山庄刻本。

2. 正字　凡底本中可以对应为简化字的繁体字皆改用简化字，个别不能对应为简化字的繁体字酌予保留。

凡文中的完全异体字一应改为相应的正体字，部分异体字及通用字，视具体情况采用相对通行的字体，如藏府——脏腑等。

凡文中的通假字一般予以保留，个别生僻者酌情改用本字。

凡文中的古体字一般改为相应的今体字；其已习见者酌予沿用。

3. 段落与标点　依照原文文义划分段落。

依据文意与医理，对原文进行标点。标点符号的使用按照现代汉语标点符号使用规范进行。标点符号以句号、逗号为主，一般少用问号、惊叹号。

4. 校勘　遵照《中医古籍校注通则》的规定，凡是底本中有的内容校本不见，或底本与校本字句不一，难以断定是非，均以底本为主，原文不动；凡底本引用文献有误，予以改正；书内脱标题的，今据目录补入；凡底本右药、右方之“右”，悉改为“上”；插图据原刻本复制，对底本正文旁使用的□、◎等符号不再保留，均予删除。以上修改均不出注文。

5. 其他

（1）原书中的药名与现代使用不合者，依据《中药大辞典》和高等中医药院校《中药学》教材酌予规范。药名的规范仅限于字数及发音皆同者，如旋复花→旋覆花、白芨→白及、栝蒌→瓜蒌等。

（2）书中个别存在争议的药物，如天灵盖、红铅、烧北斗符入药等，已为今人所摒弃不用，我们整理时亦删去不录。

（3）凡文中小字夹注的内容，使用小号字体接排于正文大字之后。

(4) 原书目录为第几卷，今据正文皆改为卷之几。

(5) 编制了方剂索引、药名索引，以便读者检索。

由于时间紧迫，水平有限，尽管非常认真努力，仍感难如人意，错误纰漏，在所难免，恳请读者不吝赐教！

序 一

李士材兄著《医宗必读》成，未之流布也。尝掩袂语余曰：先生与先君子交旧矣，先君慷慨有大略，明晰当世之务，方神庙时，有议开吴淞江者，先君详画利害若指诸掌，当事者弗能用，费以巨万计。既乃与袁了凡先生轸念桑梓，定减省赋役之议，虽赍志以殁，未及见诸行事，然是皆经济之事，得志于时者之所为也。梓不肖，承先君之后，发奋不遂而托于医以自见，工醯鸡之小术，忘先世之大猷，取嘲当世，贻羞地下，其若之何？

余曰：嘻！子固习于禅者，如之何其歧视之也？昔狄梁公再造庐陵，而其未第也。亦尝假一七以扶危；陆宣公力挽奉天，而其退也，亦尝集古方以惠世。夫医亦宁非士君子之经济也？当子在疚之期，才六龄耳，然余及睹其少成之性，弗事董率，而能自力于文章，令名噪诸生间，所至夺席，所去悬榻，斯已奇矣。已复出其余力，攻长桑之学，而洞隔垣之照，辨六气之沴疠，察七情之抑滞，所论著不下数种，而愈出愈奇。当是时自名公巨卿，以逮贾夫牧竖，靡不引领于车尘之及门，慰藉于刀圭之入口者，荣何必减拥慧，泽何必逊澍濡也？

且夫士君子亦会其时耳，幸而达则以其石画起斯民之罢癃；不幸而穷则以金篦救斯人之夭札。如之何其歧视之也？

今丁丑之岁，会新安友人吴约生、君如，见是书而悦之，亟欲公世，选美材、征楷画，而付之梓人。于是士材复语余曰：剂施之用有限，而法施之用无穷。余抱此书久矣，微两吴君者，徒作枕中之玩而已，何能传之通邑大都，为初学者立程哉。夫事固有无所为而为，不相谋而成者，是不可无传也。先生其为余志之。

余既悲士材之志，汇次前语；而又感两吴君之能相与有成也。复为之申曰：震瀛公之经济非洪业，而士材兄之医术非薄技也；一诸其能拯溺也。士材兄之著述非巨力，而两吴君之寿梓非小惠也；一诸其能启蒙也。通于一之说者，可以论三君子之际矣。

眉公陈继儒

序 二

自余兄弟客云间，奉晨昏之欢，视膳之余，佐以汤药，因获交于李士材先生。先生学博而养邃，其于身中，鹊桥黄道，大海曲江，九宫三要，播精于子，塞鬼路于寅，养玄珠于戊己之宅，靡不穷其奥也。其于娑婆界中十万八千金石、草木、咸、酸、辛、辣、甘、淡之味，与夫寒、热、温、凉之性，如药王药上所称，非即身心，非离身心，靡不探其赜也。其审色察候，如禅师之勘验学人，一一知其病根所在，虽滃忿之气，不上不下，靡不隐为照也。其药笼所收，如黄芽、白雪，遍地漫空，虽鸡雄、豕零、牛溲、马勃，靡不时为帝也。其广发悲愿，结生生之缘，自宰官以逮牧竖，皆入究竟觉中，等无差别，应病与药，随取随给，靡不遍为洽也。

盖先生从其尊人震瀛公，以《易》起家，洞乾坤辟直之理，出入于《参同》悟真，而要归于拈花之旨。有养己之功，故内道所通，守约而应玄；有活人之句，故外行所播，事精而功博。其所施药，如刀圭入口，仆者立起，宜乎其名不径而驰。远迩向慕，争赴无虚日也。

先时先生有《颐生微论》、《药性解》诸书行世，脍炙人口已二十年，近与余说，则理益畅，神益图。调剂于相梨橘柚相反之味，如禅者明暗玄要相随，未尝瞒盱侊统。又如道者颠倒五行，南水北火，东金西木，纵横变化，无所不可。余始闻而骇，既而会心，知先生所得有进焉者矣！因请其秘藏，得书八卷，遂捐赀以授之梓。昔应真叩旨于师，得无心是道之说，每发一念，辄以指刻一血痕，臂无完肤，复举所得证于师。师大喝曰：无心不是道，遂涣若冰释！时往来山中寻药草以救人，先生其殆类是欤？敬为序而行之。

新安吴肇广题

序　三

李先生士材，博异之士也。隐于岐黄家，号为能生死人，其弟子惧其业之不见于后也，请论立一家之言以垂示智者。士材曰：我何论哉！病之出也，如人面之不同。约而取其源，上士见之则轶而独出，中材者守而流绝矣。繁而理其委，上士苦其盘碎，中材者炫其岐绪，则智由此惑矣。其害皆足以杀人，我何论哉。虽然，尝求之于往始，自《黄帝内经》，以至东垣、丹溪，操笔下意者，无虑数百家，人人言殊，是何为者？有读之而未必行，行之而不合者矣，此殆非作者之失，而后师不知习业者之失也。

夫《内经》者，原本性情，参合阴阳，视晚近为约，而其引源，未始不烦。譬之前识既立，而后智力从之。《内经》之言识也，虽不及智力，然而识之所及者广矣！见者一以为远，一以为近，犹执盆盎之水以照丘山之形，有覆水而已，丘山之形岂可得而见哉？此《内经》所以虚设，时师厌为畸书，其失一也。

若夫百家者，相因而起，匡正之术也，然而必至于偏。如仲景所未备，河间补之；东垣所未备，丹溪补之。四家之言，非相违也，而相成也。而后人执其一说，以水附凉，以火益温，曾无折衷者，是以聪极之耳，责之于视；明尽之目，强用于听。与聋瞽同。何从下志乎？盖诸家之相救，本非全书，时师药其成法，偏滞益甚，其失二也。

今欲救兹二失，以转愚谬，则当本之《内经》，以立其正，合之诸家，以尽其变。苟有长也，必有以持其后，使善处其长；苟有短也，必有以原其意，使巧用其短。庶医道明而时师知所归矣。于是受弟子之请而著书曰《医宗》云。

嗟乎！以李先生之才，上而用之，则国之事必决之矣；下而求之，则山林之间、竹柏之下，其必有以乐之矣。而独于医勤勤焉，为之著书，为之驰走，其好为生人而为之耶，抑自寓耶？先生初学道，继学禅，皆超越当世。余间与之语，终日无倦，诚天下奇士，医其一端耳。然医固无容自小也。班孟坚曰：方技者，王官之一守也。盖论病以及国，原诊以知政，今也何如？李子将以论医者论国乎？将以论国者论医乎？吾于《医宗》求之矣。

同邑友弟夏允彝具草

自　序

余惟文人之舌，思若泉涌，词若藻发，可以鞭雷驱电，绣虎雕龙，纵其才之所之，而无所不极。若夫医宗则不然，呼吸存亡之变，埒于行师；转盼补救之功，同于澍雨。虽有悬河之口，惊筵之句，固不如本性情，考坟索，率典常以揆方，叶神化以通微之为得也。且书以诏来兹，言之当则为济世之航，不当即为殃民之刃。自非研机循理，宏采约收，曷能扶神圣之玄，开斯人之瞶乎？

尝考古之著医书者，汉有七家，唐九倍之，得六十四，宋益以一百九十有七。兼之近代，无虑充栋。然《金匮玉函》之精，而六气之外不详；《天元玉册》之密，而拘方之词多泥。孝忠乱钱乙之撰，完素假异人之传，上谷之书久湮，睢水之法偏峻，况其他乎？俚者不堪入目，肤者无能醒心，约者多所挂漏，繁者不胜流览。盖余究心三十余年，始知合变，而及门者苦于卓也。曩所著《微论》诸书，未尽玄旨，用是不揣鄙陋，纂述是编。颜曰《必读》，为二三子指南。

会友人吴约生，偕其弟君如见而俞之曰：裒益得中，化裁尽变。明通者读之而无遗珠之恨；初机者读之而无望洋之叹！其可秘之帐中乎？遂捐赀以付之剞劂，而嘉惠学者以亟读。余曰：读书之难，难在轮扁之说齐桓也。不疾不徐，有数存乎其间。余之为此书也，仅为渡河之筏耳。若夫循其糟粕，悟其神理，默而成之，存乎心解，余不能喻诸人，人亦不能得之于余。读是书者，无为轮扁所笑则几矣。友人闻而俞之，而命余弁其首。

崇祯丁丑春仲李中梓识

凡 例

——是刻悉本《内经》，凡先贤名论与经旨翼赞者，收采无遗，间有千虑一失，匪敢臆说妄评，咸以经文正其偶误，具眼者必能鉴也。

——方书充栋，非繁而不决，即简而多漏也。是刻洗尽浮辞，独存精要，约而实该，使学者一览无余，更不必他求矣。

——《脉诀》即旧刻《四言赋》，今改而删补者居十之七，俾初机便于诵习，然限于字句，有未尽之意，则以注释详之。另补《心参》一帙，或抒独得，或摘名言，皆诊家当亟闻者也。

——《药性赋》旧刻每味止有一句，岂能尽其用乎？兹者仍用赋体，有用必详，少则三四句，多至十余言；复加注释，期于详尽；并按禁忌，以戒妄投。

——伤寒，邪气惨毒，头绪繁多，小有不当，同于操刃。兹者简要详明，方法大备，辟千年之蓁芜，张暗室之明灯。

——病机，先祖述《内经》，为之注释，次采集名论，参以管窥，更加圈点。系证名用□，辨证用△，紧关用○，独得用◎，讹弊用——，使读者醒心快目，了了分明。

一医案，三十年来，案帙颇多，兹摘其稍异者，附于病机之内，仅百一耳。

一古方最多，有相类者，有险僻者，有漫布者，概为删去；但以切要者，载在各证条下。盖已千有余方，若夫神而明之，存乎其人。

目录

目录

目录

目录

卷之一

云间李中梓士材父著
新安吴肇广约生父参
侄孙李廷芳蘅伯父订

读《内经》论

古者庖牺知天而八卦列，炎帝知地而百草辨，轩辕知人而脏腑别，经络彰，命曰《三坟》，而《内经》其一也。班固《艺文志》曰：《内经》十八卷，《素问》九卷，《灵枢》九卷，乃其数焉。

黄帝临观八极，考建五常，以人生负阴而抱阳，食味而被色，寒暑相荡，喜怒交侵，乃与岐伯、鬼臾区等，上穷天纪，下极地理，远取诸物，近取诸身，更相问难，阐发玄微，垂不朽之宏慈，开生民之寿域。第其理道渊深，文辞古雅，非谙熟精思，鲜有得其解者。

粤考嗣系，如唐之巫咸，周之长桑，秦之和缓，宋之文挚，郑之扁鹊，汉之阳庆、仓公，俱从《内经》分其余绪。至于仲景遗论之撰，玄晏《甲乙》之次，杨上善纂为《太素》，全元起列为《训解》，唐宝应中太仆王冰详为次注，元之滑伯仁摘而为钞，近世马莳有《发微》，鹤皋有吴注，张介宾有《类经》，非不各有发明，但随文训释，而阙疑者十之有五，淆讹者复不少，选其融洽淹通，如印印泥者，卒未之见也。

黄帝谓雷公曰：览观杂学，别异比类，通合道理，其务明之，可以十全。若不能知，为世所怨。又曰：诵而颇能解，解而未能别，别而未能明，明而未能彰，足以治群僚，不足以治侯王。张长沙曰：居世之士，曾不留神医术，上疗君亲，下救贫贱，中以保身，但逐荣利，企踵权豪，卒遇非常，身居死地，百年寿命，委付凡流，岂不危哉？玄晏云：人受先人之体，有八尺之躯，而不知医事，此所谓游魂耳！虽有忠孝之心，慈惠之性，君父危困，赤子涂地，无以济之，此圣贤所以精思极论，尽其理也。由经言及二氏之训，思之有不通身汗下，非夫也！

志为司命者，精深儒典，洞彻玄宗，通于性命之故，达于文章之微，广征医籍，博访先知，思维与问学交参，精气与《灵》、《素》相遇，将默通有熊氏于灵兰之室，伯高、少俞，对扬问难，究极义理，以为开导，隔垣之视，不足云也。若粗猎其藩，辄以自多，便尔灾木。至道未明，而冀通神运微，印神圣于千古之邈，断不能矣。将盛盛虚虚，而遗人夭殃，致邪失正，而绝人长命，长沙、玄晏且绝为罪人，尚欲为鼎湖之勋臣，多见其不知量也。

四大家论

古之名流，非各有见地，而同根理要者，则其著述不传，即有传者，未必日星揭之。如仲景张机，守真刘完素，东垣李杲，丹溪朱震亨，其所立言，方医林最重，名曰四大家，以其各自成一家言。总之阐《内经》之要旨，发前人之未备，不相摭拾，适相发明也。

仲景著《伤寒》方论，盖以风、寒、暑、湿、燥、火，六气皆能伤人，惟寒邪为杀厉之气，其伤人更甚耳！且六经传变之难明，阴阳疑似之易惑，用剂少有乖违，杀人速于用刃。故立三百九十七法，一百一十三方，所以补《内经》之未备，而成一家言者也。然所论疗，皆冬月之正伤寒，若夫至春变为温病，至夏变为热病，俱未之及也。后人不解其意，乃以冬月伤寒之方，通治春夏温热之证，有不夭枉者几希矣。故守真氏出，始穷春温夏热之变，而谓六经传变，自浅至深，皆是热症，非有阴寒。盖就温热立言，即《内经》所谓必先岁气，毋伐天和，五运六气之旨，补仲景之未备，而成一家言者也。伤寒虽繁剧之症，仲景倡论于前，守真补遗于后，无漏义矣。

独内伤与外感相类，而治法悬殊，东垣起而详为之辨。如外感则人迎脉大；内伤则气口脉大。外感恶寒，虽近烈火不除；内伤恶寒，得就温暖即解。外感鼻气不利；内伤口不知味。外感邪气有余，故发言壮厉；内伤元气不足，故出言懒怯。外感头痛，常痛不休；内伤头痛，时作时止。外感手背热；内伤手心热。于内伤之中，又分饮食伤为有余，治之以枳术丸；劳倦伤为不足，治之以补中益气汤。此即《内经》饮食劳倦之义，又补张、刘之未备，而成一家言者也。及丹溪出，发明阴虚发热，亦名内伤，而治法又别。阳常有余，阴常不足，真水少衰，壮火上亢，以黄柏、知母偕四物而理之。此亦阐《内经》之要旨，补东垣之未备，而成一家言者也。内伤虽深危之症，东垣倡论于前，丹溪补遗于后，无余蕴矣。嗟呼！四先生在当时，于诸病苦，莫不应手取效，捷如桴鼓。读其遗言，考其方法，若有不一者，所谓但补前人之未备，以成一家言，不相摭拾，却相发明，岂有偏见之弊哉？

不善学者，师仲景而过，则偏于峻重；师守真而过，则偏于苦寒；师东垣而过，则偏于升补；师丹溪而过，则偏于清降。譬之侏儒观场，为识者笑。至有谓丹溪殿四家之末后，集诸氏之大成，独师其说以为极至，不复考张、刘、李氏之法，不知丹溪但补东垣之未备，非全书也。此非丹溪之过，不善学者误丹溪也。盖尝统而论之，仲景治冬令之严寒，故用药多辛温；守真治春夏之温热，故用药多苦寒；东垣以扶脾补气为主，气为阳，主上升，虚者多下陷，故补气药中加升麻、柴胡，升而举之，以象春夏之升；丹溪以补肾养血为急，血为阴，主下降，虚者多上逆，故补血药中加黄柏、知母，敛而降之，以象秋冬之降。使仲景而当春夏，谅不胶于辛热；守真而值隆冬，决不滞于苦寒；东垣而疗火逆，断不执于升提；丹溪而治脾虚，当不泥于凉润。故知天时者，许造张、刘之室；达病本者，可登朱、李之堂。庶几不以辞害志，而免尽信书之失乎！

古今元气不同论

善夫！古人有言曰：用古方疗今病，譬之拆旧料改新房，不再经匠氏之手，其可用乎？是有察于古今元气之不同也。尝考五帝之寿，咸逾百岁，三王之后，及百者鲜矣。夫人在气交之中，宛尔一小天地。当天地初开，气化浓密，则受气常强；及其久也，气化渐薄，则受气常弱。故东汉之世，仲景处方，辄以两计；宋元而后，东垣、丹溪，不过钱计而已。岂非深明造化，与时偕行者欤？今去朱李之世，又五百年，元气转薄，乃必然之理。所以抵当、承气，日就减削；补中、归脾，日就增多。临证施治，多事调养，专防克伐；多事温补，痛戒寒凉。此今时治法之变通也。

假令病宜用热，亦当先之以温；病宜用寒，亦当先之以清。纵有积宜消，必须先养胃气；纵有邪宜祛，必须随时逐散，不得过剂，以伤气血。气血者，人之所赖以生者也。气血充盈，则百邪外御，病安从来？气血虚损，则诸邪辐辏，百病丛集。

嗟乎！世人之病，十有九虚。医师之药，百无一补。

宁知投药少差，实则即虚，虚者即死，是死于医药，非死于疾病也。古语为之戒曰：病伤犹可疗，药伤最难医。故夫其难其慎，属诸司命。临证之顷，宜加战兢。若执成方，或矜家秘，惟知尽剂，不顾本元，惟知古法，不审时宜，皆读书而过，未窥元会运世之微者也。

富贵贫贱治病有别论

尝读张子和《儒门事亲》，其所用药，惟大攻大伐，其于病也，所在神奇。又读薛立斋十六种，其所用药，惟大温大补，其于病也，亦所在神奇。何两公之用药相反，而收效若一耶？此其说在《内经·征四失论》曰：不适贫富贵贱之居，坐之薄厚，形之寒温，不适饮食之宜，不别人之勇怯，不知比类，足以自乱，不足以自明。

大抵富贵之人多劳心，贫贱之人多劳力。富贵者膏粱自奉，贫贱者藜藿苟充。富贵者曲房广厦，贫贱者陋巷茅茨。劳心则中虚而筋柔骨脆，劳力则中实而骨劲筋强。膏粱自奉者脏腑恒娇，藜藿苟充者脏腑恒固。曲房广厦者，玄府疏而六淫易客；茅茨陋巷者，腠理密而外邪难干。故富贵之疾，宜于补正；贫贱之疾，利于攻邪。易而为治，比之操刃。子和所疗多贫贱，故任受攻；立斋所疗多富贵，故任受补。子和一生岂无补剂成功，立斋一生宁无攻剂获效？但著书立言则不之及耳！

有谓子和北方宜然，立斋南方宜尔，尚属边见。虽然贫贱之家亦有宜补，但攻多而补少；富贵之家亦有宜攻，但攻少而补多。是又当以方宜为辨，禀受为别，老壮为衡，虚实为度，不得胶于居养一途，而概为施治也。

肾为先天本脾为后天本论

经曰：治病必求于本。本之为言，根也，源也。世未有无源之流，无根之木。澄其源而流自清，灌其根而枝乃茂，自然之经也。故善为医者，必责根本。而本有先天、后天之辨。先天之本在肾，肾应北方之水，水为天一之源。后天之本在脾，脾为中宫之土，土为万物之母。

肾何以为先天之本？盖婴儿未成，先结胞胎，其象中空，一茎透起，形如莲蕊。一茎即脐带，莲蕊即两肾也，而命寓焉。水生木而后肝成，木生火而后心成，火生土而后脾成，土生金而后肺成。五脏既成，六腑随之，四肢乃具，百骸乃全。《仙经》曰：借问如何是玄牝？婴儿初生先两肾。未有此身，先有两肾，故肾为脏腑之本，十二经脉之根，呼吸之门，三焦之源，而人资之以为始者也。故曰先天之本在肾。脾何以为后天之本？盖婴儿既生，一日不再食则饥，七日不食，则肠胃涸绝而死。经云：安谷则昌，绝谷则亡。犹兵家之饷道也。饷道一绝，万众立散；胃气一败，百药难施。一有此身，必资谷气。谷入于胃，洒陈于六腑而气至，和调于五脏而血生，而人资之以为生者也。故曰后天之本在脾。

上古圣人见肾为先天之本，故著之脉曰：人之有尺，犹树之有根。枝叶虽枯槁，根本将自生。见脾胃为后天之本，故著之脉曰：有胃气则生，无胃气则死。所以伤寒必诊太溪，以察肾气之盛衰；必诊冲阳，以察胃气之有无。两脉既在，他脉立可弗问也。治先天根本，则有水火之分。水不足者，用六味丸壮水之主，以制阳光；火不足者，用八味丸益火之源，以消阴翳。治后天根本，则有饮食、劳倦之分。饮食伤者，枳术丸主之；劳倦伤者，补中益气主之。每见立斋治症，多用前方，不知者妄议其偏，惟明于求本之说，而后可以窥立斋之微耳。王应震曰：见痰休治痰，见血休治血，无汗不发汗，有热莫攻热，喘生毋耗气，精遗勿涩泄，明得个中趣，方是医中杰。此真知本之言矣。

水火阴阳论

天地造化之机，水火而已矣。宜平不宜偏，宜交不宜分。火性炎上，故宜使之下；水性就下，故宜使之上。水上火下，名之曰交。交则为既济，不交则为未济。交者生之象，不交者死之象也。故太旱物不生，火偏盛也；太涝物亦不生，水偏盛也。煦之以阳光，濡之以雨露，水火和平，物将蕃滋，自然之理也。人身之水火，即阴阳也，即气血也。无阳则阴无以生,无阴则阳无以化。然物不生于阴而生于阳,譬如春夏生而秋冬杀也。又如向日之草木易荣,潜阴之花卉善萎也。故气血俱要,而补气在补血之先;阴阳并需,而养阳在滋阴之上。是非昂火而抑水,不如是不得其平也。此其义即天尊地卑,夫倡妇随之旨也。若同天于地,夷夫于妇,反不得其平矣。又如雨旸均以生物,晴阳之日常多,阴晦之时常少也。俗医未克见此,而汲汲于滋阴,战战于温补,亦知秋冬之气,非所以生万物者乎?何不以天地之阴阳通之。

不失人情论

尝读《内经》至《方盛衰论》,而殿之曰:"不失人情"。未尝不瞿然起,喟然叹轩岐之入人深也。夫不失人情,医家所甚亟,然戛戛乎难之矣。大约人情之类有三:一曰病人之情,二曰旁人之情,三曰医人之情。

所谓病人之情者,五脏各有所偏,七情各有所胜。阳脏者宜凉,阴脏者宜热;耐毒者缓剂无功,不耐毒者峻剂有害。此脏气之不同也。动静各有欣厌,饮食各有爱憎;性好吉者危言见非,意多忧者慰安云伪;未信者忠告难行,善疑者深言则忌。此好恶之不同也。富者多任性而禁戒勿遵,贵者多自尊而骄恣悖理。此交际之不同也。贫者衣食不周,况乎药饵?贱者焦劳不适,怀抱可知。此调治之不同也。有良言甫信,谬说更新,多歧亡羊，终成画饼。此无主之为害也。有最畏出奇，惟求稳当，车薪杯水，难免败亡。此过慎之为害也。有境缘不偶，营求未遂，深情牵挂，良药难医。此得失之为害也。有性急者遭迟病，更医而致杂投，有性缓者遭急病，濡滞而成难挽。此缓急之为害也。有参术沾唇惧补，心先痞塞，硝黄入口畏攻，神即飘扬。此成心之为害也。有讳疾不言，有隐情难告，甚而故隐病状，试医以脉。不知自古神圣，未有舍望、闻、问，而独凭一脉者。且如气口脉盛，则知伤食，至于何日受伤，所伤何物，岂能以脉知哉？此皆病人之情，不可不察者也。

所谓旁人之情者，或执有据之论，而病情未必相符；或兴无本之言，而医理何曾梦见？或操是非之柄，同我者是之，异己者非之，而真是真非莫辨；或执肤浅之见，头痛者救头，脚痛者救脚，而孰本孰标谁知？或尊贵执言难抗，或密戚偏见难回。又若荐医，动关生死。有意气之私厚而荐者，有庸浅之偶效而荐者，有信其利口而荐者，有贪其酬报而荐者，甚至熏莸不辨，妄肆品评，誉之则跖可为舜，毁之则凤可作鸮。致怀奇之士，拂衣而去；使深危之病，坐而待亡。此皆旁人之情，不可不察者也。

所谓医人之情者，或巧语诳人，或甘言悦听，或强辩相欺，或危言相恐。此便佞之流也。或结纳亲知，或修好僮仆，或求营上荐，或不邀自赴。此阿谄之流也。有腹无藏墨，诡言神授，目不识丁，假托秘传。此欺诈之流也。有望、闻、问、切，漫不关心，枳、朴、归、芩，到手便撮，妄谓人愚我明，人生我熟。此孟浪之流也。有嫉妒性成，排挤为事，阳若同心，阴为浸润，是非颠倒，朱紫混淆。此谗妒之流也。有贪得无知，轻忽人命。如病在危疑，良医难必，极其详慎，犹冀回春；若辈贪功，妄轻投剂，至于败坏，嫁谤自文。此贪幸之流也。有意见各持，异同不决，曲高者和寡，道高者谤多。一齐之傅几何？众楚之咻易乱。此庸浅之流也。有素所相知，苟且图功；有素不相识，偶延辨症，病家既不识医，则倏赵倏钱，医家莫肯任怨，则惟芩惟梗。或延医众多，互为观望；或利害攸系，彼此避嫌。惟求免怨，诚然得矣；坐失机宜，谁之咎乎？此由知医不真，而任医不专也。

凡若此者，孰非人情？而人情之详，尚多难尽。圣人以不失人情为戒，欲令学者思之慎之，勿为陋习所中耳。虽然，必期不失，未免迁就。但迁就即碍于病情，不迁就又碍于人情，有必不可迁就之病情，而复有不得不迁就之人情，且奈之何哉？故曰：戛戛乎难之矣！

疑似之症须辨论

天下皆轻谈医，医者辄以长自许。一旦临疑似之症，若处云雾，不辨东西，几微之间，瞬眼生杀矣。夫虚者补之，实者泻之，寒者温之，热者清之，虽在庸浅，当不大谬。至如至实有羸状，误补益疾；至虚有盛候，反泻含冤。阴症似乎阳，清之必毙；阳症似乎阴，温之转伤。当斯时也，非察于天地阴阳之故，气运经脉之微，鲜不误者。盖积聚在中，实也。甚则嘿嘿不欲语，肢体不欲动，或眩晕昏花。或泄泻不实，皆大实有羸状也。正如食而过饱，反倦怠嗜卧也。脾胃损伤，虚也。甚则胀满而食不得入，气不得舒，便不得利，皆至虚者有盛候也。正如饥而过时，反不思食也。脾肾虚寒，真阴症也。阴盛之极，往往格阳，面目红赤，口舌裂破，手扬足掷，语言错妄，有似乎阳也。正如严冬惨肃，而水泽腹坚，坚为阳刚之象也。邪热未解，真阳症也。阳盛之极，往往发厥。厥则口鼻无气，手足逆冷，有似乎阴也。正如盛夏炎灼，而林木流津，津为阴柔之象也。诸凡疑似之症，不可更仆数。一隅三反，是有望乎智者。大抵症既不足凭，当参之脉理；脉又不足凭，当取之沉候。彼假症之发现，皆在表也，故浮取脉而脉亦假焉；真症之隐伏，皆在里也，故沉候脉而脉可辨耳。脉辨已真，犹未敢恃。更察禀之厚薄，症之久新，医之误否，夫然后济以汤丸，可以十全。使诸疑似之症，濒于死而复生之，何莫非仁人君子之遗泽耶！

用药须知《内经》之法论

用药之难，非顺用之难，逆用之难也；非逆用之难，逆用而与病情恰当之难也。今之医师，知以寒治热，以热治寒，以通治塞，以塞治通；热者热之无遗，寒者寒之无遗而已矣。独不闻诸经曰：塞因塞用，通因通用，寒因热用，热因寒用，用热远热，用寒远寒。则又何以说也？盖塞因塞用者，若脾虚作胀，治以参、术，脾得补而胀自消也。通因通用者，若伤寒夹热下利，或中有燥屎，用调胃承气汤下之乃安；滞下不休，用芍药汤通之而愈也。寒因热用者，药本寒也，而反佐之以热；热因寒用者，药本热也，而反佐之以寒。俾无拒格之患，所谓必先其所主，而伏其所因也。用热远热，用寒远寒者，如寒病宜投热药，热病宜投寒药，仅使中病而已，勿过用焉，过用则反为药伤矣。

如前诸法，非通达者，乌足以语此？故曰：病无常形，医无常方，药无常品。顺逆进退，存乎其时；神圣工巧，存乎其人；君臣佐使，存乎其用。此长桑、卢、扁能斡旋造化之偏，而嘘其枯萎；仲景、东垣诸君子之方，所向神奇，为世司命，岂偶然也者？彼庸夫俗子，心不存救济之思，目不阅轩岐之典，规尺寸之利以自肥，因而伤残于世比比也。嗟乎！安得读万卷夹灵奇者，与之商医事哉！

药性合四时论

尝论学者，不极天人之奥，不窥性命之元，辄开口言医，何怪乎其以人为试乎？寒热温凉，一匕之谬，覆水难收。始犹疗病，继则疗药，疗药之不能，而病尚可问哉？请以四时之气为喻。四时者，春温、夏热、秋凉、冬寒而已。故药性之温者，于时为春，所以生万物者也；药性之热者，于时为夏，所以长万物者也；药性之凉者，于时为秋，所以肃万物者也；药性之寒者，于时为冬，所以杀万物者也。夫元气不足者，须以甘温之剂补之，如阳春一至，生机勃勃也。元气不足而至于过极者，所谓大虚必夹寒，须以辛热之剂补之，如时际炎蒸，生气畅遂也。热气有余者，须以甘凉之剂清之，如秋凉一至，溽燔如失也。邪气盛满而至于过极者，所谓高者抑之，须以苦寒之剂泻之，如时值隆冬，阳气潜藏也。故凡温热之剂，均以补虚；凉寒之剂，均以泻实。大抵元气既虚，但有秋冬肃杀之气，独少春夏生长之机，然虚则不免于热，医者但见有热，便以凉寒之剂投之，是病方肃杀，而医复肃杀之矣！其能久乎？此无他，未察于虚实之故耳。独不闻丹溪有云：实火可泻，芩连之属；虚火可补，参芪之属。但知有火而不分虚实，投治一差，何异于入井之人，而又下之石乎？丹溪主于补阴者也，而犹以参芪补虚人之火，人亦可以断然无疑矣。

今天下喜用寒凉，畏投温热，其故有二：一者守丹溪阳常有余之说，河间有寒无热之论耳。致《求正录》云：刘、朱之言不息，则轩、岐之泽不彰，诚斯道之大魔，亦生民之厄运也。其言未免过激，然补偏救弊，为后学顶门下针，良有深心也。一者以寒凉之剂，即有差误，人多未觉，如阴柔小人在朝廷之上，国祚已移，犹善弥缝。温热之剂，稍有不当，其非易见，如阳明君子，苟有过则人皆见之。致近代有激之言曰：吾为俗医计，与其用寒凉而误，彼此不知，杀人必多；不如用温热而误，彼此具见，尚可改图。斯言虽近于谩骂，实则照妖之明鉴也。

余考之《内经》曰：阴阳之要，阳密乃固。此言阳密则阴亦固，而所重在阳也。又曰：阳气者，若天与日，失其所则折寿而不彰，故天运当以日光明。此言天之运，人之命，俱以阳为本也。《仙经》云：阴气一分不尽则不仙，阳气一分不尽则不死。岂非阳主生，阴主死欤？伏羲作《易》，首制一画，此元阳之祖也。文王衍《易》六十四卦，皆以阳喻君子，阴喻小人，此言阳之德也。乾之象曰：大哉乾元，万物资始。此言阳为发育之首也。坤之初六曰：履霜坚冰至。此言阴长宜忧也。自古圣人，莫不喜阳而恶阴，今天下用药者反是，是欲使秋冬作生长之令，春夏为肃杀之时乎？则亦不思夫天人之故也已！

乙癸同源论

古称乙癸同源，肾肝同治，其说为何？盖火分君相，君火者，居乎上而主静；相火者，处乎下而主动。君火惟一，心主是也；相火有二，乃肾与肝。肾应北方壬癸，于卦为坎，于象为龙，龙潜海底，龙起而火随之。肝应东方甲乙，于卦为震，于象为雷，雷藏泽中，雷起而火随之。泽也，海也，莫非水也，莫非下也。故曰：乙癸同源。东方之木，无虚不可补，补肾即所以补肝；北方之水，无实不可泻，泻肝即所以泻肾。至乎春升，龙不现则雷无声，及其秋降，雷未收则龙不藏。但使龙归海底，必无迅发之雷；但使雷藏泽中，必无飞腾之龙。故曰：肾肝同治。

余于是而申其说焉：东方者，天地之春也，勾萌甲坼，气满乾坤。在人为怒，怒则气上而居七情之升；在天为风，风则气鼓而为百病之长。怒而补之，将逆而有壅绝之忧；风而补之，将满而有胀闷之患矣。北方者，天地之冬也，草黄木落，六宇萧条。在人为恐，恐则气下而居七情之降；在天为寒，寒则气惨而为万象之衰。恐而泻之，将怯而有颠仆之虞；寒而泻之，将空而有涸竭之害矣。然木既无虚，又言补肝者，肝气不可犯，肝血自当养也。血不足者濡之，水之属也，壮水之源，木赖以荣。水既无实，又言泻肾者，肾阴不可亏，而肾气不可亢也。气有余者伐之，木之属也，伐木之干，水赖以安。夫一补一泻，气血攸分；即泻即补，水木同府。总之，相火易上，身中所苦，泻木所以降气，补水所以制火，气即火，火即气，同物而异名也。故知气有余便是火者，愈知乙癸同源之说矣。

辨治大法论

病不辨则无以治，治不辨则无以痊。辨之之法，阴阳、寒热、脏腑、气血、表里、标本先后、虚实缓急七者而已。

阴阳者，病在于阴，毋犯其阳；病在于阳，毋犯其阴。谓阴血为病，不犯阳气之药，阳旺则阴转亏也；阳气为病，不犯阴血之药，阴盛则阳转败也。

寒热者，热病当察其源，实则泻以苦寒、咸寒；虚则治以甘寒、酸寒；大虚则用甘温，盖甘温能除大热也。寒病当察其源，外寒则辛热、辛温以散之；中寒则甘温以益之；大寒则辛热以佐之也。

脏腑者，经曰：五脏者，藏精而不泻者也。故有补无泻者，其常也。受邪则泻其邪，非泻脏也。六腑者，传导化物糟粕者也，邪客者可攻，中病即已，毋过用也。

气血者，气实则宜降、宜清；气虚则宜温、宜补。血虚则热，补心、肝、脾、肾，兼以清凉；血实则瘀，轻者消之，重者行之。更有因气病而及血者，先治其气；因血病而及气者，先治其血。

表里者，病在于表，毋攻其里，恐表邪乘虚陷入于里也；病在于里，毋虚其表，恐汗多亡阳也。

标本先后者，受病为本，见证为标；五虚为本，五邪为标。如腹胀因于湿者，其来必速，当利水除湿，则胀自止。是标急于本，先治其标；若因脾虚渐成胀满，夜剧昼静，当补脾阴，夜静昼剧，当补胃阳，是本急于标，先治其本。

虚实者，虚证如家贫室内空虚，铢铢累积，非旦夕间事，故无速法；实证如寇盗在家，开门急逐，贼去即安，故无缓法。

以上诸法，举一为例，余可类推，皆道其常也。或症有变端，法无一致，是在圆机者神而明之。书家有言曰：学书先定规矩，然后纵横跌宕，惟变所适。此亦医家之规矩也，若不能纵横跌宕，是守株待兔耳，司命云乎哉？

苦欲补泻论

夫五脏之苦欲补泻，乃用药第一义也，不明乎此，不足以言医。如肝苦急，急食甘以缓之，肝为将军之官，其性猛锐，急则有摧折之意，用甘草以缓之，即宽解慰安之义也。肝欲散，急食辛以散之。扶苏条达，木之象也，用川芎之辛以散之，解其束缚也。以辛补之，辛虽主散，遂其所欲，即名为补。以辛泻之，如太过则制之，毋使逾分，酸可以收，芍药之属。虚则补之，陈皮、生姜之属。

心苦缓，急食酸以收之，缓者和调之义。心君本和，热邪干之则躁急，故须芒硝之咸寒，除其邪热，缓其躁急也。以咸补之，泽泻导心气以入肾。以甘泻之，烦劳则虚而心热，参、芪之甘温益元气，而虚热自退，故名为泻。虚则补之，心以下交于肾为补，炒盐之咸以润下，使下交于肾，既济之道也。

脾苦湿，急食苦以燥之，脾为仓廪之官，属土喜燥，湿则不能健运，白术之燥，遂其性之所喜也。脾欲缓，急食甘以缓之，稼穑作甘，甘生缓，是其本性也。以甘补之，脾喜健运，气旺则行，人参是也。以苦泻之，湿土主长夏之令，湿热太过，脾斯困矣，急以黄连之苦泻之。虚则补之。甘草益气，大枣益血，俱甘入脾。

肺苦气上逆，急食苦以泄之，肺为华盖之脏，相傅之官，藏魄而主气者也。气常则顺，气变则逆，逆则违其性矣。宜黄芩苦以泄之。肺欲收，急食酸以收之，肺主上焦，其政敛肃，故喜收，宜白芍药之酸以收之。以辛泻之，金受火制，急食辛以泻之，桑白皮是也。以酸补之，不敛则气无管束，肺失其职矣，宜五味子补之，酸味遂其收敛，以清肃乎上焦。虚则补之。义见上句。

肾苦燥，急食辛以润之，肾为作强之官，藏精，为水脏，主五液，其性本润，是故恶燥，宜知母之辛以润之。肾欲坚，急食苦以坚之，肾非坚，无以称作强之职，四气遇湿热即软，遇寒冷则坚；五味得咸即软，得苦即坚，故宜黄柏。以苦补之，坚即补也，宜地黄之微苦。虚则补之，藏精之脏，苦固能坚，然非益精，无以为补。宜地黄、山茱萸。

夫五脏者，违其性则苦，遂其性则欲。本脏所恶，即名为泻；本脏所喜，即名为补。苦欲既明，而五味更当详审。水曰润下，润下作咸；火曰炎上，炎上作苦；木曰曲直，曲直作酸；金曰从革，从革作辛；土爰稼穑，稼穑作甘。苦者直行而泄，辛者横行而散，酸者束而收敛，咸者止而软坚；甘之一味，可上可下，土位居中而兼五行也；淡之一味，五脏无归，专入太阳而利小便也。善用药者，不废准绳，亦不囿于准绳。如热应寒疗，投寒而火热反生；寒应热治，进热而沉寒转甚。此喜攻增气之害也。治寒有法，当益心阳；治热有权，宜滋肾水。此求本化源之妙也。益心之阳，寒亦通行；强肾之阴，热之犹可。此变化通神之法也。知此数者，其于苦欲补泻，无胶固之失矣。

行方智圆心小胆大论

孙思邈之祝医者曰：行欲方而智欲圆，心欲小而胆欲大。嗟乎！医之神良，尽于此矣。宅心醇谨，举动安和，言无轻吐，目无乱观，忌心勿起，贪念罔生，毋忽贫贱，毋惮疲劳，检医典而精求，对疾苦而悲悯，如是者谓之行方。禀赋有厚薄，年岁有老少，身形有肥瘦，性情有缓急，境地有贵贱，风气有柔强，天时有寒热，昼夜有重轻，气色有吉凶，声音有高下，受病有久新，运气有太过、不及，知常知变，能神能明，如是者谓之智圆。望、闻、问、切宜详，补、泻、寒、温须辨，当思人命至重，冥报难逃，一旦差讹，永劫莫忏，乌容不慎！如是者谓之心小。补即补而泻即泻，热斯热而寒斯寒，抵当、承气，时用回春；姜、附、理中，恒投起死，析理详明，勿持两可，如是者谓之胆大。四者似分而实合也。世未有详谨之士，执成法以伤人；灵变之人，败名节以损己；行方者智必圆也。心小则惟惧或失，胆大则药如其证，或大攻，或大补，似乎胆大，不知不如是则病不解，是胆大适所以行其小心也。故心小、胆大者，合而成智圆；心小、胆大、智圆者，合而成行方也。世皆疑方则有碍乎圆，小则有妨乎大，故表而出之。

仰人骨度部位图

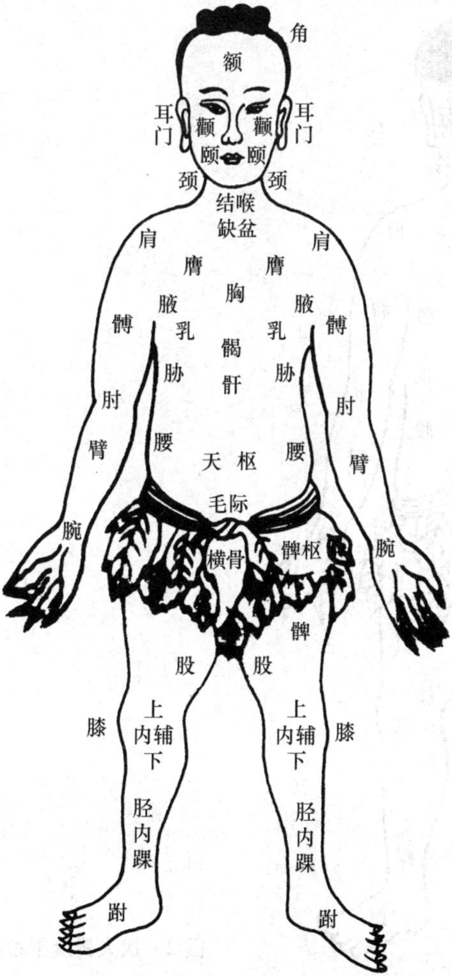

图 1　仰人骨度部位图

伏人骨度部位图

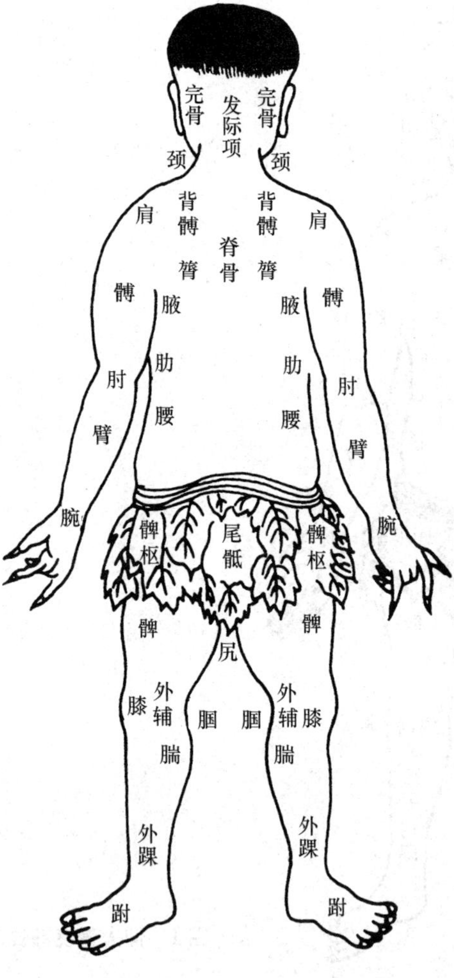

图 2　伏人骨度部位图

改正内景脏腑图说

心系七节。七节之傍，中有小心。以肾系十四椎下，由下而上亦七节。

旧图有精道，循脊背，过肛门，且无子宫命门之象，皆误也。今改正之。

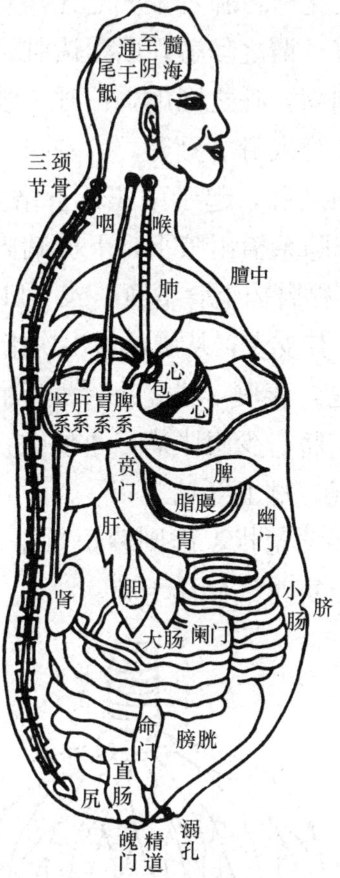

图3　改正内景脏腑图

肺者，相傅之官，治节出焉。其形四垂，附着于脊之第三椎中，有二十四空，行列分布，以行诸脏之气，为脏之长，为心之盖。

是经常多气少血，其合皮也，其荣毛也，开窍于鼻。《难经》曰：肺重三斤三两，六叶两耳，凡八叶，主藏魄。华元化曰：肺者生气之元，乃五脏之华盖。

肺叶白莹，谓之华盖，以覆诸脏。虚如蜂窠，下无透窍，吸之则满，呼之则虚，一呼一吸，消息自然。司清浊之运化，为人身之橐籥。

肺手太阴之脉，起于中焦，下络大肠，还循胃口，上膈属肺。从肺系横出腋下，下循臑内，行少阴心主之前，下肘中。循臂内上骨下廉，入寸口，上鱼，循鱼际，出大指之端。其支者，从腕后直出次指内廉，出其端。

其见证也，善嚏、悲愁欲哭，洒淅寒热，缺盆中痛，肩背痛，脐右少腹胀痛，小便数，溏泄，皮肤痛及麻木，喘少气，颊上气见。

实则梦兵戈竞扰，虚则梦田野平原，不足则太息，有余则喘嗽。寅时气血注于肺。

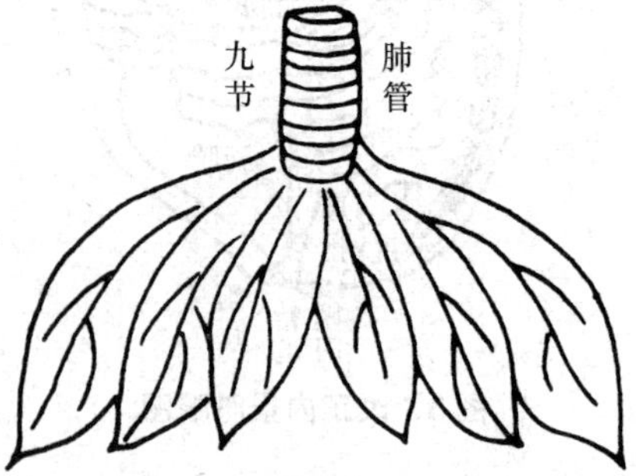

图 4

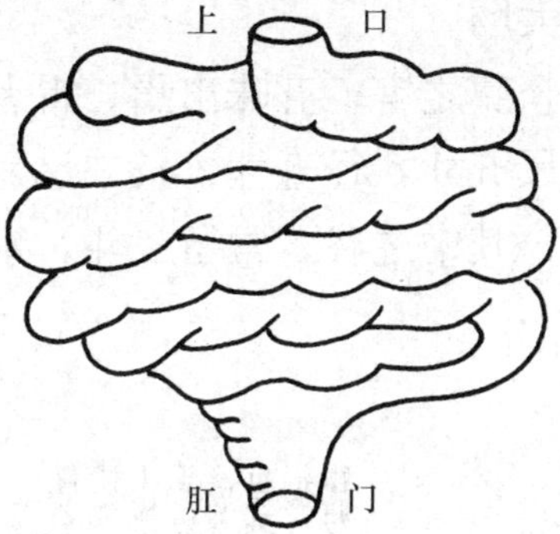

图5

大肠者，传导之官，变化出焉。回肠当脐右回十六曲，大四寸，径一寸寸之少半，长二丈一尺，受谷一斗，水七升半，广肠传脊以受回肠，乃出滓秽之路。大八寸，径二寸寸之大半，长二尺八寸，受谷九升三合，八分合之一。

是经多气多血。《难经》曰：大肠二斤十二两。肛门重十二两。回肠者，以其回叠也；广肠即回肠之更大者；直肠又广肠之末节也，下连肛门，是为谷道后阴。一名魄门。总皆大肠也。

大肠手阳明之脉，起于大指、次指之端，循指上廉，出合谷两骨之间，上入两筋之中。循臂上廉，入肘外廉，上臑外前廉，上肩。出髃骨之前廉，上出于柱骨之会上。下入缺盆，络肺，下膈，属大肠。其支者，从缺盆上颈，贯颊，入下齿中，还出夹口，交人中，左之右，右之左，上夹鼻孔。

其见证也，大指、次指难用，耳聋浑浑焞焞，耳鸣嘈嘈，耳后、肩臑、肘臂外皆痛，气满皮肤坚而不痛。

卯时气血注大肠。

胃者，仓廪之官，五味出焉。胃者，水谷血气之海也。胃大一尺五寸，径五寸，长二尺六寸。横屈。受水谷三斗五升，其中之谷，常留二斗，水一斗五升而满。

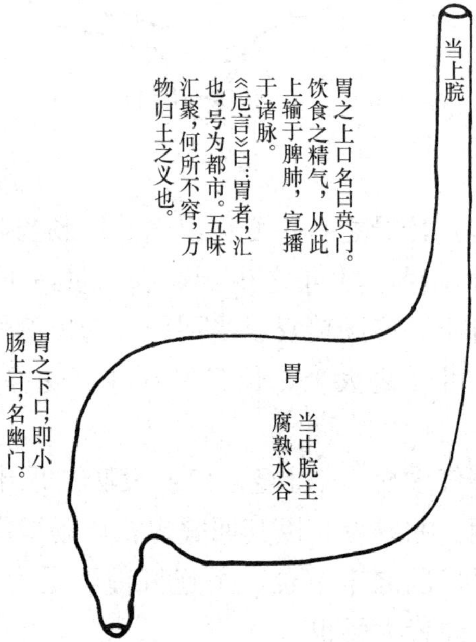

图 6

是经常多气多血。《难经》曰：胃重二斤一两。

胃足阳明之脉，起于鼻，交頞中，旁纳太阳之脉，下循鼻外，入上齿中，还出夹口，环唇，下交承浆。却循颐后下廉，出大迎，循颊车，上耳前，过客主人，循发际，至额颅。其支者，从大迎前下人迎，循喉咙，入缺盆，下膈属胃络脾。其直者，从缺盆下乳内廉，下夹脐，入气街中。其支者，起于胃口。下循腹里，下至气街中而合。以下髀关，抵伏兔，下膝膑中，下循胫外廉，下足跗，入中指内间。其支者，下廉三寸而别，下入中指外间。其支者，别跗上，入大指间，出其端。

其见证也，恶烟火，闻木音则惊，登商而歌，弃衣而走，颜黑不能言，呕，呵欠，消谷善饥，颈肿，膺乳、冲股、伏兔、胻外廉、足跗皆痛，胸旁过乳痛，口渴，腹大，水肿，奔响，腹胀，胻内廉、跗痛，髀不可转，腘如结，腨如裂，膝膑肿痛，遗溺失气，善伸，癫疾，湿淫心欲动，则闭户独处，惊栗，身前热，身后不热。辰时气血注于胃。

脾者，仓廪之官，五味出焉。形如刀镰，与胃同膜，而附其上之左俞，当十一椎下。闻声则动，动则磨胃而主运化。其合肉也，其荣唇也，开窍于口。

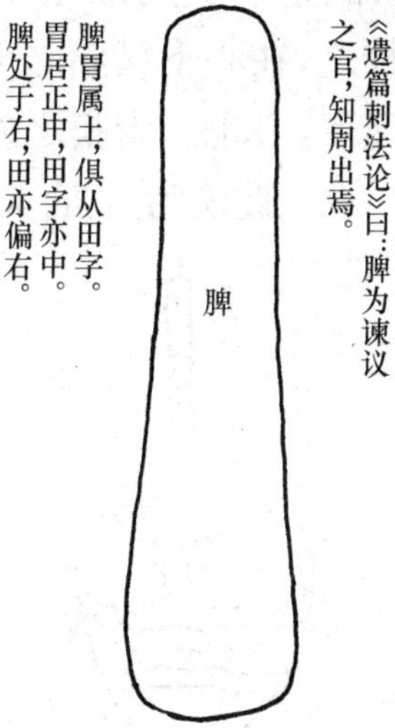

图 7

是经多气少血。《难经》曰：脾重二斤三两，广扁三寸，长五寸，有散膏半斤，主裹血，温五脏，主藏意与智。滑氏曰：掩乎太仓。华元化曰：脾主消磨五谷，养于四傍。

脾足太阴之脉，起于大指之端，循指内侧白肉际，过核骨后，上内踝前廉。上腨内，循胫骨后，交出厥阴之前，上膝股内前廉入腹，属脾络胃。上膈夹咽，连舌本，散舌下。其支者，复从胃，别上膈，注心中。

其见证也，五泄，二便闭，面黄，舌强痛，口甘，食即吐，嗜卧，善饥，善味不嗜食，尻、阴、膝、腨、胻、足背痛，当脐痛，腹胀肠鸣，足不收行，善瘛善噫，后泄气，肉痛，足胻肿，体不能动。实则梦欢歌快乐，虚则梦饮食相争。巳时气血注于脾。

心包络一经,《难经》言其无形,滑伯仁曰:心包络,一名手心主,以藏象校之,在心下横膜之上,竖膜之下,其与横膜相粘,而黄脂裹者,心也。脂膜之外,有细筋膜如丝,与心肺相连者,心包也。此说为是,言无形者非。

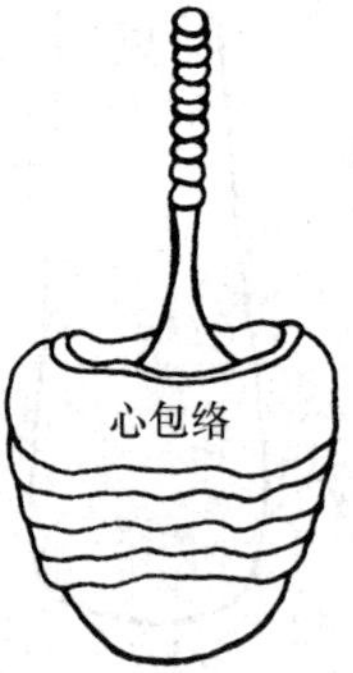

图 8

按：《灵兰秘典论》十二官独少心包一官，而多膻中者，臣使之官，喜乐出焉一段。今考心包藏居膈上，经始胸中，正值膻中之所，位居相火，代君行事，实臣使也，此一官即心包无疑矣。

心主手厥阴心包络之脉，起于胸中，出属心包络，下膈，历络三焦。其支者，循胸出胁，下腋三寸，上抵腋下，循臑内，行太阴，少阴之间，入肘中。下臂行两筋之间，入掌中，循中指出其端。其支者，别掌中，循小指、次指出其端。

其见证也，笑不休，手心热，心中大热，面热目赤，心中动。

按：包络者，即包络其心之义也，显而易见。乃叔和配诸尺中，因其为臣使之官，应心主而为相火，故误耳。今订正之，详在《脉法》中。戌时气血注此。

心者，君主之官，神明出焉。心居肺管之下，膈膜之上，附着脊之第五椎。

是经常少血多气，其合脉也，其荣色也，开窍于舌。《难经》曰：心重十二两，中有七孔三毛，盛精汁三合，主藏神。

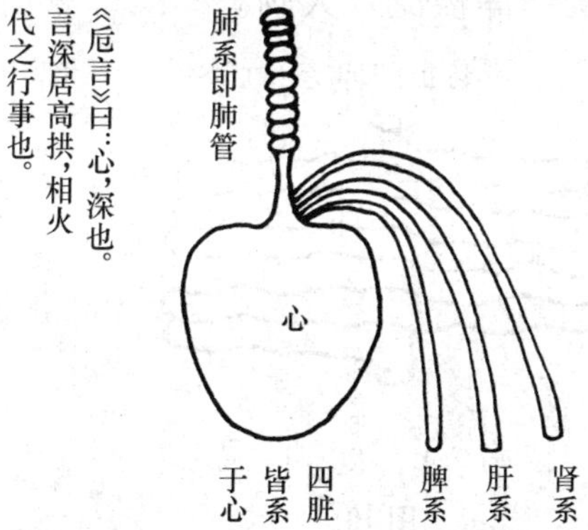

图 9

心象尖圆，形如莲蕊，其中有窍，多寡不同，以导引天真之气。下无透窍，上通乎舌，其有四系，以通四脏。心外有赤黄裹脂，是为心包络。心下有膈膜，与脊胁周围相着，遮蔽浊气，使不得上熏心肺也。

心手少阴之脉，起于心中，出属心系，下膈，络小肠。其支者，从心系上夹咽，系目系。其直者，复从心系却上肺，下出腋下。下循臑内后廉，行太阴心主之后，下肘内。循臂内后廉。抵掌后锐骨之端，入掌内后廉，循小指之内，出其端。

其见证也，消渴，两肾内痛，后廉腰背痛，浸淫，善笑、善惊、善忘；上咳吐，下气泄，眩仆，身热腹痛而悲。实则梦扰、惊、恐怖，虚则梦烟火焰田。午时气血注于心。

小肠者，受盛之官，化物出焉。后附于脊，前附于脐，上左回叠，积十六曲，大二寸半，径八分分之少半，长三丈二尺，受谷二斗四升，水六升三合合之大半。小肠上口在脐上二寸，近脊，水谷由此而入腹下一寸，外附于脐，为水分穴，当小肠下口。至是而泌别清浊，水液渗入膀胱，滓秽流入大肠。

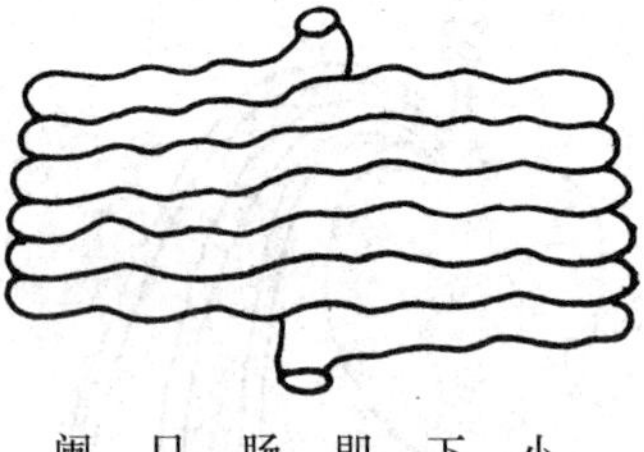

图 10

是经多血少气。《难经》曰：重二斤十四两。

小肠手太阳之脉，起于小指之端，循手外侧上腕，出踝中。直上循臂骨下廉，出肘内侧两筋之间，上循臑外后廉，出肩解，绕肩胛，交肩上，入缺盆，络心，循咽下膈，抵胃，属小肠。其支者，从缺盆循颈上颊，至目锐眦，却入耳中。其支者，别颊上䪼，抵鼻，至目内眦，斜络于颧。

其见证也，面白，耳前热，苦寒，额颔肿不可转，腰似折，肩臑、肘臂外后廉肿痛，臑臂内前廉痛。未时气血注于小肠。

膀胱者，州都之官，津液藏焉，气化则能出矣。膀胱当十九椎，居肾之下，大肠之前，有下口，无上口，当脐上一寸水分穴处，为小肠下口，乃膀胱之际，水液由此别回肠，随气泌渗而下。其出其入，皆由气化。入气不化，则水归大肠而为泄泻；出气不化，则闭塞下窍而为癃肿。后世诸书，有言其有上口无下口，有言上下俱有口者，皆非。

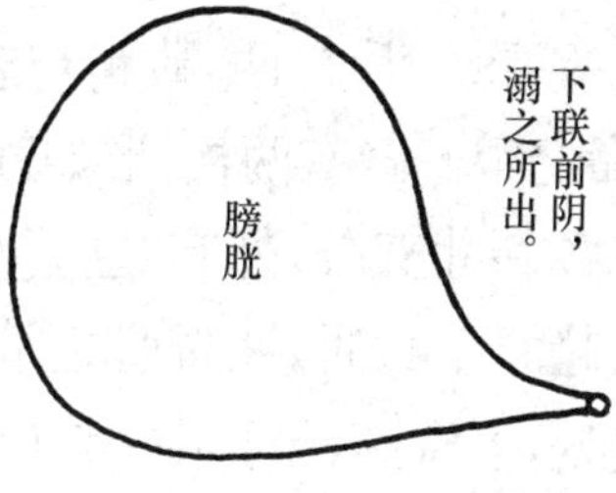

图 11

是经多血少气。《难经》曰：膀胱重九两二铢，纵广九寸，盛溺九升九合。口广二寸半。

膀胱足太阳之脉，起于目内眦，上额交巅。其支者，从巅至耳上角。其直者，从巅入络脑，还出别下项。循肩髆内，夹脊抵腰中，入循膂，络肾，属膀胱。支者，从腰中下夹脊，贯臀，入腘中。其支者，从髆内左右别下贯胛，夹脊内，过髀枢。循髀外，从后廉下合腘中，以下贯腨内，出外踝之后，循京骨，至小指外侧。

其见证也，目似脱，头两边痛，泪出，脐反出，下肿，便脓血，肌肉痿，项似拔，小腹胀痛，按之欲小便不得。申时气血注于膀胱。

肾者，作强之官，伎巧出焉。肾附于脊之第十四椎下。

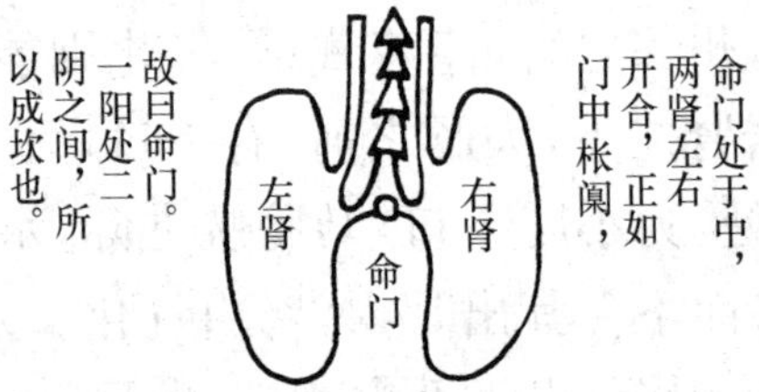

图 12

是经常少血多气，其合骨也，其荣发也，开窍于二阴。《难经》曰：肾有二枚，重一斤二两，藏精与志。华元化曰：肾者，精神之舍，性命之根。肾有两枚，形如豇豆，相并而曲，附于脊之两傍，相去各一寸五分，外有黄脂包裹，各有带二条，上条系于心，下条趋脊下大骨，在脊骨之端，如半手许，中有二穴，是肾带经过处，上脊髓，至脑中，连于髓海。

肾足少阴之脉，起于小指之下，斜走足心，出于然谷之下，循内踝之后，别入跟中，以上腨内，出腘内廉，上股内后廉，贯脊属脊，络膀胱。其直者，从肾上贯肝膈，入肺中，循喉咙，夹舌本。其支者，从肺出络心，注胸中。

其见证也，面黑，口渴，唾血，大小腹痛，大便难，饥不欲食，腹大胫肿，脊臀腹后痛，脐下气逆，足寒而逆，阴下湿，足下热，坐而欲起，下痢善恐，四肢不收、不举。实则梦腰脊解软，虚则梦涉水恐惧。酉时气血注于肾。

三焦者，决渎之官，水道出焉。

是经少血多气。《中藏经》曰：三焦者，人之三元之气也。总领五脏六腑、营卫经络、内外左右上下之气，三焦通则内、外、左、右、上、下皆通，其于周身灌体，和内调外，营左养右，导上宣下，莫大于此也。

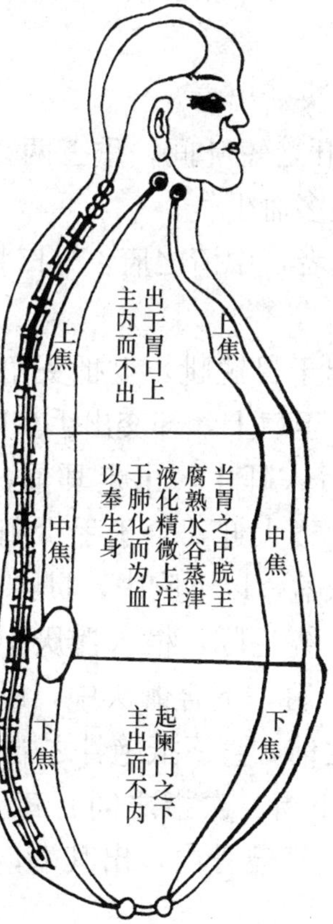

图 13

三焦手少阳之脉，起于小指、次指之端，上出两指之间，循手表腕，出臂外两骨之间，上贯肘，循臑外，上肩，而交出足少阳之后，入缺盆，布膻中，散络心包，下膈，循属三焦。其支者，从膻中上出缺盆，上项系耳后，直上出耳上角，以屈下颊至䪼。其支者，从耳后入耳中，出走耳前，过客主人前，交颊至目锐眦。

其见证也，耳鸣，喉痹肿痛，耳后连目锐眦痛，汗自出，肩臑痛，内外皆痛，小指、次指如废。亥时气血注于三焦。

胆者，中正之官，决断出焉。

《难经》曰：胆在肝之短叶间，重三两三铢，长三寸，盛精汁三合。是经多血少气。

按：华元化曰：胆者，中清之府，号曰将军。主藏而不泻。

胆足少阳之脉，起于目锐眦，上抵头角，下耳后，循颈，行手少阳之前，至肩上，却交出手少阳之后，入缺盆。其支者，从耳后入耳中，出走耳前，至目锐眦后。其支者，别锐眦，下大迎，合于手少阳，抵于䪼，下加颊车，下颈，合缺盆，以下胸中，贯膈，络肝，属胆。循胁里，出气街，绕毛际，横入髀厌中。其直者，从缺盆下腋，循胸过季胁，下合髀厌中，以下循髀阳，出膝外廉，下外辅骨之前，直下抵绝骨之端，下出外踝之前，循足跗上，入小指、次指之间。其支者，别跗上，入大指之间，循大指歧骨内，出其端，还贯爪甲，出三毛。

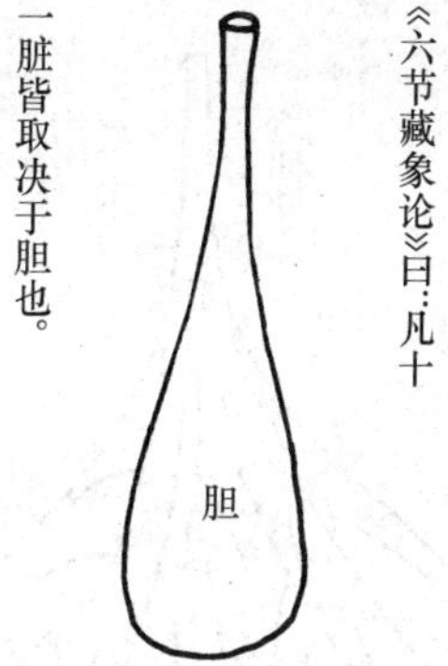

图 14

其见证也，口苦，马刀夹瘿，足外热，寝寒憎风，体无膏泽，胸中、胁肋、髀膝外至胻、绝骨外踝前诸节痛，善太息。子时气血注于胆。

《卮言》曰：胆者，澹也，清净之腑，无所受输，淡淡然者也。愚谓胆者，澹也，中正之官，决断出焉。犹人之正直无私，有力量善担当者也。

肝者，将军之官，谋虑出焉。肝居膈下，上着脊之九椎下。

是经多血少气，其合筋也，其荣爪也，主藏魂，开窍于目，其系上络心肺，下亦无窍。《难经》曰：肝重二斤四两，左三叶，右四叶，凡七叶。滑氏曰：肝之为脏，其治在左，其脏在左胁左肾之前，并胃着脊之第九椎。

肝足厥阴之脉，起于大指丛毛之际，上循足跗上廉。去内踝一寸，上踝八寸。交出太阴之后，上腘内廉，循股阴，入毛中，过阴器，抵小腹，夹胃属肝，络胆。上贯膈，布胁肋，循喉咙之后，上入颃颡，连目

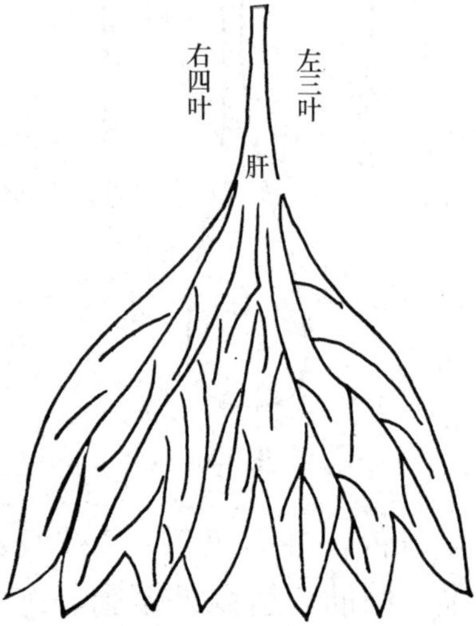

图 15

系，上出额，与督脉会于巅。其支者，从目系上颊里，环唇内。其支者，复从肝，别贯膈，上注肺。

其见证也，头痛，脱色，善洁，耳无闻，颊肿，肝逆，面青，目赤肿痛，两胁下痛引小腹，胸痛胁肿，妇人小腹肿，腰痛不可俯仰，四肢满闷，挺长热呕逆，睾疝暴痒，足逆寒，胻善瘛，遗溺，淋溲便难，癃狐疝癫，冒眩转筋，阴缩筋挛，善恐，胸中喘，骂詈，血在胁下，喘。实则梦山林大树，虚则梦细草苔藓。丑时气血注于肝经。

卷之二

云间李中梓士材父著
新安吴肇陵君如父参
侄孙李廷芳蘅伯父订

新著四言脉诀

四言脉诀，从来久矣。兹者补其缺略，正其差讹，仍旧者十之二三，新改者十之七八。复加注释，字字精确，文极简便，义极详明。使读者既无繁多之苦，亦无遗漏之憾也。

脉为血脉，百骸贯通，大会之地，寸口朝宗。

脉者，血脉也。血脉之中，气道行焉。五脏六腑以及奇经，各有经脉，气血流行，周而复始，循环无端，百骸之间，莫不贯通，而总会之处，则在寸口。夫寸口左右手六部，皆肺之经脉也，何以各经之脉皆于此取乎？肺如华盖，居于至高，而诸脏腑皆处其下，各经之气，无不上熏于肺，故曰肺朝百脉，而寸口为脉之大会也。

诊人之脉，令仰其掌，掌后高骨，是名关上。

凡诊脉者，令病人仰手，医者覆手诊之。掌后有高骨隆起，是即关部也。先将中指取定关部，方下前后二指于尺寸之上也。病人长则下指宜疏，病人短则下指宜密。

关前为阳，关后为阴，阳寸阴尺，先后推寻。

从鱼际至高骨，却有一寸，因名曰寸；从尺泽至高骨，有一尺，因名曰尺；界乎尺、寸之间，因名曰关。关前寸为阳，关后尺为阴。寸候上焦，关候中焦，尺候下焦。经曰：身半以上，同天之阳；身半以下，同地之阴也。先后者，谓先候寸部，次候关部，又次候尺部也。推者推其理，寻者寻其象，各察其得何脉也。

胞络与心，左寸之应；惟胆与肝，左关所认；膀胱及肾，左尺为定；胸中及肺，右寸昭彰；胃与脾脉，属在右关；大肠并肾，右尺班班。

此遵《内经》脉法分配脏腑于两手也。《内经》诊法乃胞络配心，胸中配肺，大肠列于右尺，小肠附于膀胱。三焦不应列于右尺，详见脉法心参。胞络与心脉，皆在左手寸上；胆脉与肝脉，皆在左手关上；膀胱及肾脉，皆在左手尺上。胸中与肺脉，皆在右手寸上；胃脉与脾脉，皆在右手关上；大肠与肾脉，皆在右手尺上。

男子之脉，左大为顺；女人之脉，右大为顺。男尺恒虚，女尺恒盛。

左为阳，故男子宜左脉大也；右为阴，故女人宜右脉大也。寸为阳，尺为阴，故男子尺虚，象离中虚也；女人尺盛，象坎中满也。

关前一分，人命之主，左为人迎，右为气口。

关前一分者，寸、关、尺各有三分，共得九分。今曰关前一分，仍在关上，但在前之一分耳。故左为人迎，辨外因之风，以左关乃肝胆脉，肝为风脏，故曰人迎紧盛伤于风。右为气口，辨内因之食，以右关乃脾胃脉，胃为水谷之海，脾为仓廪之官，故曰气口紧盛伤于食。勿以外因兼求六气，勿以内因兼求七情也。或以前一分为寸上，岂有左寸之心可以辨风，右寸之肺可以辨食乎？

神门属肾，两在关后，人无二脉，必死不救。

《难经》曰：上部无脉，下部有脉，虽困无能为害。夫脉之有尺，犹树之有根，枝叶虽枯槁，根本将自生。盖两尺属肾水，水为天乙之元，人之元神在焉。故为根本之脉，而称神门也。若无此二脉，则根本败绝，决无生理。

脉有七诊，曰浮中沉，上下左右，七法推寻。

浮者，轻下指皮毛之间，探其腑脉也，表也；中者，略重下指于肌肉之间，候其胃气也，半表半里也；沉者，重下指于筋骨之间，察其脏脉也，里也；上者，即上竟上者，胸喉中事也，即于寸内前一分取之；下者，即下竟下者，少腹、腰、股、膝胫、足中事也，即于尺内后一分取之；左右者，即左右手也。凡此七法，名为七诊。别有七诊，谓独大、独小、独寒、独热、独迟、独疾、独陷下也。

又有九候，即浮中沉，三部各三，合而为名，每候五十，方合于经。

每部有浮、中、沉三候，合寸、关、尺三部算之，共得九候之数也。夫每候必五十动者，出自《难经》，合大衍之数也。乃伪诀四十五动为准，乖于经旨。必每候五十，凡九候共得四百五十，两手合计九百，方与经旨相合也。

五脏不同，各有本脉。左寸之心，浮大而散；右寸之肺，浮涩而短；肝在左关，沉而弦长；肾在左尺，沉石而濡；右关属脾，脉象和缓；右尺相火，与心同断。

此言五脏各有平脉也。必知平脉，而后知病脉也。

若夫时令，亦有平脉。春弦夏洪，秋毛冬石。四季之末，和缓不忒。

此言四时各有平脉也。然即上文五脏之脉，大同小异也。春者，东方肝木也，木始发荣，有干无枝，则近于劲，故曰弦，即弓弦也；夏者，南方心火也，万物畅茂，垂枝布叶，皆下曲如钩，钩即洪之别名，亦即上文之大也；秋者，西方肺金也，草木黄落，有枝无叶，则类于毛，即上文之浮涩也；冬者，北方肾水也，极寒之时，水凝如石，故名为石。土旺于四季之末，各十八日，脾土在中而兼五行也。和缓之义，详见下文。

太过实强，病生于外；不及虚微，病生于内。

外因风、寒、暑、湿、燥、火六气之邪，脉必洪大、紧、数、弦、长、滑、实而太过矣；内因喜、怒、忧、思、悲、恐、惊七情之伤，脉必虚、微、细、弱、短、涩、濡、芤而不及矣。

四时百病，胃气为本。

胃为水谷之海，资生之本也，故曰：有胃气则生，无胃气则死。胃气脉者，缓而和匀，不浮不沉，不大不小，不疾不徐，意思欣欣，悠悠扬扬，难以名状者也。不拘四季，一切百病，皆以胃脉为本。

凡诊病脉，平旦为准，虚静凝神，调息细审。

经曰：常以平旦，阴气未动，阳气未散，饮食未进，经脉未盛，络脉调匀，气血未乱，乃可诊有过之脉。又曰：诊脉有道，虚静为宝。言无思无虑，以虚静其心，惟凝神于指下也。调息者，医家调匀自己之气息；细审者，言精细审察，不可忽略也。

一呼一吸，合为一息，脉来四至，平和之则。五至无疴，闰以太息。三至为迟，迟则为冷。六至为数，数即热证。转迟转冷，转数转热。

医者调匀气息，一呼脉再至，一吸脉再至，呼吸定息，脉来四至，乃和平之准则也。然何以五至亦曰无疴乎？人之气息，时长时短，凡鼓三息，必有一息之长；鼓五息，又有一息之长，名为太息。如历家三岁一闰，五岁再闰也。言脉必以四至为平，五至便为太过，惟正当太息之时，亦曰无疴。此息之长，非脉之急也。若非太息，正合四至也。至于性急之人，五至为平脉，不拘太息之例，盖性急脉亦急也。若一息而脉仅三至，即为迟慢而不及矣，迟主冷病。若一息而脉遂六至，即为急数而太过矣，数主热病。若一息仅得二至，甚而一至，则转迟而转冷矣。若一息七至，甚而八至九至，则转数而转热矣。一至二至，八至九至，皆死脉也。

迟数既明，浮沉须别。浮沉迟数，辨内外因，外因于天，内因于人。天有阴阳，风雨晦明；人喜怒忧，思悲恐惊。

浮脉法天，候表之疾，即外因也；沉脉法地，候里之病，即内因也。外因者，天之六气，风（风淫木疾）、寒（阴淫寒疾）、暑（明淫暑疾）、湿（雨淫湿疾）、燥（晦淫燥疾）、火（阳淫火疾）是也；内因者，人之七情，喜伤心，怒伤肝，忧伤肺，思伤脾，恐伤肾也。

浮表沉里，迟寒数热；浮数表热，沉数里热；浮迟表寒，沉迟冷结。

此以浮、沉、迟、数四脉，提诸脉之纲也。脉象虽多，总不外此四脉。浮主表证，沉主里证，迟为寒，数为热。浮而且数，表有热也；沉而且数，里有热也。浮而且迟，寒在表也；沉而且迟，寒在里也。

浮脉法天，轻手可得，泛泛在上，如水漂木。有力洪大，来盛去悠；无力虚大，迟而且柔；虚极则散，涣漫不收；有边无中，其名曰芤。浮小为濡，绵浮水面。濡甚则微，不任寻按。更有革脉，芤弦合看。

此以浮脉提纲，而取洪、虚、散、芤、濡、微、革七脉之兼乎浮者，统汇于下也。浮脉法天，轻清在上，故轻手即见，与肉分相应，如木之漂于水面也。洪脉者，如洪水之洪，有波涛汹涌之象，浮而有力，来盛去衰，即大脉也，即钩脉也。虚脉者，浮而无力，且大且迟也。散脉者，亦浮而无力，但按之如无，比于虚脉则更甚矣，若杨花飘散之象。芤脉者，芤草中空，脉如葱管，浮沉二候易见，故曰有边。独中候豁然难见，正如以指着葱，浮取得上面之葱皮，中取正在空处，沉按之又着下面之葱皮也。无中者，非中候绝无，但比之浮沉则无力也。若泥为绝无，是无胃气矣。旧说以前后为两边，与芤葱之义不合。濡脉者，浮而小且软也。微脉者，浮而极小极软，比于濡脉则更甚矣。欲绝非绝，似有若无八字，可为微脉传神。革脉者，浮而且弦且芤，浮多沉少，外急内虚，状如皮革。仲景云：弦则为寒，芤则为虚；虚寒相搏，此名曰革。（革脉、牢脉，皆大而弦，革则浮取而得；牢则沉候而见也。旧以牢、革为一脉者非。）

沉脉法地，如投水石。沉极为伏，推筋着骨；有力为牢，大而弦长；牢甚则实，愊愊而强；无力为弱，柔小如绵；细直而软，如蛛丝然。

此以沉脉提纲，而取伏、牢、实、弱、细五脉之兼乎沉者，统汇于下也。沉脉法地，重浊在下，故重按乃得，与筋骨相应，如石之坠于水底也。伏脉者，沉之极也，伏于下也。沉脉在筋骨之间，伏脉则推筋着骨，然后可见也。牢脉者，沉而有力，且大、且弦、且长也。实脉者，浮、中、沉三候皆有力，更甚于牢脉也。弱脉者，沉而极细软也。细脉者，沉细而直且软也。

迟脉属阴，一息三至，缓脉和匀，春柳相似。迟细为涩，往来极滞；结则来缓，止而复来。代亦来缓，止数不乖。

此以迟脉提纲，而取缓、涩、结、代四脉之兼乎迟者，统汇于下。迟脉者，往来迟慢，为不及之象。缓脉者，一息四至，往来和匀，春风微吹柳梢，此确喻也，即胃气脉也。涩脉者，迟滞不利，状如轻刀刮竹，旧称一止复来者，非也。结脉者，迟而时有一止也。代脉者，迟而中止，不能自还，且止有定数，如四时之有禅代，不愆其期也，故名曰代。

数脉属阳，一息六至，往来流利，滑脉可识。有力为紧，切绳极似；数时一止，其名为促；数如豆粒，动脉无惑。

此以数脉提纲，而取滑、紧、促、动四脉之兼乎数者，统汇于下也。数脉者，往来急数，为太过之象。滑脉者，滑而不滞，如珠走盘也。紧脉者，紧急有力，左右弹手；切绳者，喻其紧，亦喻左右弹也。促脉者，数而时有一止，如疾行而蹶也。动脉者，形如豆粒，厥厥动摇，两头俱俯，中间高起，故短如豆粒。旧云：上下无头尾，则上不至寸为阳绝；下不至尺为阴绝，是死绝之脉，非动脉也。仲景云：阳动则汗出，阴动则发热。由是则寸尺皆有动脉，谓独见于关者，误矣。

别有三脉，短长与弦。不及本位，短脉可原；过于本位，长脉绵绵；长而端直，状类弓弦。

此短、长与弦三脉，非浮、沉、迟、数可括，故别列于此。短者，短缩之象；长者，相引之象；弦者，劲而端直之象。按：戴同父曰：关不诊短。若短脉见于关上，是上不通寸为阳绝；下不通尺为阴绝矣。

一脉一形，各有主病，脉有相兼，还须细订。

前所载者，皆脉之形象，然有所主之病，有相兼之脉，更须细加考订。此以下至女胎三月句，凡十有三节，各明某脉主某病，而相兼之脉，尽在其中矣。

浮脉主表，腑病所居。有力为风，无力血虚，浮迟表冷，浮数风热，浮紧风寒，浮缓风湿。

六腑属阳，其应在表，故浮主腑病也。浮而有力，则知风邪所干，邪气盛则实，有余之象也。浮而无力，则知阴血亏损，正气夺则虚，不足之象也。脉浮主表，脉迟主冷，浮迟兼见，则为表冷也。脉浮主风，脉数主热，浮数兼见，则为风热也。紧脉为寒，浮紧兼见，则为风寒也。缓脉主湿，浮缓兼见，则为风湿也。

浮虚伤暑，浮芤失血，浮洪虚火，浮微劳极。浮濡阴虚，浮散虚剧，浮弦痰饮，浮滑痰热。

暑伤气，气虚则脉虚，故浮虚为伤暑也。失血之脉必芤，如吐血、下血之类。芤脉自兼浮，非浮脉兼芤也。洪主火，洪而兼浮，知为虚火。微为气血俱虚，故主劳极，此亦微脉自兼浮也。血属阴，其应在下，濡脉按之而软，故为阴虚。散者，散亡之义，虚极所致，剧即极也。弦者，风木之象，浮亦为风，故为痰饮，乃风痰也。滑主痰证，滑本阳脉，而又兼浮，则炎上之象，故为热痰也。

沉脉主里，为寒为积。有力痰食，无力气郁。沉迟虚寒，沉数热伏；沉紧冷痛，沉缓水蓄。

五脏属阴，其应在里，故沉主里病也。沉者，阴象也；积者，脏病也，故为寒积。沉而有力，有余之象，必有形之物，凝滞于内；沉而无力，不足之象，乃无形之气，郁结于中。沉迟皆偏于阴，所以虚寒；沉里数热，故热伏于里也。紧主诸痛，亦主于寒，得之沉分，非冷痛乎？湿家得缓，沉位居里，当水蓄矣。

沉牢痼冷，沉实热极，沉弱阴亏。沉细虚湿，沉弦饮痛，沉滑食滞。沉伏吐利，阴毒积聚。

仲景曰：寒则坚牢，有牢固之义。故云痼冷。牢脉自在沉分，非兼见也。实脉为阳，热之极也，实则三候皆强，不独在沉分也。按之无力为弱脉，故曰阳亏。细为不足，亦主湿侵，故曰虚湿。弦本主饮，亦主诸痛。滑虽主痰，若在脾部而沉分见之，为食滞也。寸伏则吐，尺伏则利。在阴证伤寒，则为阴毒积聚耳。

迟脉主脏，阴冷相干，有力为痛，无力虚寒。

五脏为阴，迟亦为阴，是以主脏，乃阴冷相干也。迟而有力，则因寒而凝滞，是以为痛。迟而无力，中空显然，故当虚寒。

数脉主腑，主吐主狂，有力实热，无力虚疮。

六腑为阳，数亦为阳，是以主腑。吐者，阳气亢逆也。狂者，热邪传里也。数而有力，实热可知；数而无力，虚疮可断。

滑司痰饮，右关主食，尺为蓄血，寸必吐逆。

滑为痰脉，右关沉滑，知有食停。两尺见之，蓄血可察。两寸见之，吐逆难免矣。

涩脉少血，亦主寒湿，反胃结肠，自汗可测。

尺中见涩，血少精伤也；关中见之，脾虚不能胜湿也。血液枯竭，上为反胃，下为结肠也。两寸见涩，则为自汗，盖汗乃心之液，而肺主皮毛也。

弦脉主饮，木侮脾经，阳弦头痛，阴弦腹痛。

木旺者，脉必弦。木旺必来侮土，土虚不能制湿，而痰饮之证生焉。阳弦者，寸也，寸主上焦，故当头痛；阴弦者，尺也，尺主下焦，故当腹疼。

长则气治，短则气病。细则气衰，大则病进。

长乃肝之平脉，故曰气治。经曰：如循长竿末梢为平，如循长竿为病。短虽肺之平脉，若非右寸及秋令见之，即为病矣。脉以和平为贵，细者，不及而气衰；大者，太过而病进也。

浮长风痫，沉短痞塞，洪为阴伤，紧主寒痛。缓大风虚，缓细湿痹，缓涩血伤，缓滑湿痰。

浮风长火，风火相搏，则肝病而痫生。沉阴短虚，虚寒相合，则气滞而痞生。洪即大脉，火之亢也；阳亢者，阴必伤。紧为寒脉，浮分则表为寒束而痛，沉分则里为寒滞而痛。缓为虚而大为风，缓大并至，故曰风虚。缓者，湿气停滞；细者，虚气不行，而痹生焉。涩见即为血伤，夹缓则转伤也。滑见即为湿痰，夹缓则愈湿矣。

涩小阴虚，弱小阳竭。阳微恶寒，阴微发热。阳动汗出，为痛为惊；阴动则热，崩中失血。虚寒相搏，其名为革，男子失精，女人漏血。

涩自主血虚，兼小而愈虚矣。弱脉自然小，此非兼脉，但弱脉见则阳气虚竭矣。微者，大虚之脉，故在阳分见则气虚而恶寒，在阴分见则血虚而发热。寸动名阳，汗出者，心肺之证，惊气入心，气滞则痛，亦心肺也。尺动名阴，热者，肾水不足；崩中失血，皆肾经失闭蛰封藏之本也。仲景论革脉云：弦则为寒，芤则为虚，虚寒相搏，此名曰革。男子亡血失精，女子半产漏下。

阳盛则促，肺痈热毒；阴盛则结，疝瘕积郁。代则气衰，或泄脓血，伤寒霍乱，跌打闷绝，疮疽痛甚，女胎三月。

数而有止为促，岂非阳盛乎？肺痈热毒，皆火极所致者。迟而有止为结，岂非阴盛乎？疝瘕积郁，皆阴气凝滞也。至于代脉，真气衰败而后见也。泄脓血者，见之必死。惟伤寒心悸，或霍乱昏烦，或跌打损伤，或疮疽痛极，或怀胎三月，此五者见之，弗作死脉也。

脉之主病，有宜不宜，阴阳顺逆，吉凶可推。

病有阴阳，脉亦有阴阳，顺应则吉，逆见即凶。

此以下至其死可测句，凡二十七节，详分某病见某脉吉，某病见某脉凶也。

中风之脉，却喜浮迟，坚大急疾，其凶可知。

中风者，多虚脉，以浮迟为顺，若反坚急，决无生理。

伤寒热病，脉喜浮洪，沉微涩小，证反必凶。汗后脉静，身凉则安；汗后脉躁，热甚必难。阳证见阴，命必危殆；阴证见阳，虽困无害。

此节皆言伤寒之顺逆也。虽受寒邪，传里必热，故曰热病。病既属热，脉以浮、洪为吉，若沉、微、涩小，是证与脉反，故凶。汗后邪解，便当脉静身凉，若躁而热，所谓汗后不为汗衰，不可治矣。阳证而见沉、涩、细、弱、微、迟之阴脉，则脉与证反，命必危殆；阴证而见浮、大、数、动、洪、滑之阳脉，虽若反证，在他证忌之，独伤寒为邪气将解之象，病虽危困，无害于命也。

劳倦内伤，脾脉虚弱；汗出脉躁，死证可察。

劳倦伤脾，故脾脉虚弱为顺也。若汗出而脉反躁疾，则逆矣，安得不死？

疟脉自弦，弦数者热，弦迟者寒，代散则绝。

疟者，风暑之邪，客于风木之府，木来乘土，脾失转输，不能运水谷之精微，遂多停痰留饮。弦应风木，又主痰饮，无痰不成疟，故曰疟脉自弦。数热、迟寒，自然之理，独见代、散二脉，则命必绝矣。

泄泻下利，沉小滑弱，实大浮数，发热则恶。

泻利则虚，宜见沉、小、滑、弱之虚脉；若反见实、大、浮、数之脉，则身必发热而成恶候矣。

呕吐反胃，浮滑者昌；弦数紧涩，结肠者亡。

呕吐反胃，脾虚有痰也。浮为虚，滑为痰，是其正象，可以受补，故曰昌也。若弦、数、紧、涩，则血液枯竭，遂致粪如羊屎，必死不治矣。

霍乱之候，脉代勿讶；厥逆迟微，是则可嗟！

霍乱之脉，洪大为佳；若见代脉，因一时清浊混乱，故脉不接续，非死脉也。微细而舌卷囊缩者，不可治耳。

嗽脉多浮，浮濡易治；沉伏而紧，死期将至。

嗽乃肺疾，脉浮为宜，兼见濡者，病将退也。若沉伏与紧则相反，而病深矣，不死何待？

喘息抬肩，浮脉是顺；沉涩肢寒，均为逆证。

喘证无非风与痰耳，脉以浮、滑为顺；若反沉、涩而四肢寒者，必死不治。

火热之证，洪数为宜，微弱无神，根本脱离。

热证而得洪数，乃正应也；若见微、弱，脉证相反，根本脱绝，药饵不可施矣。

骨蒸发热，脉数为虚，热而涩小，必殒其躯。

骨蒸者，肾水不足，壮火僭上，虚数二脉，其正象也。若见涩小之脉，所谓发热脉静，不可救药耳。

劳极诸虚，浮软微弱，土败双弦，火炎则数。

虚证宜见虚脉，若两手脉弦，谓之双弦。弦乃肝脉，右关见之，是肝木乘脾，故曰土败。火热太过，脉必极数，甚而七至，痨证之脉，六至以上，便不可治。

失血诸证，脉必现芤，缓小可喜，数大堪忧。

芤有中空之象，失血者宜尔也；缓小亦为虚脉，顺而可喜。若数且大，谓之邪胜，故可忧也。

蓄血在中，牢大却宜，沉涩而微，速愈者稀。

蓄血者，有形实证，牢大之脉，脉证相宜；倘沉涩而微，是夹虚矣，既不能自行其血，又难施峻猛之剂，安望其速愈耶？

三消之脉，数大者生，细微短涩，应手堪惊。

渴而多饮为上消，消谷善饥为中消，渴而便数有膏为下消。三消皆燥热太过，惟见数大之脉为吉耳；细微短涩，死不可救。

小便淋闭，鼻色必黄，实大可疗，涩小知亡。

鼻头色黄，必患小便难，六脉实大者，但用分理之剂必愈；若逢涩小，为精血败坏，死亡将及矣。

癫乃重阴，狂乃重阳，浮洪为吉，沉急凶殃。

癫、狂二证，皆以浮洪为吉，取其病尚浅也；若沉而急，病已入骨，虽有扁、仓，莫之能疗矣！

痫宜虚缓，沉小急实，或但弦急，必死不失。

痫本虚痰，脉见虚缓，自应然也。若沉、小、急、实，或虚而弦急者，肝之真脏脉见矣，安望其更生耶？

心腹之痛，其类有九，细迟速愈，浮大延久。

九种心腹之痛，皆宜迟细，易于施疗。如浮而大，是为中虚，不能收捷得之效也。

疝属肝病，脉必弦急，牢急者生，弱急者死。

肝主筋，疝则筋急，故属肝病也。肝脉弦急，是其常也。疝系阴寒之咎，牢主里寒之脉，亦其常也。如且弱且急，必有性命之忧。

黄疸湿热，洪数偏宜，不妨浮大，微涩难医。

湿蒸热瘀，黄疸生焉，洪数也，浮大也，皆所宜也。一见微涩，虚衰已甚，必食少泻多，无药可疗矣。

胀满之脉，浮大洪实；细而沉微，岐黄无术。

胀满属有余之证，宜见有余之脉，浮、大、洪、实是矣。沉细而微，谓之证实而脉虚，虽岐黄神圣，莫可回生矣。

五脏为积，六腑为聚，实强可生，沉细难愈。

积也、聚也，皆实证也。实脉强盛，是所当然。沉细为虚之诊，真气败绝，不可为已。

中恶腹胀，紧细乃生；浮大为何？邪气已深。

中恶者，不正之气也，紧细主吉，浮大则凶也。

鬼祟之脉，左右不齐，乍大乍小，乍数乍迟。

鬼祟犯人，左右二手脉象不一，忽大忽小，忽数忽迟，无一定之脉形也。

痈疽未溃，脉宜洪大；及其已溃，洪大始戒。

未溃属实，洪大为正脉也；若溃后则虚矣，亦见洪大，毋乃不可乎！

肺痈已成，寸数而实；肺痿之形，数而无力。肺痈色白，脉宜短涩，浮大相逢，气损血失。肠痈实热，滑数可必，沉细无根，其死可测。

肺痈而寸口数实，知脓已成矣。肺叶焦痿，火乘金也，是以数而无力。肺痈几作，则肺气虚损；白者，西方本色，所谓一脏虚，则一脏之本色见也。短涩者，秋金之素体，若逢浮大，是谓火来乘金，克我者为贼邪，血气败坏之诊也。肠痈，实也；沉细，虚也。证实脉虚，死期将至矣。

妇人有子，阴搏阳别，少阴动甚，其胎已结。滑疾不散，胎必三月，但疾不散，五月可别。左疾为男，右疾为女，女腹如箕，男腹如釜。

此一节，女科胎前之脉也。阴搏阳别者，寸为阳，尺为阴，言尺阴之脉，搏指而动，与寸阳之脉迥然分别，此有子之诊也。或手少阴心脉独动而甚，心脏主血，故胎结而动甚也。动者，往来流利之动。非厥厥如豆之动也。疾即数也，滑而且数，按之不散，三月之胎也。滑脉不见，而但疾不散，五月之胎也。左为阳，故左疾为男胎；右为阴，故右疾为女胎。女胎腹形如箕之圆也，男胎腹形状如釜之上小而下大也。

欲产之脉，散而离经；新产之脉，小缓为应，实大弦牢，其凶可明。

此一节，产中之脉也。散而离经：离经者，离乎经常之脉也。胎动于中，脉乱于外，势之必至也。产后气血两虚，见小缓之虚脉为吉。若见实、大、弦、牢，凶可知矣。

奇经八脉，不可不察。直上直下，尺寸俱牢，中央坚实，冲脉昭昭，胸中有寒，逆气里急，疝气攻心，支满溺失。

奇经者，无表里配偶之经也。八脉者，阳维也，阴维也，阳跻也，阴跻也，冲也，督也，任也，带也。直上直下，弦长相似，尺寸俱牢，亦兼弦长，是以有逆气里急之证，疝气攻心，正逆急也。支满者，胀也；溺失者，冲脉之邪干肾也。此以下凡五节，皆奇经脉也。

直上直下，尺寸俱浮，中央浮起，督脉可求。腰背强痛，风痫为忧。

直上直下，则弦长矣；尺寸俱浮，中央亦浮，则六部皆浮，又兼弦长，故其见证，皆属风家。大抵冲脉主里，督脉主表也。

寸口丸丸，紧细实长，男疝女瘕，任脉可详。

寸口者，统寸、关、尺三部也。丸丸，动貌。紧细实长，寒邪盛而实也。男疝、女瘕，即所谓苦少腹绕脐，下引阴中切痛也。

寸左右弹，阳跻可决；尺左右弹，阴跻可别；关左右弹，带脉之诀。

左右弹，紧脉之象也。阳跻主阳络，故应于寸；阴跻主阴络，故应于尺；带脉如束带之状，在人腰间，故应于关。

尺外斜上，至寸阴维；尺内斜上，至寸阳维。

从右手手少阳三焦，斜至寸上手厥阴心胞络之位，是阴维脉也；从左手足少阴肾经，斜至寸上手太阳小肠之位，是阳维脉也。斜上者，不由正位而上，斜向大指，名为尺外，斜向小指，名为尺内。邪在阳维、阳跻则发痫，痫动而属阳；邪在阴维、阴跻则发癫，癫静而属阴故也。

脉有反关，动在臂后，别由列缺，不干证候。

反关脉者，脉不行于寸口，由列缺络入臂后，手阳明大肠之经也。以其不顺行于关上，故曰反关。有一手反关者，有两手反关者，此得于有生之初，非病脉也。令病人覆手诊之，方可见耳。

经脉病脉，业已昭详，将绝之形，更当度量。

经常之脉，主病之脉，皆明于前矣，而死绝之脉，亦不可不察也。分别于后。

心绝之脉，如操带钩，转豆躁疾，一日可忧。

经曰:脉来前曲后倨,如操带钩,曰心死。前曲者,谓轻取则坚强而不柔;后倨者,谓重取则牢实而不动,如持革带之钩,全失冲和之气,但钩无胃,故曰心死。转豆者,即经所谓:如循薏苡子累累然,状其短实坚强,真脏脉也。又曰:心绝,一日死。

肝绝之脉，循刀责责，新张弓弦，死在八日。

经曰：真肝脉至，中外急如循刀刃。又曰：脉来急溢，劲如新张弓弦，曰肝死。又曰：肝绝，八日死。

脾绝雀啄，又同屋漏，一似水流。还如杯覆。

旧诀曰：雀啄连来四五啄，屋漏少刻一点落。若水流，若杯履，皆脾绝也。经曰：脾绝，四日死。

肺绝为何？如风吹毛，毛羽中肤，三日而号。

经曰：如风吹毛，曰肺死。又曰：真肺脉至，如以毛羽中人肤。皆状其但毛而无胃气也。又曰：肺绝，三日死。

肾绝伊何？发如夺索，辟辟弹石，四日而作。

经曰:脉来如夺索,辟辟如弹石,曰肾死。又曰:肾绝,四日死。旧诀云:弹石硬来寻即散,搭指散乱如解索。正谓此也。

命脉将绝，鱼翔虾游，至如涌泉，莫可挽留。

旧诀云：鱼翔似有又似无，虾游静中忽一跃。经云：浑浑革至如涌泉，绵绵其去如弦绝。皆死脉也。

脉法心参

前者四言脉诀，皆言脉象。然而脉有精理，更当深求。兹曰《心参》，盖余之得乎心而应乎手者，亦有得乎心而不能喻诸口者，若能于此研穷，期于了了明通，方不愧为司命耳。

《脉诀》，高阳生托王叔和之名者也。自伪诀讹传，脉法久晦，虽辟之者，代有其人，奈习之者，恬不知改。余欲起而正之，固知微尘无足岳之能，滴露乏添江之力，然天下万世，岂无明眼？虽信余言，或不及信伪诀，而信伪诀，何如其信《内经》耶？今以《内经》脉法为图，因以数言正其疵误，但细心阅之，则凫颈蛇足，自当立辨。

《内经》分配脏腑诊候图

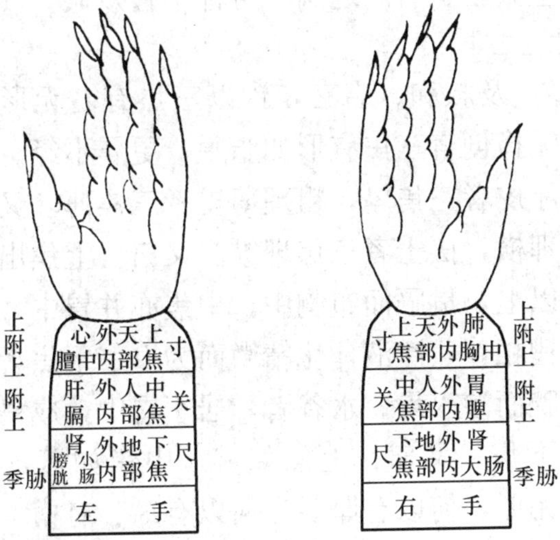

图 16

尺内两旁，则季胁也，尺外以候肾，尺里以候腹中。附上，左外以候肝，内以候膈，右外以候胃，内以候脾。上附上，右外以候肺，内以候胸中，左外以候心，内以候膻中。

此《内经》之三部候法也。腑不及胆者，寄于肝也；不及大、小肠、膀胱者，统于腹中也。至伪诀以大、小肠配于寸上，以三焦列于左尺，以命门列于右尺，及乎厥阴、膻中，竟置而不言，不可不为之辨，使后学有确然可遵之法也。

夫寸主上焦，以候胸中；关主中焦，以候膈中；尺主下焦，以候腹中。此人身之定位，古今之通论也。大、小肠皆在下焦腹中，伪诀越中焦而候之寸上，有是理乎？滑伯仁见及此，以左尺主小肠、膀胱、前阴之病，右尺主大肠、后阴之病，可称千古双眼。以上辨大、小肠配于寸上之非。

《难经》及叔和、启玄，皆以三焦有名无形，已为误矣。陈无择创言三焦有形如脂膜，更属不经。《灵枢》曰：密理厚皮者三焦厚，粗理薄皮者三焦薄。又曰：勇士者三焦理横，怯士者三焦理纵。又曰：上焦出于胃上口，并咽以上，贯膈而布胸中；中焦亦并胃中，出上焦之后，泌糟粕，蒸津液，化精微而为血；下焦者，别回肠注于膀胱而渗入焉。水谷者，居于胃中，成糟粕，下大肠而成下焦。又曰：上焦如雾，中焦如沤，下焦如渎。既曰无形，何以有厚薄？何以有纵、有横？何以如雾、如沤、如渎？何以有气血之别耶？且又曰：三焦出气以温肌肉，充皮肤。固以明指肌肉之内，脏腑之外为三焦也。《脉诀》不知其统主一身，妄列于右尺，何不思之甚哉？此明身中脏腑空处为三焦，而《难经》有名无形，《脉诀》列于右尺，陈无择妄为有形如脂膜，皆以经文正之。

手厥阴一经，从无定论。《金匮真言》篇曰：肝、心、脾、肺、肾五脏为阴，胆、胃、大肠、小肠、三焦、膀胱六腑为阳，此止十一经耳。则手厥阴之一经，果何在乎？《灵兰秘典》篇曰：心者，君主之官，神明出焉。肺者，相傅之官，治节出焉。肝者，将军之官，谋虑出焉。胆者，中正之官，决断出焉。膻中者，臣使之官，喜乐出焉。脾胃者，仓廪之官，五味出焉。大肠者，传导之官，变化出焉。小肠者，受盛之官，化物出焉。肾者，作强之官，伎巧出焉。三焦者，决渎之官，水道出焉。膀胱者，州都之官，津液藏焉，气化则能出矣。观其以膻中足十二经之数。然则配手厥阴经者，实膻中也。及《灵枢》叙经脉，又有胞络而无膻中，然而曰：动则喜笑不休，正与喜乐出焉之句相合。夫喜笑者，心火所司，则知膻中与心应，即胞络之别名也。《灵枢·邪客》篇曰：心者，五脏六腑之大主，其脏坚固，邪弗能容，容之则心伤，心伤则神去，神去则死矣。故诸邪之在心者，皆在心之胞络。由是察之，胞络即为膻中，断无可疑。膻中以配心脏，自有确据。已上明膻中即为胞络也。

心、肝、脾、肺，俱各一候，惟肾一脏而分两尺之候者，为肾有两枚，形如豇豆，分列于腰脊之左右也。《刊误》以两尺候肾，深合经旨。《难经》、《脉诀》乃以左尺候肾水，右尺候命门相火，误矣。考《明堂》、《铜人》等经，命门一穴，在肾脉第十四椎下陷中，两肾中间。肾虽水脏，而相火寓焉，盖一阳居二阴之间，所以成乎坎也。独不思脉之应于指下者，为有经络循经，朝于寸口。详考《内经》，并无命门之经络也，既无经络，何以应诊而可列之右尺乎？但当以左肾为水，右肾为火，不可以左为肾，右为命门也。此明不可以右肾为命门。

人迎气口之说

关前一分，人命之主，左为人迎，右为气口，人迎以辨外因，气口以辨内因。又曰：人迎紧盛伤于风，气口紧盛伤于食。盖寸部三分，关部三分，尺部三分，三部合计共得九分。每部三分者，前一分，中一分，后一分也。此云关前一分，仍在关上之前一分耳。人多误认关前二字，竟以左寸为人迎，右寸为气口，误矣。须知左关前一分，正当肝部，肝为风木之脏，故外伤于风者，内应风脏而为紧盛也。右关前一分，正当脾部，脾为仓廪之官，故内伤于食者，内应食脏而为紧盛也。观其但曰伤于风，勿泥外因，而概以六气所伤者，亦取人迎也。但曰伤于食，勿泥内因，而概以七情所伤者，亦取气口也。

古人人迎、气口有两法：在左右两手分之，左为人迎，右为气口。在右手一手分之，肺在寸为人迎，脾在关为气口。盖肺主皮毛，司腠理，凡风邪来客，先犯皮毛，皆肺经腠理不密所致也。

脉有不可言传之说

脉之理微，自古记之。昔在黄帝，生而神灵，犹曰若窥深渊而迎浮云。许叔微曰：脉之理幽而难明。吾意所解，口莫能宣也。凡可以笔墨载，可以口舌言者，皆迹象也。至于神理，非心领神会，乌能尽其玄微？如古人形容胃气之脉，而曰不浮不沉，此迹象也，可以中候求也；不疾不徐，此迹象也，可以至数求也。独所谓意思欣欣，悠悠扬扬，难以名状，非古人秘而不言，欲名状之而不可得，姑引而不发，跃如于言词之表，以待能者之自从耳。东垣至此，亦穷于词说，而但言脉贵有神。惟其神也，故不可以迹象求，言语告也。又如形容滑脉，而曰替替然如珠之圆转；形容涩脉，而曰如雨沾沙；形容紧脉，而曰如切绳转索；形容散脉，而曰如杨花散漫；形容任脉，而曰寸口丸丸。此皆迹象之外，别有神理。就其所言之状，正惟穷于言语，如借形似以揣摹之耳。盖悟理虽入微之事，然迹象未明，从何处悟入，思境未苦，从何处悟出，必于四言之诀，二十七字之法，诵之极其熟，思之极其苦，夫然后灵明自动，神鬼来通。启玄子曰：欲登泰岱，非径奚从？欲诣扶桑，无舟莫适。其是之谓乎？

因形气以定诊之说

逐脉审察者，一成之矩也；随人变通者，圆机之士也。肥盛之人，气居于表，六脉常常浮洪；瘦小之人，气敛于中，六脉常常沉数。性急之人，五至方为平脉；性缓之人，四至便作热医。身长之人，下指宜疏；身短之人，下指宜密。北方之人，每见实强；南方之人，恒多软弱。少壮之脉多大；老年之脉多虚。酒后之脉常数，饭后之脉常洪，远行之脉必疾，久饥之脉必空。室女尼姑多濡弱，婴儿之脉常七至。经曰：形气相得者生，三五不调者死。其可不察于此乎？

诊贵提纲之说

脉者，气血之先，阴阳之兆，贵得其纲领而提挈之也。左手为阳，右手为阴；关前为阳，关后为阴；浮取为阳，沉取为阴；数躁为阳，迟慢为阴；有力为阳，无力为阴；长大为阳，短小为阴。明乎此而脉之大端已在是矣。故曰：约而言之，只浮、沉、迟、数，已见其梗概；博而考之，虽二十四字，未尽其精详。经曰：知其要者，一言而终；不知其要，流散无穷。此之谓也。

脉有相似宜辨

洪与虚皆浮也，浮而有力为风，浮而无力为虚。

沉与伏皆沉也，沉脉行于筋间，重按即见；伏脉行于骨间，重按不见，必推筋至骨，乃可见也。

数与紧皆急也，数脉以六至得名，而紧则不必六至，惟弦急而左右弹，状如切紧绳也。

迟与缓皆慢也，迟则三至，极其迟慢；缓则四至，徐而不迫。

实与牢，皆兼弦、大、实、长之四脉也，实则浮、中、沉三取皆然，牢则但于沉候取也。

洪与实皆有力也，洪则重按少衰，实则按之亦强也。

革与牢皆大而弦也，革则浮取而得，牢则沉取而见也。

濡与弱皆细小也，濡在浮分，重按即不见也；弱主沉分，轻取不可见也。

细与微皆无力也，细则指下分明；微则似有若无，模糊难见也。

促、结、涩、代，皆有止者也。数时一止为促；缓时一止为结；往来迟滞，似止非止为涩；动而中止，不能自还，止有定数为代。

脉有相反宜参

浮、沉者，脉之升降也；迟、数者，脉之急慢也；滑、涩者，脉之通滞也；虚、实者，脉之刚柔也；长短者，脉之盈缩也；洪、微者，脉之盛衰也；紧、缓者，脉之张弛也；牢、革者，脉之内外也；动、伏者，脉之出处也；促、结者，脉之阴阳也；濡、弱者，脉之穷于进退者也；芤、弦者，脉之见于盛衰者也。经曰：前大后小，前小后大，来疾去徐，来徐去疾，去不盛，来反盛，去盛，来不盛，乍大乍小，乍长乍短，乍数乍疏，是又二脉之偶见者也。

脉位法天地五行之说

北方为坎，水之位也；南方为离，火之位也；东方为震，木之位也；西方为兑，金之位也；中央为坤，土之位也。人身一小天地，故脉位应之。试南面而立，以观两手之部位，心属火居寸，亦在南也。肾属水居尺，亦在北也。肝属木居左，亦在东也。肺属金属右，亦在西也。脾属土居关，亦在中也。

以五行相生之理言之，天一生水，故先从左尺肾水生左关肝木，肝木生左寸心火，心火为君主，其位至高，不可下，乃分权于相火，相火寓于右肾，肾本水也，而火寓也，如龙伏海底，有火相随。右尺相火生右关脾土，脾土生右寸肺金，金复生水，循环无穷，此相生之理。

更以五行相克之理言之，相火在右尺，将来克金，赖对待之左尺，实肾水也；火得水制，则不乘金矣。脾土在右关，将来克水，赖对待之左关，实肝木也，土得木制，则不侮水矣。肺金在右寸，将来克木，赖对待之左寸，实心火也，金得火制，则不贼木矣。右手三部，皆得左手三部制矣，而左手三部，竟无制者独何欤？右寸之肺金，有子肾水可复母仇；右关之脾土，有子肺金可复母仇；右尺相火，有子脾土可复母仇；是制于人者，仍可制人，相制而适以相成也，此相克之理也。

长短二脉不诊于关之说

夫脉以过于本位，名之为长。如寸之过于本位，直可上溢鱼际；尺之过于本位，直可下通尺泽。至于关中，稍过于上，即为寸部，稍过于下，即为尺部，何从见其过于本位而名之为长乎？或曰：长为肝家本脉，见于《内经》者，然则亦不从关上诊欤？曰：凡尺寸之见长者，皆肝脉之应也，必欲于左关求之，是痴人前说梦矣。

不及本位，故名曰短。寸可短也，尺可短也，若欲于关上寻不及本位之短脉，是上不通寸为阳绝，下不通尺为阴绝，乃死脉也。岂可以死脉为短脉乎？尺、关、寸，一气贯通，决无间断之理，必欲于关上求短脉，其可得乎？故愚谓长短二脉，不诊于关中，但见于尺寸也。

缓脉非病脉之说

缓乃胃气之脉，六部中不可一刻无者也。所谓缓而和匀，不疾不徐，不大不小，不浮不沉，意思欣欣，悠悠扬扬，难以名状者，此胃气脉也。脉贵有神者，贵此胃气耳，安可以胃气脉为病脉乎？必缓中有兼见之脉，方可断病，如缓而大，缓而细之类是也。

革脉非变革之义

革脉者，浮取之而挺然，重按之而豁然，正如鼓皮，外虽绷急，中则空虚。故丹溪云：如按鼓皮。此的解也。皮即为革，故名为革。滑伯仁以革为变革之义，误矣。若曰变革，是怪脉也，而革果怪脉乎，则变革之义何居乎？

脉以胃气为本

至哉坤元，万物资生，惟人应之，胃气是也，故脉以胃气为本。夫肝、心、肺、肾四脏之气，各有偏胜，俱赖胃气调剂之，使各得和平。故曰：土位居中，兼乎五行。春胃微弦曰平，弦多胃少曰肝病，但弦无胃曰死；胃而有毛曰秋病，毛甚曰今病。

夏胃微钩曰平，钩多胃少曰心病，但钩无胃曰死；

胃而有石曰冬病，石甚曰今病。

长夏胃微软弱曰平，弱多胃少曰脾病，但代无胃曰死；软弱有石曰冬病，石甚曰今病。

秋胃微毛曰平，毛多胃少曰肺病，但毛无胃曰死；毛而有弦曰春病，弦甚曰今病。

冬胃微石曰平，石多胃少曰肾病，但石无胃曰死；石而有钩曰夏病，钩甚曰今病。

四时长夏，皆以胃气为本。诊家于此精熟，则生克之故了然，或生、或死，或病、或不病，无遁情矣。

真脏脉见乃决死期

肝病则脉弦，弦而劲急，如循刀刃，真肝脉见也，庚日笃，辛日死，死于申、酉时。心病则脉洪，洪而鼓躁，如操带钩者，真心脉见也，壬日笃，癸日死，死于亥、子时。脾病则脉软，脉来如屋之漏，如水之流，介然不鼓者，真脾脉见也，甲日笃，乙日死，死于寅、卯时。肺病则脉涩，涩而轻短，如风吹毛者，真肺脉见也，丙日笃，丁日死，死于午、未时。肾病则脉石，石而搏激，如雀之啄者，真肾脉见也，戊日笃，己日死，死于辰、戌、丑、未时。其有过期者，仓公所谓能食也。

诊法与叔和不同

王宗正曰：诊脉之法，当从心肺俱浮，肝肾俱沉，脾在中州。王叔和独守寸、关、尺部位，以测五脏六腑之脉者，非也。大抵从叔和而废此，固非，但守此说，不从叔和，亦非，当合而参之可也。

重阴重阳

寸脉浮大，阳也，又兼疾脉，此阳中之阳也，名曰重阳。尺内沉细，阴也，又兼迟脉，此阴中之阴也，名曰重阴。上部重阳，下部重阴，阳亢阴隔，癫狂乃成。

脱阴脱阳

六脉有表无里，如濡脉之类，此名脱阴。六脉有里无表，谓之陷下，如弱脉之类，此名脱阳。六脉暴绝，此阴阳俱脱也。经曰：脱阴者目盲，脱阳者见鬼，阴阳俱脱者危。

阴阳相乘相伏

浮取之候，两关之前，皆阳也。若见紧、涩、短、小之类，是阳不足而阴乘之也。沉取之候，两关之后皆阴也。若见洪、大、数、滑，是阴不足而阳乘之也。阴脉之中，阳脉间一见焉，此阴中伏阳也。阳脉之中，阴脉间一见焉，此阳中伏阴也。阴乘阳者必恶寒，阳乘阴者必内热。阴中伏阳者期于夏，阳中伏阴者期于冬。以五行之理推之，而月节可期也。

阴绝阳绝

夫人唇为飞门，齿为户门，会厌为吸门，胃为贲门，太仓下口为幽门，大肠、小肠会为阑门，下极为魄门，此为七冲门。此七门者，一气贯通，无有壅遏，壅遏则气闭而绝矣。寸口之动脉应之，故寸、关、尺一脉贯通，无有间绝，间绝则死。寸脉为上，上不至关为阳绝；尺脉为下，下不至关为阴绝。阳绝死于春夏，阴绝死于秋冬。

脉无根有两说

一以尺中为根。人之有尺，犹树之有根，水为天一之元，先天命根也。王叔和曰：寸、关虽无，尺犹不绝，如此之流，何忧殒灭。谓其有根也。若肾脉独败，是无根矣。

一以沉候为根。经曰：诸脉无根者皆死。是谓有表无里，是谓孤阳不生，造化所以亘万古而不息者，一阴一阳互为其根也。阴既绝矣，孤阳岂能独存乎？

二说似乎不同，实则一致，两尺为肾部，沉候之六脉皆肾也。然则二尺之无根，与沉取之无根，总之，肾水绝也。

尺寸分经与络

寸部者，经脉之应也；尺部者，络脉之应也。寸部热满，尺部寒涩，此络气不足，经气有余也，秋冬死，春夏生。寸部寒涩，尺部热满，此经气不足，络气有余也，春夏死，秋冬生。

一岁之中脉象不可再见

春弦、夏洪、秋涩、冬石，各随时令而见，此为平也。如春宜弦而得洪脉者，至夏必死；得涩脉者，至秋必死；得石脉者，至冬必死，为真脏之气先泄也。其象先见于非时，当其时不能再见矣。

脉有亢制

经曰：亢则害，承乃制。此言太过之害也。亢者，过于上而不能下也；承者，受也。亢极则反受制也。如火本克金，克之太过则为亢，而金之子为水，可以制火，乘其火虚，来复母仇，而火反受其制矣。如吴王夫差起倾国之兵，以与晋争，自谓无敌，越王勾践乘其空虚，已入国中矣。在脉则当何如？曰：阳盛者，脉必洪大，至阳盛之极，而脉反伏匿，阳极似阴也。此乾之上九，亢龙有悔也。阴盛者，脉必细微，至阴盛之极，而脉反躁疾，阴极似阳也。此坤之上六，龙战于野也。凡过极者，反兼胜己之化也。

老少脉异

老者，脉宜衰弱，若过旺者，病也；壮者，脉宜充实，若衰弱者，病也。虽然，老者脉旺而非躁，此禀之厚，寿之征也；如其躁疾，有表无里，此名孤阳，死期近矣。壮者脉细而和缓，三部同等，此禀之静，养之定也；若细而劲直，前后不等，死期至矣。

从证不从脉

脉浮为表，治宜汗之，此其常也，而亦有宜下者焉。仲景云：若脉浮大，心下硬有热，属脏者攻之，不令发汗是也。脉沉为里，治宜下之，此其常也，而亦有宜汗者焉。少阴病始得之，反发热而脉沉者，麻黄附子细辛汤，微汗之是也。脉促为阳，常用葛根、芩、连清之矣；若脉促厥冷为虚脱，非灸非温不可，此又非促为阳盛之脉也。脉迟为寒，常用干姜、附子温之矣，若阳明脉迟，不恶寒，身体濈濈汗出，则用大承气，此又非迟为阴寒之脉矣。四者皆从证不从脉也。世有切脉而不问证，其失可胜言哉。

从脉不从证

表证汗之，此其常也。仲景曰：病发热头痛，脉反沉，身体疼痛，当救其里，用四逆汤，此从脉之沉也。里证下之，此其常也。日晡发热者，属阳明；脉浮虚者，宜发汗，用桂枝汤，此从脉之浮也。结胸证具，常以大、小陷胸下之矣，脉浮大者不可下，下之则死，是宜从脉而治其表也。身疼痛者，常以桂枝、麻黄解之矣，然尺中迟者，不可汗，以营血不足故也，是宜从脉而调其营矣。此皆从脉不从证也。世有问证而忽脉者，得非仲景之罪人乎？

形肉已脱九候虽调犹死

此岐伯欲人以脉合形也。盖形肉者，脾之所主，脾土为万物之母，观其形肉脱，则知脾坏于内，而根本丧矣。九候虽调，犹不免于死，形可以弗视乎哉。

七诊虽见九候皆从者不死

此岐伯欲人融通脉理，不可一途而取也。七诊者，独大、独小、独迟、独疾、独寒、独热、独陷下也。此皆恶脉。今论其不死者，如少阳之至，乍大乍小；阳明之至，浮大而短；太阳之至，洪大而长；太阴之至，紧大而长；少阴之至，紧细而微；厥阴之至，沉短而数。是皆旺脉也。又如南政之岁，三阴司天，则寸不应；三阴在泉，则尺不应；北政之岁，三阴司天，则尺不应；三阴在泉，则寸不应。是皆运气使然也，故谓之从。从者，顺四时、五行而为之迁变，安得死哉？

冲阳太溪太冲

冲阳者，胃脉也，在足跗即脚面也。上五寸，骨间动脉上，去陷谷三寸。盖土者，万物之母，冲阳脉不衰，胃气犹在，病虽危，尚可生也。然于旺中又忌弦急，弦急者，肝脉也，若见此脉，为木来克土，谓之贼邪，不治。

太溪者，肾脉也，在足内踝后跟骨即足跗后两旁圆骨，俗名孤拐骨。上动脉陷中。盖水者，天一之元，太溪不衰，肾犹未绝，病虽危，尚可生也。

太冲者，肝脉也，在足大指本节后二寸陷中。盖肝者，东方木也，生物之始，此脉不衰，则生生之机尚可望也，女人专以此为主。

辨论太素脉

脉法倡自岐黄，不过测病情、决生死而已，安得有所谓太素也？自杨上善主《太素》脉法，征休征咎，比于神灵，而有验有不验者，何也？皆风鉴者流，托名

《太素》以神其说耳。学者勿为邪说所惑也。然亦有可采之句，如曰：脉形圆净，至数分明，谓之清；脉形散涩，至数模糊，谓之浊。质清脉清，富贵而多喜；质浊脉浊，贫贱而多忧。质清脉浊，外富贵而内贫贱，失意处多，得意处少也。质浊脉清，外贫贱而内富贵，得意处多，失意处少也。富贵而寿，脉清而长；贫贱而夭，脉浊而促。清而促者，富贵而夭；浊而长者，贫贱而寿。此皆可采之句，然亦不能外乎风鉴也。

《内经》曰：持脉有道，虚静为保。春日浮，如鱼之游在波；夏日在肤，泛泛乎万物有余；秋日下肤，蛰虫将去；冬日在骨，蛰虫周密，君子居室。故曰：知内者，按而纪之，知外者，终而始之。此六者，持脉之大法。

色诊

古人察色望气，命曰色诊。望而知之谓之神，居四诊之先。仲景论明堂、阙庭，尽不见察，为世医咎，则色之于医尚矣。兹者采经文，集名论，类成一帙，以便稽考。

《移精变气论》曰：上古使僦贷季，理色脉而通神明，合之金木水火土，四时、八风、六合，不离其常。变化相移，以观其妙，以知其要，则色脉是矣。色以应日，脉以应月。

《脉要精微论》曰：夫精明五色者，气之华也。赤欲如白裹朱，不欲如赭；白欲如鹅羽，不欲如盐；青欲如苍璧之泽，不欲如蓝；黄欲如罗裹雄黄，不欲如黄土；黑欲如重漆色，不欲如地苍。以上言五色之见，皆贵光泽而恶晦滞也。五色精微象见，其寿不久也。夫精明者，所以视万物，别黑白，审短长。以长为短，以白为黑，如是则精衰矣。

《五脏生成》论曰：青如草滋者死，黄如枳实者死，黑如炲音苔者死。赤如衃音丕血者死，白如枯骨者死。此五色之见死也。

生于心，如以缟裹朱；生于肺，如以缟裹红；生于肝，如以缟裹绀；生于脾，如以缟裹瓜蒌实；生于肾，如以缟裹紫。此五脏所生之外荣也。

色味当五脏。白当肺，辛；赤当心，苦；青当肝，酸；黄当脾，甘；黑当肾，咸。故白当皮；赤当脉；青当筋；黄当肉；黑当骨。

夫脉之小、大、滑、涩、浮、沉，可以指别；五脏之象，可以类推；如火炎上，水润下，木曲直，金坚敛，土安静之类。五脏相音，可以意识；如肝音角，心音徵，脾音宫，肺音商，肾音羽。五色微诊，可以目察。能合色脉，可以万全。

赤脉之至也，喘而坚，诊曰：有积气在中，时害于食，名曰心痹，得之外疾，思虑而心虚，故邪从之。白脉之至也，喘而浮，上虚下实，惊，有积气在胸中，喘而虚，名曰肺痹。寒热，得之醉而使内也。青脉之至也，长而左右弹，有积气在心下支胠，名曰肝痹，得之寒湿，与疝同法，腰痛足清头痛。黄脉之至也，大而虚，积气在腹中，有厥气，名曰厥疝，女子同法，得之疾使四肢，汗出当风。黑脉之至也，上坚而大，有积气在小腹与阴，名曰肾痹，得之沐浴清水而卧。凡相五色之奇脉，面黄目青，面黄目赤，面黄目白，面黄目黑者，皆不死也；面青目赤，面赤目白，面青目黑，面黑目白，面赤目青，皆死也。

《诊要经终论》曰：太阳之脉，其终也，戴眼，反折瘛疭，其色黑，绝汗乃出，出则死矣。少阳终者，耳聋，百节皆纵，目环绝系，绝系一日半死。其死也，色先青白，乃死矣。阳明终者，口目动作，善惊，妄言，色黄，其上下经盛，不仁则终矣。少阴终者，面黑，齿长而垢，腹胀闭，上下不通而终矣。太阴终者，腹胀闭不得息，善噫，善呕，呕则逆，逆则面赤，不逆则上下不通，不通则面黑，皮毛焦而终矣。厥阴终者，中热嗌干，善溺。心烦，甚则舌卷，囊上缩而终矣。

《邪气脏腑病形》篇曰：夫色脉与尺脉之相应也，如桴鼓影响之相应也。不得相失也，此亦本末根叶之出候也。故根死则叶枯矣，色脉形肉不得相失也。故知一则为工，知二则为神，知三则神且明矣。

青色者，其脉弦也；赤者，其脉钩也；黄者，其脉代也；白者，其脉毛；黑者，其脉石。见其色而不得其脉，反得其相胜之脉，则死矣。得其相生之脉，则病已矣。

《五阅五使》篇曰：脉出于气口，色见于明堂，五色更出，以应五时。肺病者，喘息鼻张；肝病者，眦青；脾病者，唇黄；心病者，舌卷短，颧赤；肾病者，颧与颜黑。

《五色》篇雷公问于黄帝曰：五色独决于明堂乎？黄帝曰：明堂者，鼻也；阙者，眉间也；庭者，颜也；颜为额角，即天庭也。蕃者，颊侧也；蔽者，耳门也。其间欲方大，去之十步，皆见于外，如是者寿必中百岁。雷公曰：官五色奈何？官五色，言五色之所主也。黄帝曰：青黑为痛，黄赤为热，白为寒，是为五官。雷公曰：以色言病之间甚，奈何？间者，轻也；甚者，重也。黄帝曰：其色粗以明，沉夭者为甚，其色上行者，病益甚，其色下行，如云彻散者，病方已。五色各有藏部，有外部，有内部也。色从外部走内部者，其病从外走内；其色从内走外者，其病从内走外。病生于内者，先治其阴，后治其阳，反者益甚；其病生于阳者，先治其外，后治其内，反者益甚。雷公曰：人不病卒死，何以知之？黄帝曰：大气入于脏腑者，不病而卒死矣。曰：病小愈而卒死者，何以知之？曰：赤色出两颧，大如拇指者，病虽小愈，必卒死。黑色出于庭，大如拇指，必不病而卒死。

沉浊为内，浮泽为外。皆言色也。黄赤为风，青黑为痛，白为寒，黄而膏甚为脓，赤甚者为血，痛甚为挛，寒甚为皮不仁。五色各见其部，察其浮沉，以知浅深；察其泽夭，以观成败；察其散抟，以知远近；视色上下，以知病处，积神于心，以知往今。故相气不微，不知是非，属意弗去，乃知新故。色明不粗，沉夭为甚；不明不泽，其病不甚。虽不明泽，亦不沉夭，病必不甚。其色散，驹驹然未有聚，稚马曰驹，喻其无定，散而不聚也。其病散而气通，聚未成也。言其为病尚散，即有痛处，因于气耳，非积聚成形也。

《卫气失常》篇：伯高曰：色起两眉薄泽者，病在皮；唇色青、黄、赤、白、黑者，病在肌肉；营气濡然者，病在血气；目色青、黄、赤、白、黑者，病在筋；耳焦枯受尘垢，病在骨。

《通天》篇：少师曰：太阴之人，贪而不仁，下齐湛湛，好内而恶出，心抑而不发，不务于时，动而从之。少阴之人，小贪而贼心，见人有亡，常若有得，好伤好害，见人有营，乃反愠怒，心嫉而无恩。太阳之人，居处于于，好言大事，无能而虚说，志发于四野，举措不顾是非，为事如常自用，事虽败而无悔。少阳之人，諟谛好自贵，有小小官，则高自宜，好为外交而不内附。阴阳和平之人，居处安静，无为惧惧，无为欣欣，婉然从物，或与不争，与时变化，尊则谦谦，谭而不治，是谓至治。以上别五等之人。

太阴之人，多阴而无阳，其阴血浊，其卫气涩，阴阳不和，缓筋而厚皮，不之疾泻，不能移之。少阴之人，多阴少阳，小胃而大肠，六腑不调，阳明脉小，太阳脉大，必审调之，其血易脱，其气易败也。太阳之人，多阳而少阴，必谨调之，毋脱其阴而泻其阳，阳重脱者易狂，阴阳皆脱者，暴死不知人也。少阳之人，多阳少阴，经小而络大，血在中而气在外，实阴而虚阳，独泻其络脉则强，气脱而疾，中气不足，病不起也。阴阳和平之人，其阴阳之气和，血脉调，谨诊其阴阳，视其邪正，安容仪，审有余不足，盛则泻之，虚则补之，不盛不虚，以经取之。以上治五态之人。

太阴之人，其状黮黮然黑色，念然下意，临临然长大，腘然未偻。少阴之人，其状清然窃然，固以阴贼，立而躁险，行而似伏。太阳之人，其状轩轩储储，反身折腘。少阳之人，其状立则好仰，行好摇，两臂两肘则常出于背者。阴阳和平之人，其状委委然，随随然，颙颙然，愉愉然，𪾢𪾢然，豆豆然，众人皆曰君子。已上别五态之人。

《方盛衰论》曰：形弱气虚死；形气有余，脉气不足死；脉气有余，形气不足生。

《玉机真藏论》曰：形气相得，谓之可治；色泽以浮，谓之易已。

夫五脏者，身之强也。头者精明之府，头倾视深，精神将夺矣。背者胸中之府，背曲肩随，府将坏矣。腰者肾之府，转摇不能，肾将惫矣。膝者筋之府，屈伸不能，行则偻附，筋将惫矣。骨者髓之府，不能久立，行则振掉，骨将惫矣。得强者生，失强者死。

青色见于太阴、太阳及鱼尾正面，口角如大青蓝叶，怪恶之状者，肝气绝，主死；若如翠羽、柏皮者，只是肝邪，有惊病、风病、目病之属。

红色见于口唇，及三阴、三阳上下如马肝色死血之状者，心气绝，主死；若如橘红马尾色者，只是心病，有怔忡、惊悸、夜卧不宁。

白色见于鼻准，及正面如枯骨及擦残汗粉者，为肺绝，丙丁日死；若如腻粉梅花白绵者，只是肺邪嗽咳之病，有孝服之忧。

黄色见于鼻，干燥若土偶之形，为脾气绝，主死；若如桂花杂以黑晕，只是脾病，饮食不快，四肢倦怠，有妻妾之累。

黑色见于耳，或轮郭内外，命门悬壁，若污水烟煤之状，为肾气绝，主死；若如蜘蛛网眼、乌羽之泽者，只是肾虚火旺之病。

凡望病人，目睛不了了，鼻中呼不出，吸不入，气短促而冷者，阴病也。目睛了了，鼻中呼吸出入，能往能来，口鼻息长而皆热者，阳病也。

病人及无病人，黑色起入目及口鼻，三日死。

久病人，耳目及颧骨赤者，五日死。

病人目无精光，若土色，不受饮食者，四日死。

病人两目眦有黄色起者，将愈。

病人面目俱黄者，不死。

病人面上及口唇青黑者，俱不可救。

病人及无病人，面如马肝色，望之如青，近之如黑者死。

左颊主肝，右颊主肺，额上主心，鼻主脾，颐为肾。色与脉相克者凶。如脉见西方之涩，而色见南方之赤，是色克脉也；如脉见西方之涩，而色见东方之青，是脉克色也，余脏准此。色与脉相生者吉，如脉见西方之涩，而色见中央之黄，是色生脉也；如色见西方之白，而脉见中央之缓，是脉生色也，余脏准此。然更有别也，色克脉者其死速；脉克色者其死迟；色生脉者其愈速；脉生色者其愈迟。经曰：能合色脉，可以万全。此之谓也。

卷之三

云间李中梓士材父著
门人孙三锡黄绪父著
侄孙李廷芳蘅伯父订

本草征要上

本草太多，令人有望洋之苦；药性太少，令人有遗珠之忧。兹以《纲目》为主，删繁去复，独存精要，采集名论，窃附管窥，详加注释。比之《珍珠囊》极其详备，且句字整严，便于诵读，使学者但熟此帙，已无遗用，不必复事他求矣。

草　部

人参味甘，微温，无毒。入肺、脾二经。茯苓为使，恶卤碱，反藜芦，畏五灵脂。去芦用。其色黄中带白，大而肥润者佳。补气安神，除邪益智。疗心腹寒痛，除胸胁逆满。止消渴，破坚积。气壮而胃自开，气和而食自化。

人参得阳和之气，能回元气于垂亡。气足则神安，正旺则邪去。益智者，心气强，则善思而多智也。真气虚者，中寒而痛，胸满而逆，阳春一至，寒转为温，否转为泰矣。气入金家，金为水母，渴藉以止矣。破积消食者，脾得乾健之运耳。

按：人参状类人形，功魁群草，第亦有不宜用者，世之录其长者，遂忘其短，摘其瑕者，并弃其瑜。或当用而后时，或非宜而妄设。不蒙其利，只见其害，遂使良药见疑于世，粗工互腾其口，良可憾也！人参能理一切虚证，气虚者固无论矣，血虚者亦不可缺。无阳则阴无以生，血脱者补气，自古记之。所谓肺热还伤肺者，肺脉洪实，火气方逆，血热妄行，气尚未虚，不可骤用。痧疹初发，身虽热而斑点未形；伤寒始作，症未定而邪热方炽，若误投之，鲜克免者。多用则宣通，少用反壅滞。

生地黄味甘，寒，无毒。入心、肝、脾、肾四经。恶贝母。忌铜、铁、葱、蒜、萝卜、诸血。产怀庆，黑而肥实者佳。凉血补阴，去瘀生新。养筋骨，益气力，理胎产，主劳伤，通二便，消宿食。心病而掌中热痛，脾病而痿蹶贪眠。

熟地黄性、味、畏、忌俱同生地黄。用砂锅、柳甑，衬以荷叶，将生地黄酒润，用缩砂仁粗末拌蒸，盖覆极密。文武火蒸半日，取起，晒极干。如前又蒸，九次为度。令中心透熟，纯黑乃佳。滋肾水，封填骨髓。利血脉，补益真阴。久病余，胫股酸痛。新产后，脐腹急疼。

地黄合地之坚凝，得土之正色，为补肾要药，益阴上品。禀仲冬之气，故凉血有功，阴血赖养。新者生则瘀者去，血受补则筋受荣，肾得之而骨强力壮矣。胎产劳伤，皆血之愆，血得其养，证因以痊。肾开窍于二阴，况血主濡之，二便所以利也。湿热盛则食不消，地黄去湿热以安脾胃，宿滞乃化，掌中应心主，痿蹶乃脾热，奉君主而清其仓廪，两证可瘳矣。熟者稍温，其功更溥。六味丸以之为首，天一所生之本也；四物汤以之为君，乙癸同源之义也。久病阴伤，新产血败，在所极需。

按：生地黄，性寒而润，胃虚食少，脾虚泻多，均在禁例。熟者性滞，若痰多气郁之人，能窒碍胸膈，当斟酌用之。姜、酒拌炒，生者不妨胃，熟者不泥膈。

天门冬味甘，寒，无毒。入肺、肾二经。地黄、贝母为使。忌鲤鱼。去心用。定喘定嗽，肺痿肺痈，是润燥之力也；益精益髓，消血消痰，非补阴之力欤！善杀三虫，能通二便。

甘寒养阴，肺肾虚热之要药也。热则生风，热清而风自去；湿乃湿热，热化而湿亦除。肾为作强之官而主骨，湿热下流，使人骨痿，善去湿热，故骨强也。虚而内热，三虫生焉；补虚去热，三虫杀矣。肺喜清肃，火不乘金，故曰保也。咳嗽痈痿，血痰燥渴，保肺之后，莫不疗之。伏热在中，饮食不为肌肤，邪热清而肌肤得其养矣。肺金不燥，消渴自止，气化及于州都，小便自利。

按：天门冬性寒而滑，若脾虚而泄泻、恶食者，大非所宜。即有前证，亦勿轻投。

麦门冬味甘，微寒，无毒。入心、肺二经。地黄、车前为使，恶款冬花。忌鲫鱼。肥白者佳，去心用。退肺中伏火，止渴益精；清心气惊烦，定血疗咳。

麦门冬禀秋金之微寒，得西方之正色，故清肺多功。心火焦烦，正如盛暑，秋风一至，炎蒸若失矣。心主血，心既清宁，妄行者息。脾受湿热，则肌肉肿而肠胃满，热去即湿除，肿满者自愈。金不燥则不渴，金水生则益精。

按：麦门冬与天门冬，功用相当，寒性稍减，虚寒泄泻，仍宜忌之。

白术味苦、甘，温，无毒。入脾、胃二经。防风为使。忌桃、李、青鱼。产于潜者佳。米泔水浸半日，土蒸切片，蜜水拌匀，炒令褐色。健脾进食，消谷补中。化胃经痰水，理心下急满，利腰脐血结，祛周身湿痹。君枳实以消痞，佐黄芩以安胎。

白术甘温，得土之冲气，补脾胃之神圣也。脾胃健于转输，新谷善进，宿谷善消。土旺自能胜湿，痰水易化，急满易解。腰脐间血，周身之痹，皆湿停为害，湿去则安矣。消痞者，强脾胃之力；安胎者，化湿热之功。

按：《白术赞》云：味重金浆，芳逾玉液，百邪外御，六腑内充，察草木之胜速益于己者，并不及术之多功也，但阴虚燥渴，便闭滞下，肝肾有筑筑动气者勿服。

苍术味苦、辛，温，无毒。入脾经。畏恶同白术。产茅山者佳。泔浸，蒸晒。燥湿消痰，发汗解郁。除山岚瘴气，弭灾沴恶疾。

苍术为湿家要剂，痰与气俱化，辛温快气，汗与郁并解。芳气辟邪，得天地之正气者欤。

按：苍术与白术，功用相似，补中逊之，燥性过之，无湿者便不敢用，况于燥证乎？

甘草味甘，平，无毒。入脾经。白术为使。反大戟、芫花、甘遂、海藻，恶远志。忌猪肉，令人阳痿。补脾以和中，润肺而疗痿，止泻退热，坚筋长肌，解一切毒，和一切药。梢止茎中作痛，节医肿毒诸疮。

外赤内黄，备坤离之色；味甘气平，资戊己之功。调和群品，有元老之称；善治百邪，得王道之用。益阴除热，有裨金宫，故咳嗽、咽痛、肺痿均治也。专滋脾土，故泻痢、虚热、肌肉均赖也。诸毒遇土则化，甘草为九土之精，故百毒化。热药用之缓其热，寒药用之缓其寒，理中汤用之，恐其僭上，承气汤用之，恐其速下。

按：甘能作胀，故中满者忌之。呕家忌甘，酒家亦忌甘。

黄芪味甘，微温，无毒。入肺、脾二经。茯苓为使，恶龟甲、白鲜皮。嫩绿色者佳。蜜炙透。补肺气而实皮毛，敛汗托疮，解渴定喘；益胃气而去肤热，止泻生肌，补虚治痨。风癞急需，痘疡莫缺。

种种功勋，皆是补脾实肺之力。能理风癞者，经谓：邪之所凑，其气必虚。气充于外，邪无所容耳。

按：黄芪实表，有表邪者勿用；助气，气实者勿用。多怒则肝气不和，亦禁用也。

远志味苦、辛，温，无毒。入心、肾二经。畏珍珠、藜芦。杀附子毒，冷甘草汤浸透，去水焙干。定心气，止惊益智；补肾气，强志益精。治皮肤中热，令耳目聪明。心君镇定，则震撼无忧，灵机善运，故止惊益智，水脏充盈，则坚强称职，闭蛰封藏，故强志益精。水旺而皮热可除，心安而耳目自利。

按：远志，水火并补，迨交坎离，而成既济者耶。本功外善疗痈毒，敷服皆奇，苦以泄之，辛以散之之力也。

菖蒲味辛，温，无毒。入心、脾二经。秦艽为使。恶麻黄，忌饴糖、羊肉。勿犯铁器，令人吐逆。石生细而节密者佳。去毛微炒。宣五脏，耳聪目明；通九窍，心开智长。风寒湿痹宜求，咳逆上气莫缺。止小便利，理脓窠疮。

菖蒲禀孟夏之气，合从革之辛，芳香利窍，辛温达气，心脾之良药也。故善宣通，能除湿痹。

按：菖蒲香燥，阴血不足者，禁之。惟佐地黄、门冬之属，资其宣导，臻于太和。雷公云：菖夏、菖其，二件相似，但气味腥秽，形如竹根。

葳蕤味甘，平，无毒，入肺、脾、肝、肾四经。畏卤碱。蜜水拌蒸。润肺而止嗽痰，补脾而去湿热，养肝而理眦伤泪出，益肾而除腰痛茎寒。

葳蕤滋益阴精，与地黄同功，增长阳气，与人参同力。润而不滑，和而不偏，譬诸盛德之人，无往不利。

薯蓣一名山药。味甘，平，无毒。入心、脾、肾三经。蒸透用。益气长肌，安神退热。补脾除泻痢，补肾止遗精。

山药得土之冲气，禀春之和气，故主用如上，比之金玉君子，但性缓，非多用不效。

按：山药与面同食，不能益人。

薏苡仁味甘，微寒，无毒。入肺、脾二经。淘净，晒炒。

祛风湿，理脚气拘挛；保燥金，治痿痈咳嗽。泻痢不能缺也，水胀其可废乎？

薏仁得地之燥，禀秋之凉，故能燥脾湿，善祛肺热。

按：大便燥结，因寒转筋，及妊娠者并禁之。

木香味辛，温，无毒。入肺、脾、肝三经。生用理气，煨熟止泻。平肝降气，郁可开而胎可安；健胃宽中，食可消而痢可止。何患乎鬼邪蛊毒，无忧于冷气心疼。

气味纯阳，故辟邪止痛。吐泻停食，脾疾也，土喜温燥，得之即效；气郁气逆，肝疾也，木喜疏通，得之即平，胎前须顺气，故能安胎。

按：木香香燥而偏于阳，肺虚有热，血枯而燥者，慎勿犯之。

石斛味甘，平，无毒。入胃、肾二经。恶巴豆，畏僵蚕。酒浸，酥拌蒸。清胃生肌，逐皮肤虚热；强肾益精，疗脚膝痹弱。厚肠止泻，安神定惊。

入胃清湿热，故理痹证泄泻；入肾强阴，故理精衰骨痛；其安神定惊，兼入心也。

按：石斛宜于汤液，不宜入丸，形长而细且坚，味甘不苦为真。误用木斛，味大苦，饵之损人。

牛膝味苦、酸，平，无毒。入肝、肾二经。恶龟甲，忌牛肉，酒蒸。壮筋骨，利腰膝，除寒湿，解拘挛。益精强阴，通经堕胎。理膀胱气化迟难，引诸药下行甚捷。

肝为血海而主筋，血海得补则经通，而挛急者解矣。骨者，肾所司也；腰者，肾之府也；精者，肾所藏也；小便者，肾所主也。补肾则众疾咸安。堕胎者，以其破血下行耳。

按：牛膝主用，多在肾肝下部，上焦药中勿入，气虚下陷，血崩不止者戒用。

芎䓖味辛，温，无毒。入肝经。白芷为使，畏黄连。主头痛面风，泪出多涕。寒痹筋挛，去瘀生新。调经种子，长肉排脓。小者名抚芎，止利且开郁。

辛甘发散为阳，故多功于头面，血和则去旧生新，经调而挛痹自解。长肉排脓者，以其为血中气药也。抚芎之止利开郁，亦上升辛散之力。

按：芎䓖性阳味辛，凡虚火上炎，呕吐咳逆者，忌之。《衍义》云：久服令人暴亡，为其辛喜归肺，肺气偏胜，金来贼木，肝必受侮，久则偏绝耳。

当归味甘、辛，温，无毒。入心、肝、脾三经。畏菖蒲、海藻、生姜。酒洗，去芦。去瘀生新，舒筋润肠。温中止心腹之痛，养营疗肢节之疼。外科排脓止痛，女科沥血崩中。

心主血，脾统血，肝藏血，归为血药，故入三经，而主治如上。《本经》首言主咳逆上气，辛散之勋也。头止血，尾破血，身补血，全和血，能引诸血各归其所当归之经，故名当归。气血昏乱，服之即定。

按：当归善滑肠，泄泻者禁用。入吐血剂中，须醋炒之。

白芍药味苦、酸，微寒，无毒。入肺、脾、肝三经。恶石斛、芒硝。畏鳖甲、小蓟，反藜芦。煨熟，酒焙。敛肺而主胀逆喘咳，腠理不固；安脾而主中满腹痛、泻痢不和；制肝而主血热目疾，胁下作疼。赤者专行恶血，兼利小肠。收敛下降，适合秋金，故气宁而汗止。专入脾经血分，能泻肝家火邪，故功能颇多，一言以蔽之，敛气凉血而已矣。

按：芍药之性，未若芩、连之苦寒，而寇氏云：减芍药以避中寒。丹溪云：产后勿用芍药，恐酸寒伐生生之气。嗟乎！药之寒者，行杀伐之气，违生长之机，虽微寒如芍药，古人犹谆谆告诫，况大苦大寒之药，其可肆用而莫之忌耶？

五味子味甘、酸，核中苦、辛、咸，温，无毒。入肺、肾二经。苁蓉为使。恶葳蕤。嗽药生用，补药微焙。辽东肥润者佳。滋肾经不足之水，强阴涩精，除热解渴；收肺气耗散之金，疗咳定喘，敛汗固肠。洁古云：夏服五味，使人精神顿加，两足筋力涌出。东垣云：收瞳神散大，火热必用之药。丹溪云：收肺保肾，乃火嗽必用之药。五味功用虽多，收肺保肾四字，足以尽之。

按：五味乃要药，人多不敢用者，寇氏"虚热"之说误之耳。惟风邪在表，痧疹初发，一切停饮，肺家有实热者，皆当禁之。

丹参味苦，微寒，无毒。入心经。畏碱水，反藜芦。安神散结，益气养阴。去瘀血，生新血；安生胎，落死胎。胎前产后，带下崩中。

色合丙丁，独入心家，专主血证。古称丹参一味，与四物同功，嘉其补阴之绩也。

按：丹参虽能补血，长于行血，妊娠无故勿服。

沙参味苦，微寒，无毒。入肺经。恶防已，反藜芦。主寒热咳嗽，胸痹头痛，定心内惊烦，退皮间邪热。

气轻力薄，非肩弘任大之品也。人参甘温体重，专益肺气，补阳而生阴；沙参甘寒体轻，专清肺热，补阴而制阳。

按：沙参性寒，脏腑无实热及寒客肺经而嗽者，勿服。

玄参味苦、咸，微寒，无毒。入肾经，恶黄芪、干姜、大枣、山茱萸、反藜芦，忌铜器。蒸过晒干，黑润者佳。补肾益精，退热明目，伤寒瘢毒，痨证骨蒸。解烦渴，利咽喉。外科瘰疬痈疽，女科产乳余疾。

色黑味咸，肾家要药。凡益精明目，退热除蒸，皆壮水之效也。至如咽痛烦渴，瘢毒疠疮，皆肺病也。正为水虚火亢，金受贼邪，第与壮水，阳焰无光已。产乳余疾，亦属阴伤，故应并主。

按：玄参滑寒，脾虚泄泻者禁之。

苦参味苦，寒，无毒。入肾经。玄参为使。恶贝母、菟丝、漏芦，反藜芦。泔浸一宿，蒸过曝干。除热祛湿，利水固齿。痈肿疮疡，肠澼下血。

味苦性寒，纯阴之品，故理湿热有功。疮毒肠澼。皆湿蒸热瘀之愆，宜其咸主。齿乃骨之余，清肾者自固耳。

按：苦参大苦大寒，不惟损胃，兼且寒精，向非大热，恶敢轻投！

知母味苦，寒，无毒。入肺、肾二经。忌铁器。肥白者佳。去毛，盐酒炒透。清肺热而消痰损咳，泻肾火而利水滑肠。肢体肿浮为上剂，伤寒烦热号神良。

泻肾家有余之火，是其本功，至夫清金治肿诸效，良由相火不炎，自当驯致也。

按：知母阴寒，不宜多服，近世理痨，尊为上品，往往致泄泻而毙，故肾虚阳痿，脾虚溏泄，不思食，不化食者，皆不可用。

贝母味辛、苦，微寒，无毒。入心、肺二经。厚朴为使，畏秦艽，反乌头。去心，糯米拌炒，米熟为度。消痰润肺，涤热清心。喘咳红痰要矣，胸中郁结神哉！

辛宜归肺，苦宜归心，大抵心清气降，肺赖以宁，且润而化痰，故多功于西方也。

按：汪机曰：俗以半夏燥而有毒，代以贝母，不知贝母治肺金燥痰，半夏治脾土湿痰，何可代也。脾为湿土，故喜燥；肺为燥金，故喜润。若痰在脾经，误用贝母之润，投以所恶，可翘首待毙。故寒痰、湿痰、风痰、食积痰、肾虚水泛为痰，均非川贝所司也。

紫菀味苦、辛，温，无毒。款冬花为使，恶远志。畏茵陈。洗净，蜜水炒。主痰喘上气，尸疰痨伤，咳吐脓血，通利小肠。

苦能下达，辛可益金，故吐血保肺，收为上品。虽入至高，善于下趋，使气化及于州都，小便自利，人所不知。

按：紫菀辛温暂用之品，阴虚肺热者，不宜专用多用，须地黄、门冬共之。

百合味甘，微寒，无毒。入心、肺二经。花白者入药。保肺止咳，驱邪定惊，止涕泪多，利大小便。君主镇定，邪不能侵。相傅清肃，咳嗽可疗。涕泪，肺肝热也；二便不通，肾经热也。清火之后，复何患乎？仲景云：行、住、坐、卧不定，如有神灵，谓之百合病，以百合治之，是亦清心安神之效欤？

按：百合润肺通二便，中寒下陷者忌之。

天花粉味苦、寒，无毒。入心、肺二经。枸杞为使，恶干姜，畏牛膝、干漆，反乌头。止渴退烦热，消痰通月经，排脓散肿，利膈清心。实名瓜蒌，主疗结胸；其籽润肺，主化燥痰。

消痰解热，是其职专。通经者，非若桃仁、姜黄之直行血分，热清则血不瘀耳。旧称补虚，亦以热退为补，不可不察。

按：天花粉禀清寒之气，脾胃虚寒及泄泻者忌用。

续断味苦、辛，微温，无毒。入肝经。地黄为使。恶雷丸，酒浸，焙。补劳伤，续筋骨。破瘀结，利关节。缩小便，止遗泄。痈毒宜收，胎产莫缺。补而不滞，行而不泄，故外科、女科，取用宏多也。

按：雷公云：草茆根似续断，误服令人筋软。

秦艽味苦、辛，平，无毒。入肝、胃二经。菖蒲为使。畏牛乳。左纹者良。祛风活络，养血舒筋。骨蒸黄疸，利水通淋。

秦艽长于养血，故能退热舒筋。治风先治血，血行风自灭，故疗风无问久新。入胃祛湿热，故小便利而黄疸愈也。

按：下部虚寒及小便不禁，大便滑者忌用。

木通味辛、甘淡，平，无毒。入心、小肠二经。色白而梗细者佳。治五淋，宣九窍，杀三虫，利关节，通血脉，开关格。行经下乳，催生堕胎。通草味淡，专利小便，下乳催生。功用虽多，不出宣通气血四字。东垣云：甘淡能助西方秋气下降，专泄气滞，肺受热邪，气化之源决，则寒水断流，宜此治之。君火为邪，宜用木通；相火为邪，宜用泽泻。利水虽同，用各有别。

按：木通性通利，精滑气弱。内无湿热、妊娠者均忌。

泽泻味甘、咸，微寒，无毒。入肾、膀胱二经。畏文蛤。去皮、酒浸焙。主水道不通，淋漓肿胀，能止泄精，善后去胞垢。

种种功能，皆由利水，何以又止泄精乎？此指湿火为殃，不为虚滑者言也。李时珍曰：八味丸用泽泻者，古人用补必兼泻邪，邪去则补剂得力。专一于补，必致偏胜之害也。

按：泽泻善泻，古称补虚者，误矣。扁鹊谓其害眼者，确也。病人无湿，肾虚精滑，目虚不明，切勿轻与。

车前子味甘，寒，无毒。入肝、肾、小肠三经。酒拌蒸曝。利水止泻，解热催生，益精明目，开窍通淋。用其根叶，行血多灵。

利水之品，乃云益精，何也？男女阴中，各有二窍，一窍通精，乃命门真阳之火；一窍通水，乃膀胱湿热之水。二窍不并开，水窍开，则湿热外泄，相火常宁，精窍常闭，久久精足，精足则目明。《明医杂录》云：服固精药久，服此行房即有子。

按：阳气下陷，肾气虚脱，勿入车前。

萹蓄味苦，平，无毒。入膀胱经。利水治癃淋，杀虫理疮疾。治癃及疮，皆去湿热也。

按：萹蓄直遂，不能益人，不宜恒用。

灯心味淡，平，无毒。入心、小肠二经。清心必用，利水偏宜。烧灰吹喉痹，涂乳治夜啼。

粳粉浆之，晒干为末，入水淘之，浮者是灯心。

按：中寒、小便不禁者忌之。

萆薢味苦，平，无毒。入胃、肝二经。薏苡为使。畏葵根、大黄、柴胡、前胡。主风寒湿痹，腰膝作疼，既可去膀胱宿水，又能止失溺便频。

主用皆祛风湿，补下元。杨子建云：小便频，茎内痛，必大腑热闭。水液只就小肠，大腑愈加燥竭。因强忍房事，有瘀腐壅于小肠，故痛。此与淋证不同，宜盐炒萆薢一两煎服，以葱汤洗谷道，即愈。肾受土邪则水衰，肝夹相火，来复母仇，得萆薢渗湿，则土安其位，水不受侮矣。

按：萆薢本除风湿，如阴虚火炽，溺有余沥，及无湿而肾虚腰痛皆禁。菝葜、土茯苓与萆薢形虽不同，主治相仿。总之，除湿祛风，分清去浊，恶疮化毒，又能补下焦。忌茗、醋。

白鲜味苦，寒，无毒。入脾经。恶桔梗、茯苓、萆薢。主筋挛死肌，化湿热毒疮。

地之湿气，感则害人皮肉筋脉，白鲜皮善除湿热，故疗肌死、筋挛、疮毒。

按：下部虚寒之人，虽有湿证，弗敢饵也。

金银花味甘，平，无毒。入脾经。解热消痈，止痢宽膨。

禀春气以生，性极中和，故无禁忌。今人但入疮科，忘其之痢与胀，何金银花之蹇于遇乎？

甘菊花味甘，微寒，无毒。入肺、肾二经。枸杞、桑白皮为使，去蒂。主胸中热，去头面风，死肌湿痹，目泪头疼。

独禀金精，善制风木。高巅之上，惟风可到，故主用多在上部。目者，肝之窍也；泪者，肝之热也，宜其瘳矣。

升麻味甘，苦，平，无毒。入肺、胃、脾、大肠四经。青色者佳，忌火。解百毒，杀精鬼，辟疫瘴，止喉疼、头痛、齿痛，口疮、斑疹。散阳明风邪，升胃中清气。

禀极清之气，升于九天，得阳气之全者也。故杀鬼辟邪。头、喉、口、齿皆在高巅之上；风邪、斑疹皆在清阳之分，总获其升清之益。凡气虚下陷，如泻痢、崩、淋、脱肛、遗浊，须其升提。虚人之气，升少降多。《内经》曰：阴精所奉其人寿，阳精所降其人夭。东垣取入补中汤，独窥其微矣。

按：升麻属阳性升，凡吐血、鼻衄、咳嗽多痰、阴虚火动、气逆、呕吐、怔忡、癫狂，切勿误投。

柴胡味苦，微寒，无毒。入肝、胆二经。恶皂荚，畏藜芦。忌见火。主伤寒，疟疾，寒热往来，呕吐胁痛，口苦耳聋，痰实结胸，饮食积聚，心中烦热，热入血室，目赤头疼，湿痹水胀，肝痨骨蒸，五疳羸热。

禀初春微寒之气，春气生而升，为少阳胆经表药。胆为清净之府，其经在半表半里，不可汗，不可吐，不可下，法当和解，小柴胡汤是也。邪结则有烦热、积聚等证，邪散则自解矣。肝为春令，主于升阳，故阳气下陷者不可缺。主治多端，不越乎肝胆之咎。去水胀、湿痹者，风能胜湿也。治痨与疳证，乃银州柴胡，别为一种。

按：柴胡，少阳经半表半里之药。病在太阳者，服之太早，则引贼入门；病在阴经者，复用柴胡，则重伤其表。世俗不知柴胡之用，每遇伤寒，传经未明，以柴胡为不汗、不吐、不下，可以藏拙，辄混用之，杀命不可胜数矣。痨证惟在肝经者，用之。若气虚者，不过些小助参芪，非用柴胡退热也。若遇痨证，便用柴胡，不死安待？惟此一味，贻祸极多，故表而详言之。

前胡味苦，微寒，无毒。入肺、脾、胃、大肠四经。半夏为使。恶皂荚，畏藜芦。散结而消痰定喘。下气以消食安胎。时珍曰：前胡主降，与柴胡上升者不同。气降则痰亦降矣。安胎、化食，无非下气之力耳。前胡去风痰，与半夏治湿痰、贝母治燥痰者各别也。

按：前胡治气实风痰，凡阴虚火动之痰，及不因外感而有痰者，法当禁之。

独活味苦、甘，平，无毒。入小肠、膀胱、肝、肾四经。风寒湿痹，筋骨挛疼。头旋掉眩、颈项难伸。

本入手、足太阳表里引经，又入足少阴、厥阴。小无不入，大无不通。故既散八风之邪，兼利百节之痛。时珍曰：独活、羌活乃一类二种。中国者为独活，色黄气细，可理伏风；西羌者为羌活，色紫气雄，可理游风。

按：独活、羌活，皆主风疾，若血虚之头痛，及遍身肢节痛，误用风药，反致增剧。

细辛味辛，温，无毒，入心、小肠二经。恶黄芪、山茱萸，畏滑石，反藜芦。风寒湿痹，头痛鼻塞，下气破痰，头面游风。百节拘挛，齿痛目泪。

味辛，性温，禀升阳之气而为风剂，辛香开窍，故主疗如上。单服末至一钱，令人闷绝，辛药不可多用也。

按：细辛燥烈，凡血虚内热，因成头疼、咳嗽者，痛戒之。

茺蔚子味辛，微寒，无毒。入肝经。忌铁。明目益精，行血除水。叶名益母，功用相当。

补而能行，辛而能润，为胎产要药。

按：子与叶皆善行走，凡崩漏及瞳神散大者禁用。

防风味甘，辛、温，无毒。入肺、小肠、膀胱三经。畏萆薢。恶干姜、芫花，杀附子毒，色白而润者佳。大风恶风，风邪周痹，头面游风，眼赤多泪。能御防外风，故名防风，乃风药中润剂也。卑贱之卒，随所引而至，疮科多用之，为其风湿交攻耳。

按：防风泻肺实，肺虚有汗者勿犯。

荆芥味辛、温、无毒。入肝经。反驴肉、无鳞鱼、河豚、蟹、黄鲿鱼。主瘰疬积聚，瘀血湿瘟。散风热，清头目，利咽喉，消疮毒。长于治风，又兼治血，何也？为其入风木之脏，即是血海，故并主之。今人但遇风证，概用荆防，此流气散之相沿耳，不知风在皮里膜外者宜之，非若防风入人骨肉也。

紫苏味辛，温，无毒，入肺经。温中达表，解散风寒。梗能下气安胎，子可消痰定喘。俗喜其芳香，旦暮资食，不知泻真元之气。古称芳草致豪贵之疾，紫苏有焉！

按：气虚表虚者禁用叶，肠滑气虚者禁用子，慎之！

薄荷味辛，温，无毒。入肺经。产苏州者良。去风热，通关节，清头目，定霍乱，消食下气。猫咬蛇伤，伤寒舌胎，和蜜擦之。

发汗解表，故去风清热、利于头面。辛香开气，胀满、霍乱、食滞者，并主之。

按：薄荷辛香伐气，多服损肺伤心。

干葛味甘，平，无毒。入胃经。主消渴大热，呕吐头痛。生用能堕胎，蒸熟化酒毒。止血痢，散郁火。

迹其治验，皆在阳明一经。止痢者，升举之功；散郁者，火郁则发之义也。仲景治太阳、阳明合病，桂枝加麻黄、葛根；又有葛根芩连解肌汤，用以断太阳入阳明之路，非即太阳药也。头痛乃阳明中风，宜葛根葱白汤。若太阳初病，未入阳明而头痛者，不可便服以发之，是引贼入家也。东垣曰：葛根鼓舞胃气上行，治虚泻之圣药。风药多燥，葛根独止渴者，以其升胃家下陷，上输肺金以生水耳。

按：上盛下虚之人，虽有脾胃病，亦不宜服。

麻黄味苦、温，无毒。入心、肺、膀胱、大肠四经。厚朴为使，恶辛夷、石韦。去根节，水煮去沫。专司冬令寒邪，头疼，身热，脊强。去营中寒气，泻卫中风热。

轻可去实，为发散第一药。惟在冬月，在表真有寒邪者，宜之。或非冬月，或无寒邪，或寒邪在里，或伤风等证，虽发热恶寒，不头痛身疼而拘急，六脉不浮紧者，皆不可用。虽可汗之证，亦不宜多服，汗为心液，若不可汗而汗，与可汗而过汗，则心血为之动矣。或亡阳，或血溢，而成大患，可不慎哉！麻黄乃太阳经药，兼入肺经，肺主皮毛；葛根乃阳明经药，兼入脾经。脾主肌肉，发散虽同，所入迥异。

白芷味辛，温，无毒。入肺、胃、大肠三经。当归为使。恶旋覆花。微焙。头风目泪，齿痛眉疼，肌肤瘙痒，呕吐不宁，女人赤白带下，疮家止痛排脓。

色白味辛，行手阳明庚金；性温气厚，行足阳明戊土；芳香上达，入手太阴辛金。肺者，庚之弟，戊之子也，故主治不离三经。

按：白芷燥能耗血，散能损气，有虚火者，勿用。痈疽已溃，宜渐减去。

藁本味辛，温，无毒。入膀胱经。恶蔄茹。风家巅顶作痛，女人阴肿疝疼。

辛温纯阳，独入太阳，理风寒、疝瘕、阴痛，皆太阳经寒湿为邪也。

按：头痛夹内热者，及伤寒发于春夏，阳证头痛，不宜进也。

天麻味辛，平，无毒。入肝经。酒浸，煨熟，焙干。风虚眩晕，麻痹不仁。语言謇涩，腰膝软疼。杀精魅蛊毒，理惊气风痫。

肝为风木之脏，藏血主筋，独入肝经，故主治如上。

按：天麻虽不甚燥，毕竟风剂助火，若血虚无风者，不可妄投。

香薷味辛，微温，无毒。入肺、胃二经。忌见火。主霍乱水肿，理暑气腹疼。治乘凉饮冷，阳气为阴邪所遏，以致头疼发热，烦躁口渴。吐泻霍乱，宜用之以发越阳气，散水和脾则愈。若劳役受热，反用香薷，是重虚其表，而又济之以温，则大误矣。

按：香薷乃夏月解表之剂，无表邪者戒之。

黄连味苦，寒，无毒。入心经。龙骨、连翘为使。恶菊花、玄参、芫花、白鲜皮、白僵蚕。畏款冬、牛膝。解巴豆、附子毒。忌猪肉。姜汁炒。泻心除痞满，明目理疮疡。痢疾腹疼，心痛惊烦。杀虫安蛔，利水厚肠。

禀天地清寒之气，直泻丙丁，痞满、目疾、疮疡、惊痛，南方亢上之象。泄痢、蛔虫，湿热之愆。苦以燥之，寒以清之，固宜痊也。韩悫曰：黄连与官桂同行，能使心肾交于顷刻。时珍曰：香连丸用黄连、木香，水火散用黄连、干姜，左金丸用黄连、吴茱萸，姜黄散用黄连、生姜，口疮方用黄连、细辛。皆一冷一热，寒因热用，热因寒用，阴阳相济，最得制方之妙。

按：《素问》曰：五味入胃，各归所喜攻，久而增气，物化之常，气增而久，夭之由也。王冰注云：增味益气，如久服黄连反热，从火化也。盖大苦大寒，行隆冬肃杀之令，譬如皋陶明刑执法，是其职也。稷、契、夔、龙之事，非其任矣。故第可荡邪涤热，焉能济弱扶虚。如脾虚血少，以致惊烦痘疮，气虚作泻，行浆后泄泻，肾虚人五更泄泻，阴虚烦热，脾虚发泻，法咸禁之。

胡黄连味苦，寒，无毒。入肝、胆二经。恶菊花、玄参。忌猪肉。折之尘出如烟者真。主虚家骨蒸久痢，医小儿疳积、惊痫。清肝胆之热，与黄连略似，但产于胡地者也。

按：胡黄连大苦大寒，脾虚血弱之人，虽见如上诸证，亦勿轻投，必不得已，须与补剂同施。

黄芩味辛，寒，无毒。入肺，大肠二经。山茱萸、龙骨为使。畏丹砂、牡丹、藜芦。酒浸蒸熟，曝之。中枯而大者，清肺部而止嗽化痰，并理目赤疔痈；坚实而细者，泻大肠而除湿治痢，兼可安胎利水。苦能燥湿，苦能泄热，苦能下气，故治疗如上。轻飘者上行，坚重者下降，不可不别也。杨仁斋谓：柴胡退热，不及黄芩，不知柴胡苦以发之，散火之标，黄芩寒以胜热，折火之本。

按：苦寒伤胃，证夹虚寒者，均宜戒之。女人虚胎，亦不宜与。

龙胆草味苦、涩，大寒，无毒。入肝、胆二经。恶地黄。酒浸炒。主肝胆热邪，清下焦湿火，肠中小虫痈肿，婴儿客忤惊疳。

禀纯阴之气，但以荡涤肝胆之热为职。

按：龙胆大苦大寒，譬之严冬，黯淡惨肃，冰凌盈谷，万卉凋残，人身之中，讵可令此气常行乎？先哲谓苦寒伐标，宜暂不宜久，如圣世不废刑罚，所以佐德意之穷，苟非气壮实热之证，率尔轻投，其败也必矣。

何首乌味苦、涩，微温，无毒。入肝、肾二经。茯苓为使，忌猪血、无鳞鱼、萝卜、葱、蒜、铁器。选大者，赤白合用。泔浸，黑豆拌，九蒸九晒。补真阴而理虚痨，益精髓而能续嗣。强筋壮骨，黑发悦颜。消诸肿痈疮，疗阴伤久疟，治崩中带下，调产后胎前。

昔有老叟何姓者，见有藤夜交，掘而服之，须发尽黑，故名何首乌。后因阳事大举，屡生男子，故名能嗣，由是则滋阴、种嗣，信不诬矣。补阴而不滞不寒，强阳而不燥不热，禀中和之性，而得天地之纯气者欤！

按：何首乌与白萝卜同食，能令须发早白，犯铁器损人，谨之。

桔梗味苦、辛，平，无毒。入肺经。畏白及、龙胆草。泔浸，去芦，微焙。清肺热以除痈痿，通鼻塞而理咽喉。排脓行血，下气消痰。定痢疾腹痛，止胸胁烦疼。

桔梗为舟楫之剂，引诸药上至高之分以成功，肺经要药也。风症、郁证、肺证皆不可缺。

按：桔梗功著于华盖之脏，攻补下焦药中，不可入也。

藿香味辛，微温，无毒。入脾、肺二经。温中开胃，行气止呕。

禀清和芳烈之气，为脾、肺达气要药。

按：《楞严经》谓之兜娄婆香，取其芳气，今市中售者不甚芳香，或非真种。若阴虚火旺，胃热作呕，法当戒用。

香附味苦，微温，无毒。入肺、肝二经。童便浸，晒，焙。开郁化气，发表消痰，腹痛胸热，胎产神良。

禀天地温燥之气，入人身金木之宫，血中之气药也。

按：韩飞霞称：香附于气分为君药，统领诸药，随用得宜，乃气病之总司，女科之主帅也。性燥而苦，独用久用，反能耗血，如上所述之功，皆取其治标，非治本也。惧燥，蜜水炒，惧散，醋炒之。

白豆蔻味辛，温，无毒。入肺、胃二经。去衣，微焙。温中除吐逆，开胃消饮食，疟证宜投，目翳莫缺。

感秋燥之令，得乎地之火金。味辛气温，为宽中去滞之需。翳膜遮睛，亦滞气也。

按：豆蔻辛温，火升作呕，因热腹痛者，禁之。

草豆蔻味辛，温，无毒。入肺、脾、胃三经。去膜，微炒。散寒，止心腹之痛；下气，驱逆满之疴，开胃而理霍乱吐泻，攻坚而破噎膈癥瘕。

辛能破滞，香能达脾，温能散寒。

按：草豆蔻辛燥，犯血忌，阴不足者远之。

草果味辛，温。入胃经。破瘴疠之疟，消痰食之愆。

气猛而浊，如仲由未见孔子时气象。

按：疟不由于岚瘴，气不实，邪不盛者，并忌。

肉豆蔻味辛，温，入胃、大肠二经。面裹，煨透，去油，忌铁。温中消食，止泻止痢，心疼腹痛，辟鬼杀虫。丹溪云：属金与土。《日华》称其下气，以脾得补而善运，气自下也。非若陈皮、香附之泄耳。

按：肉果性温，病人有火，泻痢初起，皆不宜服。

缩砂仁味辛，性温，无毒。入肺、脾、胃、大小肠、肾六经，炒，去衣。下气而止咳嗽奔豚，化食而理心疼呕吐，霍乱与泻痢均资，鬼疰与安胎并效。

芳香归脾，辛能润肾，为开脾胃之要药，和中气之正品，若肾虚气不归元，非此向导不济。鬼畏芳香，胎喜疏利，故咸主之。

按：砂仁性燥，血虚火炎者，不可过用，胎妇食之太多，耗气必致产难。

玄胡索味辛，温，无毒。入肺、肝二经。酒炒。破血下气，止腹痛心疼；调经利产，主血晕崩淋。行血中气滞，气中血滞，理通身诸痛，疗疝舒筋，乃活血化气之神药也。

按：玄胡索走而不守，惟有瘀滞者宜之，若经事先期，虚而崩漏，产后血虚而晕，万不可服。

姜黄味苦、辛，温，无毒。入肝、脾二经。破血下气，散肿消痈。

辛散苦泄，故专功于破血，下气其旁及者耳。别有一种片姜黄，止臂痛有效。

按：血虚者服之，病反增剧。

郁金味辛、苦，寒，无毒。入肺、肝、胃三经。血积气壅，真称仙剂；生肌定痛，的是神丹。能开肺金之郁，故名郁金。物罕值高，肆中多伪，折之光明脆彻，必苦中带甘味者乃真。

按：郁金本入血分之气药，其治吐血者，为血之上行，皆属火炎，此能降气，气降即火降，而性又入血，故能导血归经。如真阴虚极，火亢吐血，不关肝肺气逆，不宜用也，用亦无功。

蓬莪术味甘、辛，温，无毒。酒炒。积聚作痛，中恶鬼疰。妇人血气，丈夫奔豚。气不调和，脏腑壅滞，阴阳乖隔，鬼疰凭之，蓬莪术利气达窍，则邪无所容矣。

按：蓬莪术诚为磨积之药，但虚人得之，积不去而真已竭，重可虞也，或与健脾补元之药同用，乃无损耳。

京三棱味苦，平，无毒。入肝经。醋炒。下血积有神，化坚癖为水。

昔有患癖死者，遗言开腹取视，得病块，坚如石，纹理五色，人谓异物，窃作刀柄，后以刀刈三棱，柄消成水，故治癖多用焉。

按：洁古谓三棱泻真气，虚者勿用。东垣五积诸方，皆有人参赞助。如专用克削，脾胃愈虚，不能运行，积安得去乎？

款冬花味辛，性温，无毒。入肺经。杏仁为使。恶玄参，畏贝母、辛夷、麻黄、黄芪、连翘、甘草、黄芩。蜜水炒。化痰则喘嗽无忧，清肺则痈痿有赖。

雪积冰坚，款花偏艳，想见其纯阳之禀，故其主用，皆辛温开豁也，却不助火，可以久任。

茅根味甘，寒，无毒。入肺经。凉金定喘，治吐衄并血瘀；利水通淋，祛黄疸及痈肿。茅针溃痈，茅花止血。

甘寒可除内热，性又入血消瘀，且下达州都，引热下降，故吐血、衄血者，急需之。针能溃痈，每食一针，即有一孔，二针二孔，大奇。

按：吐衄有因于寒，有因于虚者，非所宜也。

白前味甘，平，无毒。入肺经。甘草汤泡，去须，焙。疗喉间喘呼欲绝，宽胸中气满难舒。

感秋之气，得土之味，清肺有神，喉中作水鸡声者，服之立愈。

按：白前性无补益，肺实邪壅者宜之，否则忌也。

淡竹叶味淡，寒，无毒。入小肠经。专通小便，兼解心烦。

淡味，五脏无归，但入太阳利小便，小便利则心火因之而清也。

按：淡竹叶有走无守，不能益人，孕妇禁服。

冬葵子味甘，寒，无毒。入膀胱经。能催生通乳，疏便闭诸淋。

气味俱薄，淡滑为阳，故能利窍。

按：无故服冬葵，必有损真之害。

萱花味甘，平，无毒。入心经。长于利水快膈，令人欢乐忘忧。

萱，古作谖。诗云：焉得谖草，即此种也。谖，忘也，欲树之以忘忧也。妊娠佩之生男，又名宜男。

地榆味苦，寒，无毒。入肝经。恶麦门冬。止血痢肠风，除带下五漏。

味苦而厚，沉而降，善主下焦血证，兼去湿热。

按：地榆寒而下行，凡虚寒作泻，气虚下陷而崩带者，法并禁之。

蒺藜味甘，温，无毒。入肾经。酒炒，去刺。补肾止遗，消风胜湿，产沙苑者，强阴益精。

沙苑蒺藜，市多伪者。状如肾子，带绿色，咬之作生豆气者真。

按：沙苑蒺藜性能固精，若阳道数举，媾精难出者勿服。

半夏味辛，温，有毒。入心、脾、胃三经。柴胡为使。恶皂荚。畏雄黄、姜、鳖甲，反乌头。忌羊血、海藻、饴糖。水浸五日，每日换水，去帽，姜矾同煮，汁干为度。消痰燥湿，开胃健脾。咳逆呕吐，头眩昏迷。痰厥头痛，心下满坚。消痈可也，堕胎有焉。汪机曰：脾胃湿热，涎化为痰，此非半夏，曷可治乎？若以贝母代之，翘首待毙。时珍曰：脾无湿不生痰，故脾为生痰之源，肺为贮痰之器。半夏治痰，为其体滑辛温也。涎滑能润，辛温能散亦能润，故行湿而通大便，利窍而泄小便。所谓辛走气，能化液，辛以润之是已。丹溪谓：半夏能使大便润而小便长。成无己谓：半夏行水气而润肾燥。《局方》半硫丸治老人虚秘，皆取其滑润也。俗以半夏为燥，不知湿去则土燥，痰涎不生，非其性燥也，但恐非湿热之邪而用之，是重竭其津液，诚非所宜。

按：半夏主治最多，莫非脾湿之证，苟无湿者，均在禁例。古人半夏有三禁：谓血家、渴家、汗家也。若无脾湿，且有肺燥，误服半夏，悔不可追，责在司命，谨诸戒诸！

南星味苦，辛，温，有毒。入肝、脾二经。畏附子、干姜、生姜。冬月研末，入牛胆中，悬风处。风痰麻痹堪医，破血行胎可虑。

南星入肝，去风痰，性烈而燥，得牛胆则燥气减，得火炮则烈性缓。

按：南星治风痰，半夏治湿痰，功用虽类，而实殊也。非西北人真中风者勿服。

附子味辛、甘，热，有毒。入脾、肾二经。畏防风、黑豆、甘草、黄芪、人参、童便、犀角。重一两以上，矮而孔节稀者佳。童便浸一日，去皮，切作四片，童便及浓甘草汤同煮，汁尽为度，烘干。补元阳，益气力，堕胎孕，坚筋骨。心腹冷疼，寒湿痿躄。足膝瘫软，坚瘕癥癖。冬采为附子、主寒疾。春采为乌头，主风疾。

主治繁众，皆由风、寒、湿三气所致。邪客上焦，咳逆心痛；邪客中焦，腹痛积聚；邪客下焦，腰膝脚痛。附子热而善走，诸证自瘥也。洁古曰：益火之源，以消阴翳，则便溺有节。丹溪曰云：气虚热甚，稍加附子以行参芪之功，肥人多湿，亦用之。虞抟曰：禀雄壮之质，有斩关之能，引补气药以追散失之元阳；引补血药以养不足之真阴；引发散药以驱在表风邪；引温暖药以除在里寒湿。吴绶曰：伤寒传变三阴，及中寒夹阴，身虽大热，而脉沉者，必用之。厥冷腹痛，脉沉而细，唇青囊缩者，急用之。近世往往不敢用，直至阴极阳竭而后议用，晚矣。

按：附子退阴益阳，祛寒湿之要药也。若非阴寒、寒湿，阳虚气弱之病，而误用于阴虚内热，祸不旋踵。

天雄味辛，热，有毒。入肾经。远志为使，恶干姜，制同附子。除寒湿痿躄，强阴壮筋骨。

乌、附、天雄，皆补下焦阳虚，若是上焦阳虚，即属心肺，当用参、芪。不当用天雄、乌、附。天雄之尖皆向下者，其脐乃向上，生苗之处。寇氏谓其不肯就下。洁古谓：补上焦阳虚。俱误认尖为向上耳；丹溪以为下部之佐者，庶几得之。

按：阴虚者禁同附子。

白附子味辛，温，有毒。入胃经。炮，去皮脐。中风失音，消痰去湿。

白附子引药上行，与黑附子非一类也。

按：白附子燥药也。似中风证，虽有痰亦禁用，小儿慢惊勿用。

蚤休味苦，寒，有毒。入肝经。专理痈毒，兼疗惊痫。

一名重楼金线。歌云：七叶一枝花，深山是我家。痈疽如遇此，一似手拈拿。

按：蚤休中病即止，不宜多服。

大黄味苦，寒，有毒。入脾、胃、肝、大肠四经。黄芩为使。无所畏。锦纹者佳。瘀血积聚，留饮宿食，痰实结热，水肿痢疾。

大黄乃血分之药，若在气分，是谓诛伐无过矣。仲景泻心汤，治心气不足耳吐衄者，乃心气不足，而胞络、肝、脾与胃邪火有余，虽曰泻心，实泻四经血中伏火也。又心下痞满，按之软者，用大黄黄连泻心汤，亦泻脾胃湿热，非泻心也。病发于阴而下之则痞满，乃寒伤营血，邪气乘虚结于上焦，胃之上脘在于心，故曰泻心，实泻脾也。病发于阳而下之则结胸，乃热邪陷入血分，亦在上脘。大陷胸汤丸皆用大黄，亦泻脾胃血分之邪也。若结胸在气分，只用小陷胸汤；痞满在气分，只用半夏泻心汤。成氏注释，未能分别此义。

按：大黄虽有拨乱反正之功，然峻利猛烈，长驱直捣，苟非血分热结，六脉沉实者，切勿轻与推荡。

商陆味辛，性平，有大毒。入脾经。铜刀刮去皮，水浸一宿，黑豆拌蒸。水满鼓胀，通利二便。

按：商陆行水，有排山倒岳之势，胃弱者痛禁。赤者捣烂，入麝香少许贴脐，即能利便消肿。肿证因脾虚者多，若误用之，一时虽效，未几再作，决不可救。

芫花味苦，温，有毒。入肺、脾、肾三经。反甘草。陈久者良，好醋煮过，晒干，则毒减。主痰癖饮癖，行蛊毒水胀。

仲景治太阳证，表不解，心下有水气，干呕喘嗽，或利者，用小青龙汤；表已解，头痛出汗恶寒，心下有水气，干呕胁痛，或喘咳者，用十枣汤。盖小青龙汤治未解之表，使水气从毛窍出，开鬼门也；十枣汤攻里，使水气从二便出，洁净府也。夫饮有五，皆因内啜水浆，外受湿气，流于肺则为支饮，流于肝则为悬饮，流于心则为伏饮，流于肠胃则为痰饮，流于经络则为溢饮，或作肿胀。芫花、大戟、甘遂，能直达水饮窠囊隐僻之处。

按：毒性至紧，取效极捷，稍涉虚者，多致夭折。

大戟味苦，辛，寒，有毒。入脾经。赤小豆为使。恶山药。畏菖蒲，反甘草。水煮软，去骨用。驱逐水蛊，疏通血瘀，发汗消痈，除二便闭。

苦能直泄，故逐血行水；辛能横散，故发汗消痈。

按：大戟阴寒善走，大损真气。若非元气壮实，水湿留伏，乌敢浪施？

甘遂味苦，甘，寒，有毒。瓜蒂为使，恶远志，反甘草。面裹煨熟。逐留饮水胀，攻痞热疝瘕。水结胸非此不除。仲景治心下留饮，与甘草同行，取其相反而立功也。凡水肿以甘遂末涂腹绕脐，内服甘草汤，其肿便消，二物相反而感应如神。

按：甘遂去水极神，损真极速，大实、大水，可暂用之，否则禁之。

续随子味辛，温，有毒。入肾经。去壳研细，纸包去油。主血结月闭，疗血蛊癥瘕。一名千金子。辛温有毒之品，攻击猛鸷，月闭等症。各有成病之由，当求其本，不可概施。

按：脾虚便滑之人，服之必死。

蓖麻子味甘、辛，平，有毒。口眼不正，疮毒肿浮。头风脚气，瘰疬丹瘤。胞衣不下，子肠不收。

如前诸症，皆从外治，不经内服，以其长于吸收，能拔病气出外。凡服蓖麻，一生不得食豆，犯之胀死。

射干味苦，平，有毒。入肺经。泔浸煮之。清咳逆热气，损喉痹咽疼。泄热散结，多功于上焦。

按：射干虽能泄热，不能益阴，故《别录》云：久服令人虚，虚者大戒。

常山味辛、苦，寒，有毒。入肝经。酒炒透。疗痰饮有灵，截疟疾必效。

疟证必有黄涎聚于胸中，故曰：无痰不成疟也。弦脉主痰饮，故曰：疟脉自弦。常山去老痰积饮，故为疟家要药。必须好酒，久炒令透，不尔使人吐也。

按：常山猛烈，施之藿食者多效；若食肉之人，稍稍夹虚，不可轻入。

马兜铃味苦，寒，无毒。入肺经。焙。清金有平咳之能，涤痰有定喘之效。

体性轻扬，有功于至高之脏，根名青木香，涂诸毒热肿。

按：肺虚夹寒者，畏之如螫。

巴戟天味甘，温，无毒。入肾经。覆盆子为使。畏丹参，酒浸焙。安五脏以益精，强筋骨而起阴。补助元阳，则肾气滋长，诸虚自熄。

按：阴虚相火炽者，是其仇雠。

百部味甘，微温，无毒。入肺经。肺寒咳嗽，传尸骨蒸。杀蛔虫寸白，除蝇虱蛲虫。

与天门冬形相类而用相仿，故名野天门冬，但天门冬治肺热，此治肺寒，为别也。

按：脾胃虚人，须与补药同用，恐其伤胃气，又恐其滑肠耳。

旋覆花味咸，甘，微温，无毒。入肺、大肠二经。去蒂，焙。老痰坚硬，结气留饮，风气湿痹，利肠通脉。一名金沸草。

咸能软坚，故能祛老痰结积，风湿燥结之痹，温能解散，咸可润下也。

按：丹溪云：走散之药，虚者不易多服，冷利大肠，虚寒人禁之。

红花味辛，温，无毒。入心、肝二经。酒浸，微焙。产后血晕急需，胎死腹中必用。时珍曰：活血、润燥、行血之要药也。

按：红花过用，使人血行不止，人所未知。

大蓟、小蓟味甘，温，无毒。入心、肝二经。崩中吐衄，瘀血停留。二蓟性味、主疗皆同，但大蓟兼主痈疽也。

按：二蓟破血之外，无他长，不能益人。

夏枯草味苦、辛、寒，无毒。入肝经。土瓜为使。瘰疬鼠瘘，目痛羞明。

辛能散结，苦能泄热。独走厥阴，明目治疬。

按：夏枯草久用亦伤胃家。

胡芦巴味苦，热，无毒。入肾、膀胱二经。淘净，酒焙。元脏虚寒，膀胱疝气。寒湿成疝，肝疾也。元脏暖，则筋自和而疝愈，此肾肝同治，乙癸同源之理也。

按：相火炽盛，阴血亏少者禁之。

牛蒡子味辛，平，无毒。入肺经。酒炒研。宣肺气，理痘疹，清咽喉，消痈肿。一名鼠粘子，一名恶实。开毛窍，除热毒，为痘疹要药。

按：牛蒡子性冷而滑，惟血热便闭者宜之，否则忌用。

肉苁蓉味甘、咸，温，无毒。入肾经。酒洗，去甲。益精壮阳事，补伤润大肠。男子血沥遗精，女子阴疼带下。

滋肾补精之首药，但须大至斤许，不腐者佳，温而不热，补而不骤，故有“从容”之名。别名黑司命，亦多其功力之意云。

按：苁蓉性滑，泄泻及阳易举而精不固者忌之。

锁阳味甘、咸，温，无毒。入肾经。强阴补精，润肠壮骨。《辍耕录》云：蛟龙遗精入地，久之，则发起如笋，上丰下俭，绝类男阳。

按：锁阳功用，与苁蓉相仿，禁忌亦同。

淫羊藿味辛，温，无毒。入肾经。山药为使。得酒良。

用羊油拌炒。强筋骨，起阳事衰；利小便，除茎中痛。陶弘景云：服之好为阴阳。别名仙灵脾、千两金、弃杖草，皆矜其功力也。

按：淫羊藿补火，相火易动者远之。

仙茅味辛，温，有小毒。入肾经。忌铁器。禁牛乳。糯米泔浸一宿，去赤汁，则毒去。助阳填骨髓，心腹寒疼。开胃消宿食，强记通神。

补而能宣，西域僧献于唐玄宗，大有功力，遂名婆罗门参。广西英州多仙茅，羊食之遍体化为筋，人食之大补。其消食者，助少火以生土，土得乾健之运也；其强记者，肾气时上交于南离故也。

按：仙茅专于补火，惟精寒者宜之。火炽者有暴绝之戒。

补骨脂味辛，温，无毒。入肾经。恶甘草。忌羊肉、诸血，胡桃拌炒。兴阳事，止肾泄。固精气，止腰疼。一名破故纸。

暖则水藏，壮火益土之要药也。

按：补骨性燥，凡阴虚有热，大便闭结者戒之。

菟丝子味辛、甘，平，无毒。入肾经，山药为使。酒煮打作饼，烘干再研，即成细末。续绝伤，益气力，强阴茎，坚筋骨。溺有余沥，寒精自出。口苦燥渴，寒血为积。雷公云：禀中和之性，凝正阳之气，肾脏得力，则绝伤诸症愈矣。主口苦燥渴者，水虚则内热津枯，辛以润之，二证俱安也。

按：菟丝子助火，强阳不痿者忌之。

覆盆子味甘，平，无毒。入肝、肾二经。去蒂，酒蒸。

补虚，续绝伤；强阴，美颜色。能益闭蛰封藏之本，以缩小便，服之当覆其溺器，故名。

按：覆盆子固涩，小便不利者禁之。

骨碎补味苦，温，无毒。入肾经。去毛，蜜蒸。主骨碎折伤，耳响牙疼，肾虚泄泻，去瘀生新。迹其勋伐，皆是足少阴肾经。观其命名，想见功力。戴元礼用以治骨痿有效。

按：《经疏》云：勿与风燥药同用。

钩藤味甘，微寒，无毒。入肝经。舒筋除眩，下气宽中。小儿惊痫，客忤胎风。祛肝风而不燥，庶几中和，但久煎便无力，俟它药煎就，一二沸即起，颇得力也。去梗纯用嫩勾，其功十倍。

按：钩藤性寒，故小儿科珍之，若大人有寒者，不宜多服。

蒲黄味甘，平。无毒。入肝经。熟用止血，生用行血。入东方血海，是其本职。利小便者，兼入州都之地耳。

按：无瘀血者勿用。

海藻味苦、咸，寒，无毒。入肾经。反甘草。消瘰疬瘿瘤，散癥瘕痈肿。苦能泄结，寒能涤热，咸能软坚，故主疗如上。

按：脾家有湿者勿服。

泽兰味苦、甘，微温，无毒。入肝、脾二经。和血有消瘀之能，利水有消蛊之效。

甘能和血，独入血海，攻击稽留。其主水肿者，乃血化为水之水，非脾虚停湿之水也。

按： 泽兰行而带补，气味和平，无偏胜之忧。

艾叶 味苦，微温，无毒。入肺、脾、肝、肾四经。苦酒、香附为使。安胎气，暖子宫。止血痢，理肠风。灸除百病，吐衄崩中。陈久者良。

辛可利窍，苦可疏通，故气血交理，而妇科带下、调经多需之。

按： 艾性纯阳香燥，凡有血燥生热者禁与。

昆布 味咸，寒，无毒。入肾经。洗净。顽痰结气，积聚瘿瘤。咸能软坚，噎证恒用之，取其祛老痰也。

按： 昆布之性，雄于海藻，不可多服，令人瘦削。

防己 味苦、辛，性寒，无毒。入膀胱经。恶细辛，畏萆薢、女菀、卤碱。祛下焦之湿，泻血分之热。理水肿脚气，通二便闭结。

防己分木、汉二种。木者专风，汉者专水。

按： 东垣云：防己大苦大寒，泻血中湿热，亦瞑眩之药也。服之使人身心烦乱，饮食减少，惟湿热壅遏，及脚气病，非此不效。若虚人用防己，其害有三：谷食已亏，复泄大便，重亡其血，一也；渴在上焦气分，而防己乃下焦血分，二也；伤寒邪传肺经，气分湿热而小便黄赤，禁用血药，三也。

威灵仙 味苦，温，无毒。入膀胱经。忌茶茗、面。宣五脏而疗痛风，去冷滞而行痰水。此风药之善走者也。威者，言其猛烈，灵者，言其效验。

按： 威灵仙大走真气，兼耗人血，不得已而后用之，可也。

水萍 味辛，寒，无毒。入肺经。发汗开鬼门，下水洁净腑。

水萍轻浮，入肺经，发汗；气化及州都，因而利水。歌云：天生灵草无根干，不在山间不在岸，始因飞絮逐东风，紫背青皮飘水面。神仙一味去沉疴，采时须在七月半，甚选瘫风与大风，些小微风都不算。豆淋酒内服三丸，铁汉头上也出汗。

按： 水萍发汗，力比麻黄，下水功同通草，苟非大实、大热者，安敢轻试耶？

牵牛子味苦，寒，有毒。入肺、大、小肠三经。酒蒸，研细。下气逐痰水，除风利小便。

辛热有毒之药，性又迅急，主治多是肺、脾之病，多因虚起，何赖泻药？况诸症应用药物，神良者不少，何至舍其万全，而就不可必之毒物哉！东垣谆复其词，以戒后人勿用，盖目击张子和旦暮用之，故辟之甚力，世俗不知，取快一时，后悔奚及。

紫葳花味酸、寒，无毒。入心、肝二经。畏卤碱。三焦血瘀，二便燥干。即凌霄花也。能去血中伏火及血热生风之证。

按： 紫葳酸寒。不能益人，走而不守，虚人避之。

使君子味甘，温，无毒。入脾、胃二经。杀诸虫，治疳积。杀虫药皆苦，使君子独甘，空服食数枚，次日虫皆死而出矣。忌饮热茶，犯之即泻。有言其不宜食者，非也。夫树有蠹，屋有蚁，国有盗，祸耶？福耶？观养生者，先去三尸虫，可推类矣。

按： 使君子为杀虫而设，苟无虫积，服之必致损人。

木贼草味甘、苦，平，无毒。入肝经。迎风流泪，翳膜遮睛。

木贼为磋擦之需，故入肝而伐木。去节者善发汗，中空而轻，有升散之力也。

按：木贼多服损肝，不宜久用。

豨莶味苦，寒，有小毒。入肝、肾二经。肢节不利，肌体麻痹，脚膝软疼，缠绵风气。能宣能补，故风家珍之。本草相传，功用甚奇。然近世服之，经年罕效。意者制法未尽善欤？风气有分别欤？药产非道地欤？亦以见执方者之失也。

按：豨莶长于理风湿，毕竟是祛邪之品，恃之为补，吾未敢信也。

青蒿味苦，寒，无毒。入肝、肾二经。童便浸一宿，曝。去骨间伏热，杀鬼疰传尸。苦寒之药，多与胃家不利。惟青蒿芬芳袭脾，宜于血虚有热之人，取其不犯冲和之气耳。

按：寒而泄泻者，仍当避之。

茵陈味苦，寒，无毒。入膀胱经。理黄疸而除湿热，佐五苓而利小肠。

茵陈去湿热，独宜于五疸，然亦须五苓之类，佐助成功。

按：用茵陈者，中病即已，若过用之，元气受贼。

益智仁味辛，温，无毒。入心、脾、肾三经。去壳，盐水炒，研细。温中进食，补肾扶脾。摄涎唾，缩小便。安心神，止遗浊。

辛能开散，使郁结宣通，行阳退阴之药也。古人进食，必先益智，为其于土中益火故耳。

按：益智功专补火，如血燥有热，及因热而遗浊者，不可误入也。

荜拨味辛，热，无毒。入肺、脾二经。去涎，醋浸一宿，焙干，刮去皮，粟子净。温脾除呕逆，定泻理心疼。

古方用此，百中之一，其以辛热耗散，能动脾肺之火，多用损目也。

高良姜味辛，温，无毒，入脾、胃、肝三经。微炒。温胃去噎，善医心腹之疼；下气除邪，能攻岚瘴之疟。

古方治心脾疼多用良姜，寒者用之至二钱，热者亦用四五分于清火剂中，取其辛温下气，止痛有神耳。

按：虚人须与参术同行，若单用多用，犯冲和之气已。

海金沙味甘，寒，无毒。入小肠、膀胱二经。除湿热、消肿满。清血分，利水道。产于黔中及河南，收曝日中小干，以纸衬之，以杖击之，有细沙落纸上，且曝且击，以净为度。性不狠戾，惟热在太阳经血分者宜之。

谷精草味甘，温，无毒。入肝、胃二经。头风翳膜遮睛，喉痹牙疼疥痒。田中收谷后多有之，田低而谷为水腐，得谷之余气，结成此草，其亦得天地之和气者欤。兔粪名望月沙，兔喜食此草，故目疾家收之。如未出草时，兔粪不可用也。

青黛味咸，寒，无毒。入肝经。清肝火，解郁结，幼稚惊痫，大方吐血。真者从波斯国来，不可得也。今用干靛，每斤淘取一两，亦佳。

按：青黛性凉，中寒者勿使。

连翘味苦，寒，无毒。入心、胃、胆、肾、大肠五经。除心经客热，散诸经血结。手少阴主药也。诸疮痛痒，皆属心火，故为疮家要药。

按：连翘苦寒，多饵服即减食，谨之！

马鞭草味苦，寒，无毒。入肝、肾二经。理发背疮痈，败杨梅毒气。癥瘕须用，血闭宜求。此草专以驱逐为长，疮症久而虚者，斟酌用之。

葶苈子味辛，寒，无毒。入肺经。榆皮为使。酒炒。疏肺下气，喘逆安平，消痰利水，理胀通经。《十剂》云：泄可去闭，葶苈、大黄之属，但性峻，不可混服。有甜、苦二种，甜者力稍缓也。

王不留行味苦，平，无毒。入大肠经。水浸、焙。行血通乳，止衄消疔。王不留行，喻其走而不守，虽有王命，不能留其行也。古云：穿山甲、王不留，妇人服了乳常流，乃行血之力耳。

按：失血后，崩漏家，孕妇并忌之。

瞿麦味苦，寒，无毒。入膀胱经。利水破血，出刺堕胎。八正散用为利小便之主药。若心虽热而小肠虚者忌服。恐心热未除，而小肠复病矣。当求其属以衰之。

地肤子味苦，寒，无毒。入脾经。利膀胱，散恶疮。皮肤风热，可作浴汤。其主用多在皮肤，其入正在土脏，盖脾主肌肤也。即其利水，兼能祛湿者欤。

决明子味咸，平，无毒。入肝经。青盲内障、翳膜遮睛。赤肿眶烂，泪出羞明。此马蹄决明也，以决能明目，故得此名。另有草决明、石决明，与之同功，而各为一种。石决明独与云母石相反。

紫草味苦，寒，无毒。入心、胞络、肝三经。凉血和血，清解疮疡。宣发痘疹、通大小肠。

按：紫草凉而不凝，为痘家血热之要药。但痘证极重脾胃，过用则有肠滑之虞。

山慈菇味甘、辛、平，有小毒。入胃经。痈疽疔毒，酒煎服。瘰疬疮痍，醋拌涂。治毒蛇狂犬之伤，敷粉滓瘢点之面。花状如灯笼而红，根状如慈菇而白。《酉阳杂俎》云：金灯之花，与叶不相见，谓之无义草。

按：寒凉之品。不得过服。

贯众味苦，寒，有毒。入肝经。去皮毛，锉，焙。杀虫解毒，化硬破癥。产后崩淋，金疮鼻血。有毒而能解毒，去瘀而能生新，然古方中不恒用之，别名管仲，岂音相类耶，抑为其有杂霸之气耶？

狗脊味苦，平，无毒。入肝、肾二经，萆薢为使。锉，炒。强筋最奇，壮骨独异，男子腰脚软疼，女人关节不利。状如狗之脊，故名狗脊，以形得名也。别名扶筋，以功得名也。

天名精味甘，辛，寒，无毒。入肺经。地黄为使。下瘀血，除结热，定吐衄，逐痰涎，消痈毒，止咽痛，杀疥虫，揩肤痒。可吐痰治疟，涂虫螫蛇伤。根名土牛膝，功用相同。子名鹤虱，专掌杀虫。一名虾蟆蓝，一名活鹿草，外科要药。生捣汁服，令人大吐、大下，亦能止牙疼。

按：脾胃寒薄，不渴易泄者勿用。

山豆根味苦，性寒，无毒。入心、肺二经。主咽痛虫毒，消诸肿疮疡。

按： 其性大苦大寒，脾胃所苦。食少而泻者，切勿沾唇。

白及 味苦，微寒，无毒。入肺经。肺伤吐血建奇功。痈肿排脓称要剂。

性收色白，合乎秋金，宜入相傅之经，以疗诸热之证，收中有散，又能排脓。花名箬兰，贵重可喜。

按： 痈疽溃后，不宜同苦寒药服。反乌头、乌喙。

藜芦 味辛，苦，微寒，有毒。入脾、胃二经。司蛊毒与喉痹，能杀虫理疥疡。与酒相反，同用杀人。

有宣壅导滞之力，苦为涌剂，能使邪气热痰皆吐出也。苦能杀虫，并主疥癣。

按： 藜芦有毒，服之令人烦闷吐逆。凡胸中有老痰，或中蛊毒，止可借其宣吐，不然，切勿沾口，大损津液也。

营实 味酸、涩，微寒，无毒。入胃经。口疮骨鲠之用，睡中遗尿之方也。专达阳明解热，以其性涩，兼有遗尿之疗也。

蛇床子 味苦、辛，温，无毒。入脾、肾二经。男子强阳事，妇人暖子宫。除风湿痹痒，擦疮癣多功。去足太阴之湿，补足少阴之虚，强阳颇著奇功，人多忽之，宁知至贱之中，乃伏殊常之品耶？得地黄汁拌蒸三遍后，色黑乃佳。

按： 肾火易动者勿食。

景天 味苦、酸，寒，无毒。入心经。诸肿火丹能疗，一切游风可医。毒蛇伤咬，急用捣敷。大寒纯阴之品，故独入离宫，专清热毒。

按：中寒之人，服之有大害，惟外涂不妨耳。一名慎火草。

兰叶味辛，平，无毒，入肺经。蛊毒不祥，胸中痰癖，止渴利水，开胃解郁。兰花禀天地清芬之气，入西方以清辛金，颇有殊功。今人不恒用之，亦缺典也。产闽中者，力胜江浙诸种。

茠（音茴）**香**味辛，温，无毒。入胃、肾二经。主腹痛疝气，平霍乱吐逆。辛香宜胃，温性宜肾，故其主治不越二经。

按：茠香辛温，若阳道数举，得热则吐者均戒。八角者名大茴香，小如粟米者力薄。

黄精味甘，平，无毒。入脾经。补中益气，去湿杀虫。禀季春之令，得土之冲气，味甘气和，为益脾阴之剂，土旺则风湿自除，可久服而无偏胜之弊者也。

芦荟味苦、寒，无毒。入心、肝、脾三经。主去热明目，理幼稚惊风，善疗五疳、能杀三虫。禀阴寒之气，寒能除热，苦能泄热，故除热杀虫及明目也。疳以湿热为咎，湿热去，则愈矣。

按：芦荟大苦大寒，凡脾虚不思食者，禁用。

阿魏味辛，温，无毒。入脾、胃二经。杀诸虫，破癥积，除邪气，化蛊毒。臭烈殊常，故杀蛊辟恶，辛则能散，温则能行，故消积化蛊。

按：人之血气，闻香则顺，闻臭则逆，故凡虚人，虽有痞积，不可轻用。当先养胃气，胃强则坚积渐磨而消矣。经曰：大积大聚，其可犯也。衰其大半而止，盖兢兢于根本者乎？

芦根味甘，寒，无毒。入胃经。噎膈反胃之司，消渴呕逆之疗，可清烦热，能利小肠。独入阳明，清热下降，故主治如上。笋性更佳，解河鲀毒。

按：霍乱呕吐，由于寒者勿服。

卷之四

云间李中梓士材父著
门人张介福受兹父参
侄孙李廷芳蘅伯父订

本草征要下

木　　部

桂味辛、甘，大热，有小毒。入肾、肝二经。畏石脂，忌生葱。去皮用，见火无功。益火消阴，救元阳之痼冷；温中降气，扶脾胃之虚寒。坚筋骨，强阳道。乃助火之勋；定惊痫，通血脉，属平肝之绩。下焦腹痛，非此不除；奔豚疝瘕，用之即效。宣通百药，善堕胞胎。

桂心入心、脾二经。理心腹之恙，三虫九痛皆瘥；补气脉之虚，五劳七伤多验。宣气血而无壅，利关节而有灵；托痈疽痘毒，能引血成脓。

桂枝入肺、膀胱二经。无汗能发，有汗能止。理心腹之痛，散皮肤之风。横行而为手臂之引经，直行而为奔豚之向导。

肉桂乃近根之最厚者，桂心即在中之次厚者，桂枝即顶上细枝，以其皮薄。又名薄桂。肉桂在下，主治下焦；桂心在中，主治中焦；桂枝在上，主治上焦。此本乎天者亲上，本乎地者亲下之道也。王好古云：仲景治伤寒，有当汗者，皆用桂枝。又云：汗多者禁用。两说何相反哉？《本草》言桂辛甘，出汗者，调其血而汗自出也。仲景云：太阳中风，阴弱者汗自出，卫实营虚，故发热汗出。又云：太阳病，发热汗出者，为营弱卫强，阴虚阳必凑之。故皆用桂枝发汗，乃调其营则卫自和，风邪无所容，遂自汗而解，非桂枝能发汗也。汗多用桂枝者，调和营卫，则邪从汗解而汗自止，非桂枝能闭汗也。不知者，遇伤寒无汗，亦用桂枝，误矣。桂枝发汗，“发”字当作“出”字，汗自然出，非若麻黄之开腠发汗也。

按：桂性偏阳，不可误投，如阴虚之人，一切血证及无虚寒者，均当忌之。

松脂味苦、甘，温，无毒。入肺、胃二经。水煮百沸，白滑方可用。祛肺金之风，清胃土之热。除邪下气，壮骨强筋。排脓、止痛、生肌，煎膏而用；牙疼、恶痹、崩中，研末而尝。

松子甘能益血，润大便；温能和气，主风虚。

松叶可生毛发，宜熏冻疮。

松节舒筋止肢节之痛，去湿搜骨内之风。

松脂感太阳之气而生，燥可去湿，甘能除热，故外科取用极多也。松子中和，久服有裨；松叶有功于皮毛，松节有功于肢节，各从其类也。

按：松脂、松叶，性燥而温，血虚者勿服。

茯苓味甘淡，性平，无毒。入心、肾、脾、胃、小肠五经。马蔺为使。畏牡蛎、地榆、秦艽、龟甲。忌醋。产云南、色白而坚实者佳。去皮膜用。益脾胃而利小便，水湿都消；止呕吐而定泄泻，气机咸利。下行伐肾，水泛之痰随降。中守镇心，忧惊之气难侵。保肺定咳嗽，安胎止消渴。抱根者为茯神，主用俱同，而安神独掌。红者为赤茯苓，功力稍逊，而利水偏长。茯苓假松之余气而成。无中生有，得坤厚之精，为脾家要药。《素问》曰：饮入于胃，游溢精气，上输于肺，通调水道，下输膀胱，则利水之药，皆上行而后下降也。故洁古谓其上升，东垣谓其下降，各不相背也。

按：小便多，其源亦异。《素问》云：肺气盛则便数，虚则小便遗，心虚则少气遗溺，下焦虚则遗溺，胞络遗热于膀胱，则遗溺。膀胱不约为遗，厥阴病则遗溺。所谓肺气盛者，实热也，宜茯苓以渗其热。故曰：小便多者，能止也。若肺虚、心虚、胞络热、厥阴病，皆虚热也。必上热下寒，法当升阳。膀胱不约，下焦虚者，乃火投于水，水泉不藏，必肢冷脉迟，法当用温热之药，皆非茯苓可治。故曰：阴虚者，不宜用也。

茯神抱根而生，有依守之义，故魂不守舍者，用以安神。赤者入丙丁，但主导赤而已。

按：病人小便不禁，虚寒精滑者，皆不得服。

琥珀味甘，平，无毒。入心、肺、脾、小肠四经。安神而鬼魅不侵，清肺而小便自利，新血止而瘀血消，翳障除而光明复。感土木之气，而兼火化，味甘色赤，有艮止之义，故能安神；有下注之象，故利小便而行血。丹溪曰：燥脾土有功，脾能运化，肺金下降，小便自通。若因血少而小便不利者，反致燥急之苦。

按：渗利之性，不利虚人，凡阴虚内热，火炎水涸者勿服。

柏子仁味甘辛，性平，无毒。入心、肝、肾三经。畏菊花、羊蹄草。蒸，晒，炒。安神定悸，壮水强阳。润血而容颜美少，补虚而耳目聪明。心藏神，肾藏精与志，心肾虚，则病惊悸，入心养神，入肾定志，悸必愈矣。悦颜聪明，皆心血与肾水互相灌溉耳。

按：柏子多油而滑，作泻者勿服，多痰者亦忌，有油透者勿入药。

侧柏叶味苦，微寒，无毒。入肝经。牡蛎为使。忌同柏子仁。止吐衄来红，定崩淋下血。历节风疼可愈，周身湿痹能安。微寒补阴，故应止血，其治风湿者，益脾之力也。柏有数种，惟根上发枝数茎，蒙茸茂密，名千头柏，又名佛手柏，是真侧柏也。

按：柏性夹燥，血家不宜多服。

枸杞子味甘，微温，无毒。入肝、肾二经。补肾而填精，止渴除烦。益肝以养营，强筋明目。精不足者，补之以味，枸杞子是也。能使阴生则精血自长。肝开窍于目，黑水神光属肾，二脏得补，目自明矣。

按：枸杞能利大小肠，故泄泻者勿用。

地骨皮味甘，寒，无毒。入肾经。治在表无定之风邪，主传尸有汗之骨蒸。热淫于内，泻以甘寒，退热除蒸，固宜尔也。又去风邪者，肝肾同治也。肝有热则风自内生，热退则风息，此与外感之风不同耳。

按：地骨皮乃除热之剂，中寒者勿服。

槐花味苦、酸，寒，无毒。入肝、大肠二经。含蕊而陈久者佳。微炒。止便红，除血痢，咸藉清肠之力。疗五痔，明眼目，皆资涤热之功。子名槐角，用颇相同，兼行血而降气，亦催生而坠胎。枝主阴囊湿痒，叶医疥癣疔疮。感天地阴寒之气，而兼木与水之化，故为凉血要品。血不热则阴自足，目疾与痔证交愈矣。

按：按槐性纯阴，虚寒者禁用，即虚热而非实火者亦禁之。

酸枣仁味酸，平，无毒。入肝、胆二经。恶防己。炒熟。酸收而心守其液，乃固表虚有汗，肝旺而血归其经，用疗彻夜无眠。胆怯者，心君易动，惊悸盗汗之所自来也。肝虚者，血不归经，则虚烦不眠之所自来也。枣仁能补肝益胆，则阴得其养，而诸证皆安矣。

按：肝胆二经有实邪热者勿用，以其收敛故也。

黄柏味苦，性寒，无毒。入肾经。恶干漆。盐酒炒。肥厚鲜黄者佳。泻龙火而救水，利膀胱以燥湿。佐以苍术，理足膝之痹痛。渍以蜜水，漱口舌之生疮。黄柏泻阴火，除湿热，故治疗如上。昔人谓其补阴者，非其性补，盖热去则阴不受伤，虽谓之补亦宜。

按：苦寒之性利于实热，不利于虚热，凡脾虚食少，或泻或呕，或好热，或恶冷，或肾虚五更泄泻，小便不禁，少腹冷痛，阳虚发热，瘀血停止，产后血虚发热，金疮发热，痈疽溃后发热，伤食发热，阴虚小水不利，痘后脾虚小水不利，血虚烦躁不眠等症，法咸忌之。

楮实味甘，性寒，无毒。入脾经。健脾消水肿，益气充肌。

按：楮实，虽能消水健脾，然脾胃虚寒者勿用。

干漆味辛，温，有毒。入肝经。畏铁浆、黄栌汁、甘豆汤、螃蟹、蜀椒。炒至烟尽为度。辛能散结，行瘀血之神方；毒可祛除，杀诸虫之上剂。行血杀虫，皆辛温毒烈之性，中其毒者，或生漆疮者，多食蟹及甘豆汤解之。

按：血见干漆即化为水，则能损新血可知。虚者及惯生漆疮者，切勿轻用。

五加皮味辛，性温，无毒。入肾、肝二经。远志为使。恶玄参。明目舒筋，归功于藏血之海；益精缩便，得力于闭蛰之官。风湿宜求，疝家必选。五加皮者，五车星之精，故服食家多夸之不已。尝曰：宁得一把五加，不用金玉满车。虽赞词多溢美，必非无因，而获此隆誉也。

按：下部无风寒湿邪而有火，及肝肾虚而有火者，皆忌之。

蔓荆子味苦、辛，平，无毒。入肝、膀胱二经。恶乌头、石膏。头风连于眼目，搜散无余，湿痹甚而拘挛，展舒有效。气清味辛，体轻而浮，上行而散，故所主者，皆在风木之脏，目之与筋，皆肝所主也。

按：头痛目痛，不因风邪，而因于血虚有火者，忌之。元素云：“胃虚人不可服，恐生痰疾。”

辛夷味辛，温，无毒。入肺、胃二经。芎䓖为使。恶五石脂。畏菖蒲、蒲黄、黄连、石膏、黄芩。去心及毛，毛射肺中，令人发咳。辛温开窍，鼻塞与昏冒咸宜。清阳解肌，壮热与憎寒并选。肺开窍于鼻，而胃脉环鼻上行，凡中气不足，清阳不升，则头痛而九窍不利。辛夷禀阳春之气，味薄而散，能助胃中清气，上达高巅。故头面诸窍，皆归于治平也。

按：辛香走窜，虚人禁之，虽偶感风寒而鼻塞者，亦禁之。头痛属血虚火炽者，服之转甚。

桑根白皮味甘，寒，无毒。入肺经。续断、桂心、麻子为使。刮去粗皮，蜜水炙。有涎出不可去也。泻肺金之有余，止喘定嗽。疏小肠之闭滞，逐水宽膨。降气散瘀血，止渴消燥痰。泻肺降气，是其职专，利便去水者，兼泻子之法也。叶可止汗去风，明目长发。子可补血安神，生津止渴。枝可去风养筋，消食定咳。桑耳调经止崩带。桑黄清肺疗鼻赤。桑柴灰除瘢痣，蚀恶肉。桑霜别名木硇，能钻筋透骨，为抽疔拔毒之品。

按：桑白皮泻火，肺虚无火，因风寒而嗽者，勿服。桑椹子虽能补血，脾胃虚滑者勿服。

桑寄生味苦，平，无毒。入肝经。忌火。和血脉，充肌肤，而齿发坚长。舒筋络，利关节，而痹痛捐除。安胎简用，崩漏征医。本能益血，兼能去湿，故功效如上。海外深山、地暖不蚕、桑无采捋之苦，气化浓密，自然生出。有言鸟衔他子，遗树而生者，非也。

杜仲味辛，甘，温，无毒。入肝、肾二经。恶玄参、蛇蜕。去皮，醋炙。强筋壮骨，益肾添精，腰膝之疼痛皆痊。遍体之机关总利。肾苦燥，急食辛以润之。肝苦急，急食甘以缓之。杜仲辛甘，故主用如上。亦治阴下湿痒、小便余沥。

按：肾虚火炽者勿用。

女贞实味苦，辛，平，无毒，入肝、肾二经。补中黑发须，明目养精神。禀天地至阴之气，故凌冬不凋，气薄味厚，阴中之阴，降也。虽曰补益，偏于阴寒者也。

按：脾虚胃家，久服胃痛作泻。

蕤仁味甘，温，无毒。入肝经。汤浸，去皮、尖，水煮过，研膏。破心下结痰，除腹中痞气。退翳膜赤筋，理眦伤泪出。外能散风，内能清热，肝气和则目疾愈。痰痞皆热邪为祟，故宜并主。

按：目疾不缘风热，而因于虚者勿用。

丁香味辛，温，无毒。入肺、胃、肾三经。忌见火。畏郁金。去丁盖。温脾胃而呕呃可瘳，理壅滞而胀满宜疗。齿除疳䘌，痘发白灰。脾为仓廪之官，伤于饮食生冷，留而不去，则为壅胀，或为呕呃，暖脾胃而行滞气，则胀呕俱瘳也。

按：丁香辛热而燥，非属虚寒，概勿施用。鸡舌香，是其别名。母丁香乃其大者。

沉香味辛，温，无毒。入脾、胃、肝、肾四经。调和中气，破结滞而胃开。温补下焦，壮元阳而肾暖。疗脾家痰涎之血，去肌肤水肿之邪。大肠虚闭宜投，小便气淋须用。芬芳之气，与脾胃相投，温而下沉，与命门相契。怒则气上，肝之过也，辛温下降，故平肝有功。

按：沉香降气之要药，然非命门火衰，不宜多用，气虚下陷者，切勿沾唇。

檀香味辛，温，无毒。入肺、胃二经。辟鬼杀虫，开胃进食。疗噎膈之吐，止心腹之疼。调上焦，气在胸膈咽嗌之间有奇功。

按：痈疽溃后，及诸疮脓多者不宜服。

降真香味辛，温，无毒。色红者良。行瘀滞之血如神，止金疮之血至验。理肝伤吐血，胜似郁金，理刀伤出血，过于花蕊。降香色鲜红者，行血下气有功，若紫黑色者，不堪用也。兼可辟邪杀鬼，烧之，辟天行时气，宅舍怪异。

苏合香味甘、温，无毒。甘暖和脾，郁结凝留咸雾释。芬芳彻髓，妖邪梦魇尽冰消。产中天竺国，诸香汁合成，故名合香。凡香气皆能辟邪通窍，况合众香而成者乎？沈括云：苏合油，如黐胶，以箸挑起，悬丝不断者真也。

乳香味辛，温，无毒。入心经。箬上烘去油，同灯心研之则细。定诸经之痛，解诸疮之毒。活血舒筋，和中治痢。诸疮痛疡，皆属心火。乳香入心，内托护心，外宣毒气，有奇功也。但疮疽已溃勿服，脓多者勿敷。

没药味苦，平，无毒。入肝经。制法同乳香。宣血气之滞，医疮腐之疼。可攻目翳，堪堕胎儿。血滞则气壅，故经络满急，发肿作痛。没药善通壅滞，则血行而气畅痛止也。

按：骨节痛与胸腹筋痛，不由血瘀，而因于血虚，产后恶露去多，腹中虚痛，痈疽已溃，法咸禁之。

安息香味辛苦，性平，无毒。入心经。服之而行血下气，烧之而去鬼来神。手少阴主藏神，神昏则鬼邪侵之。心主血，血滞则气不宣快，安神行血，故主治如上。

按：病非关恶气侵犯者勿用。

麒麟竭味甘、咸，平，有小毒。入心、肝二经。凡用另研，若同他药捣，则化为飞尘。产于外国，难得真者，磨之透甲，烧灰不变色者佳。走南方，兼达东方，遂作阴经之主。和新血，且推陈血，真为止痛之君。乳香、没药兼主气血，此则专于血分者也。善收疮口，然性急，不可多使，却能引脓。

龙脑香味辛苦，性，微温，无毒。开通关窍，驱逐鬼邪。善消风而化湿，使耳聪而目明。芳香为百药之冠，香甚者，性必温热。善于走窜，入骨搜风，能引火热之气，自外而出，新汲水调，催生其捷。

按：龙脑入骨，风病在骨髓者，宜也。若风在血脉肌肉，辄用脑麝，反引风入骨，如油入面，莫之能出。目不明，属虚者，不宜入点。

金樱子味酸、涩，平，无毒。入脾、肾二经。扃钥元精，合闭蛰封藏之本。牢拴仓廪，赞传导变化之权。金樱子性涩，不利于气。丹溪云：经络隧道，以通畅为和平，昧者，喜其涩精而服之，致生别证，自不作靖，咎将谁执？虽然，惟无故而服以纵欲，则不可。若精滑者服之，何咎之有？

竹叶味苦、甘，性寒，无毒。入心、胃二经。清心涤烦热，止嗽化痰涎。

竹茹刮去青皮，用第二层。疏气逆，而呕呃与噎膈皆平，清血热而吐衄与崩中咸疗。

竹沥姜汁为使。痰在皮里膜外者，直达以宣通；痰在经络四肢者，屈曲而搜剔；失音不语偏宜，肢体挛蜷决用。

竹种最多，惟大而味甘者为胜，必生长甫及一年者，嫩而有力。竹能损气，故古人以笋为刮肠篦。竹沥滑肠，脾虚泄泻者勿用。惟痰在皮里、膜外、经络、肢节者相宜，若寒痰、湿痰与食积痰勿用。

吴茱萸味辛，热，有小毒。入肝、脾、胃三经。蓼实为使。恶丹参、滑石、白垩。畏紫石英，开口者良。盐汤泡过，焙干。燥肠胃，而止久滑之泻。散阴寒而攻心腹之疼。祛冷胀为独得，疏肝气有偏长。疝疼脚气相宜，开郁杀虫至效。辛散燥热，独入厥阴有功，脾胃其旁及者也。东垣云：浊阴不降，厥气上逆，甚而胀满，非茱萸不可治也。多用损元气。寇氏曰：下气最速，肠虚人服之愈甚。凡病非寒滞者，勿用。即因寒滞者，亦当酌量虚实，适事为故也。

山茱萸味酸，微温，无毒。入肝、肾二经。蓼实为使。忌桔梗、防风、防己。酒润去核，微火烘干。补肾助阳事，腰膝之痾不必虑也；闭精缩小便，遗泄之证宁足患乎。月事多而可以止，耳鸣响而还其聪。四时之令，春气暖而生，秋气凉而杀，万物之性，喜温而恶寒。人身精气，亦赖温暖而后充足，况肾肝居至阴之位，非得温暖之气，则孤阴无以生。山茱萸正入二经，气温而主补，味酸而主敛，故精气益而腰膝强也。

按：强阳不痿，小便不利者不宜用。

槟榔味辛，温，无毒。入胃、大肠二经。忌见火。降至高之气，似石投水。疏后重之急，如骥追风，疟疾与痰癖皆收，脚气与杀虫并选。足阳明为水谷之海，手阳明为传导之官。二经相为贯输，以运化精微者也。二经病则痰癖、虫积生焉。辛能破滞，苦能杀虫，故主如上诸证。

按：槟榔坠诸气，至于下极，气虚下陷者，所当远避。

栀子味苦，寒，无毒。入肺经，炒透。治胸中懊侬，而眠卧不宁。疏脐下血滞，而小便不利。清太阴肺，轻飘而上达。泻三焦火，屈曲而下行。栀子本非吐药，仲景谓邪气在上，得吐则邪出，所谓高者因而越之也。亦非利小便药，盖肺清则化行，而膀胱津液之腑，奉气化而出矣。

按：大苦大寒，能损胃伐气，虚者忌之。心腹痛，不因火者，尤为大戒。世人每用治血，不知血寒则凝，反为败证。治实火之吐血，顺气为先，气行则血自归经。治虚火之吐血，养正为先，气壮则自能摄血，此治疗之大法，不可少违者也。

芜荑味辛，平，无毒。入肺经。除疳积之要品，杀诸虫之神剂。幼科取为要药，然久服多服，亦能伤胃。

枳壳味苦，微寒，无毒。入肺、大肠两经。麸炒。破至高之气，除咳逆停痰。助传导之官，消水留胀满。

枳实即枳壳之小者。破积有雷厉风行之势，泻痰有冲墙倒壁之威。解伤寒结胸，除心下急痞。枳壳、枳实，上世未尝分别。自东垣分枳壳治高，枳实治下。海藏分枳壳主气，枳实主血，然究其功用，皆利气也。气利则痰喘止，痞胀消，食积化。人之一身，自飞门以至魄门，三焦相通，一气而已。又何必分上与下，气与血乎。但枳实则性急，枳壳则性缓，为确当耳。

按：枳壳，枳实，专主破气，大损真元，凡气弱脾虚，以致停食痞满，法当补中益气，则食自化，痞自散。若用枳壳，枳实，是抱薪救火矣。胀满因于实邪者可用，若因土虚不能制水，肺虚不能行气而误用之，则祸不旋踵。瘦胎饮用枳壳，为湖阳公主而设，以彼奉养太过，形气肥实，故相宜也。若一概用之，反致气弱而难产。洁古枳术丸用枳实为积滞者设，积滞去则脾胃自健，故谓之补，非消导之外别有补益也。时医不察虚实，不辨补泻，往往概施，损人真元，为厉不浅。虽以补剂救之，亦难挽其刻削之害，世人多蹈此弊，故特表以为戒。

厚朴味苦辛，大温，无毒。入脾、胃二经。干姜为使。恶泽泻、硝石、寒水石。忌豆。色紫味辛者良，刮去粗皮，切片，姜汁炒。辛能散风邪，温可解寒气，下气消痰，去实满而宽膨，温胃和中，调胸腹而止痛，吐利交资，惊烦共主。温热之性，长于散结去满，温胃暖脾，故主食停痰滞，胀痛吐利等证。然但可施于元气未虚、邪气方盛，或客寒犯胃，湿气侵脾，若脾虚之人，虽有如上诸证，切勿沾唇。或一时未见其害，而清纯冲和之气，潜伤默耗矣。可不谨诸。

茶叶味甘、苦，微寒，无毒。入心、肺二经。畏威灵仙、土茯苓，恶榧子。消食下痰气，止渴醒睡眠。解炙煿之毒，消痔瘘之疮。善利小便，颇疗头疼。禀土之清气，兼得春初生发之意，故其所主，皆以清肃为功。然以味甘不涩，气芬如兰，色白如玉者为良。茶禀天地至清之气，产于瘠砂之间，专感云露之滋培，不受纤尘之滓秽，故能清心涤肠胃，为清贵之品。昔人多言其苦寒不利脾胃，及多食发黄消瘦之说，此皆语其粗恶苦涩者耳。故入药须择上品，方有利益。

猪苓味甘淡，平，无毒。入肾、膀胱二经。去皮。分消水肿，淡渗湿痰。猪苓感枫根之余气而成，利水诸药，无如此驶。

按：寇宗奭曰：多服猪苓，损肾昏目。洁古云：淡渗，燥亡津液，无湿证者勿服。

乌药味辛，温，无毒。入胃、膀胱二经。主膀胱冷气攻冲，疗胸腹积停为痛。天行疫瘴宜投，鬼犯蛊伤莫废。辛温芳馥，为下气温中要药。

按：气虚及血虚者勿用。

海桐皮味苦，平，无毒。入脾、胃二经。除风湿之害，理腰膝之疼。可涂疥癣，亦治牙虫。

按：腰膝痛非风湿者不宜用。治癣治牙。须与他药同行。

大腹皮味苦，微温，无毒。入脾、胃二经。开心腹之气，逐皮肤之水。主用与槟榔相仿，但力少缓耳。鸩鸟多集大腹树上，宜以大豆汁多洗，令黑汁去尽，火焙用。

按：病涉虚者勿用。

合欢味甘，平，无毒。入心、脾二经。安和五脏，欢乐忘忧。心为君主之官，土为万物之母，二脏调和则五脏自安，神明自畅。嵇康《养生论》云，合欢蠲忿。正谓此也。一名夜合。

五倍子味苦、酸、涩，平，无毒。入肺、胃二经。敛肺化痰，故止嗽有效，散热生津，故止渴相宜。上下之血皆止，阴阳之汗咸瘳。泻痢久而能断，肿毒发而能消。糁口疮，须臾可食，洗脱肛，顷刻能收。染须发之白，治目烂之疴。

按：五倍子性急而专收敛。咳嗽由于风寒者忌之；泻痢非虚脱者忌之；咳嗽由于肺火实者忌之；误服反致壅满，以其收敛太骤，火气无从泄越耳。

天竺黄味甘，寒，无毒。入心经。祛痰解风热，镇心安五脏。大人中风不语，小儿天吊惊痫。竹之津气结成，与竹沥功用相仿，故清热养心，豁痰利窍。久用亦能寒中。产于天竺国。

密蒙花味甘，平，无毒。入肝经。酒润，焙。养营和血，退翳开光。大人眦泪羞明，小儿痘疳攻眼。独入东方，为涤热和营之用，故治目之外，无他长也。

巴豆味辛，热，有大毒。入肺、脾、胃、大、小肠五经。芫花为使，畏大黄、黄连、芦笋、菰笋、酱豆、冷水。恶蔓草，反牵牛。去心及膜，火焙研细，去油用。荡五脏，涤六腑，几于煎肠刮胃；攻坚积，破痰癖，直可斩关夺门。气血与食一攻而殆尽，痰虫及水倾倒而无遗。胎儿立堕，疔毒旋抽。生于盛夏之令，成于秋金之月，故味辛气温，得刚猛火烈之用，荡涤一切有形之物。

按：元素曰：巴豆不可轻用，郁滞虽开，真阴随损，以少许着肌肤，须臾发泡，况肠胃柔薄之质，无论下后耗损真阴，即脏腑被其熏灼，能无溃烂之患耶？万不得已，亦须炒热去油，入少许即止。不得多用。

蜀椒味辛，性热，有毒。入肺、脾、肾三经。杏仁为使。畏款冬花、防风、附子、雄黄。闭口者害人。温脾土，而击三焦之冷滞，补元阳，而荡六腑之沉寒。饮癖气癥和水肿，累建奇功。杀虫止呕及肠虚，恒收速效。通血脉则痿痹消除，行肢节则机关健运。椒目，善消水肿，可塞耳聋。椒禀纯阳之气，乃祛寒湿，散风邪，温脾胃，暖命门之良药。

按：命门火衰，中气寒冷者，宜之。若阴虚火旺之人，在所大忌。

胡椒味辛，大热，有毒。入胃、大肠二经。温中下气，消风去痰。忌与川椒同用，荜澄茄即胡椒之大者，乃一类两种，亦易僭上。

橡斗子味苦，温，无毒。入脾、胃二经。固精颇效，止痢称奇。

按：新痢起，湿热甚者忌服。

木鳖子味甘，温，有毒。散血热，除痈毒，止腰痛，生肌肉。有毒之品，但宜外用，勿轻内服。番木鳖形较小而色白味苦，主咽喉痹痛；气血虚，肠胃滑者，大戒。

水杨叶味苦，平，无毒。止久痢而多功，浴痘疮而起发。生于涯溪之旁，得水土之气偏多。能散湿热，故久痢需之。痘疮顶陷，浆滞不行，或风寒所阻者，宜水杨枝叶，无叶用嫩枝五斤，流水一釜，煎汤温浴。如冷，添汤，良久照见累起有晕丝者，浆行也。如不满，再浴之。虚者只洗头面手足。屡浴不起者，死。初出及痒塌者，皆不可浴。若内服助气血药，其效更速。此方有燮理之妙，盖黄钟一动，而蛰虫启户；东风一吹，而坚冰解腹之义也。

柞木皮味苦，平，无毒。催生圣药，黄疸奇方。下行利窍，故黄疸与产家用之。

棕榈皮味苦、涩，平，无毒。吐血，鼻红，肠毒病。十全奇效。崩中，带下，赤白痢，一匕神功。性涩，故止血有功，然惟血去已多，滑而不止者，宜之。若早服，恐停瘀为害。火炒烟尽，存性，窨地上出火毒。

川槿皮味苦，平，无毒。止肠风与久痢，擦顽癣及虫疮。肉厚而色红者真。不宜多服。

皂荚味辛、咸，温，有小毒。入肺、肝、胃三经。柏子为使。恶麦门冬。畏人参、苦参。刮去粗皮及弦与子，酥炙用。开窍通关，宣壅导滞。搜风逐疫，驱邪杀鬼。性极尖利，无闭不开，无坚不破，中风伤寒门，赖为济急之神丹。若类中风、由于阴虚者，禁之。孕妇亦禁。

子：去皮，水浸软，煮糖渍食之，治大肠虚秘，瘰疬恶疮。

刺：功与皂荚同，第其性锐利，能直达疮所，为痈疽、妒乳、疔肿未溃之神药。米醋熬嫩刺，涂癣有效。痈疽已溃者勿服。孕妇忌用。

诃黎勒味苦，温，无毒。入肺、大肠二经。蒸，去核，焙。固肠而泄痢咸安。敛肺而喘嗽俱止。利咽喉而通津液，下食积而除胀满。

按：其主用，皆温涩收敛之功，若肺有实热，泻痢因湿热，气喘因火冲，法咸忌之。

楝实味苦，寒，有毒。入脾、肺二经。杀三虫，能利小便。根，微寒。杀诸虫，通大肠。大寒极苦，若脾胃虚寒者忌之。

樗白皮味苦，涩，寒，有小毒，东引者良，醋炙之。涩血止泻痢，杀虫收产肠。苦寒之性，虚寒者禁用，肾家真阴虚者亦忌之，以其徒燥耳。止入丸用，不入汤剂。椿白皮主用相仿，力稍逊之。

郁李仁味酸，平，无毒。入脾、大肠二经。汤浸去皮，研如膏。润达幽门，而关格有转输之妙。宣通水腑，而肿胀无壅遏之嗟。性专降下，善导大肠燥结，利周身水气，然下后令人津液亏损，燥结愈甚，乃治标救急之药，津液不足者，慎勿轻服。

雷丸味苦，寒，有小毒。入胃经。荔实、厚朴、蓄根、芫花为使。恶葛根。酒蒸。杀脏腑之诸虫，除婴儿百病。雷丸乃竹之余气，得霹雳而生，故名雷丸。杀虫之外无他长，久服令人阳痿。

苏木味甘咸，平，无毒。入心、肝、脾三经。宣表里之风邪，除新旧之瘀血。苏木理血，与红花同功，少用和血，多用即破血也。其治风者，所谓治风先治血，血行风自灭也。

没石子味苦，温，无毒。入肾经。忌铜铁器。用浆水于砂盆中研，焙，干再研，如乌犀色。益血生精，染须发而还少；强阴治痿，助阳事以生男。涩精止遗淋，固肠医泄痢。禀春生之气，兼金水之性，春为发生之令，故有功于种玉；金主收肃之用，故有功于止涩。然亦不宜独用多用也。

木瓜味酸，温，无毒。入肝经。忌铁，去穰。筋急者，得之即舒；筋缓者，遇之即利。湿痹可以兼攻，脚气惟兹最要。得东方之酸，故入厥阴治筋，非他药所能俦匹。转筋时但念木瓜二子数十声，立效。东垣云：气脱能收，气滞能和，故于筋急、筋缓，两相宜耳。

按：孟诜云：多食损齿及骨。《素问》所谓阴之所生，本在五味，阴之五宫，伤在五味，五味太过，则有增胜之忧也。

果　部

莲子味甘，平，无毒，入心、脾、肾三经。泡去皮、心，炒。心肾交而君相之火邪俱靖，肠胃厚而泻痢之滑脱均收。频用能涩精，多服令人喜。

莲藕味苦，平，入心、脾二经。忌铁。生用则涤热除烦，散瘀而还为新血；熟用则补中和胃，消食而变化精微。

莲花须味甘、涩，温，无毒。入心、肾二经。忌地黄、葱、蒜。清心而诸窍之出血可止，固肾而丹田之精气无遗。须发变黑，泻痢能除。莲子，脾家果也，久服益人。石莲子乃九月经霜后坚黑如石，堕水入泥者。今肆中石莲子，其味大苦，产广中树上，不宜入药。藕性带涩，止血有功，产家忌性冷。惟藕不忌，为能去瘀故也。莲须温而不热，血家、泻家尊为上剂。莲房固精涩肠，但不宜多服。叶可助胃消食，蒂治雷头风，取其有震仰盂之象，类从之义也。

橘皮味辛，温，无毒。入肺、脾二经。广中者最佳，福建者力薄，浙产便恶劣矣。陈久愈佳。去蒂及浮膜，晒干。止嗽定呕，颇有中和之妙。清痰理气，却无峻烈之嫌。留白者，补胃偏宜，去白者，疏通专掌。苦能泄气，又能燥湿，辛能散气，温能和气。同补药则补，同泻药则泻，同升药则升，同降药则降。夫脾乃元气之母，肺乃摄气之仓，故独入二经。气虽中和，然单服久服，亦损真元。橘皮下气消痰，橘肉生痰聚气，一物也，而相反如此。

青皮即橘之小者。麸炒。破滞气，愈陈愈效，削坚积，愈下愈良。引诸药至厥阴之分，下饮食入太阴之仓。青皮，兼能发汗，性颇猛锐，不宜多用。如人年少壮，未免躁暴；及长大而为橘皮，如人至老年，烈性渐减，经久而为陈皮，则多历寒暑，而躁气全消也。核主膀胱疝气，一味为末，酒服五钱。叶主肺痈，乳痈，绞汁饮之。

香橼味苦，温，无毒。入肺、脾二经。年久者良。去白，炒。理上焦之气，止呕宜求。进中州之食，健脾宜简。性虽中和，单用多用，亦损正气。脾虚者，须与参、术并行，乃有相成之益耳。

大枣味甘，平，无毒。入脾经。坚实肥大者佳。调和脾胃，具生津止泻之功。润养肺经，操助脉强神之用。经言：枣为脾果，脾病宜食之。又曰：脾病人，毋多食甘，毋乃相戾耶？不知言宜食者，指不足之脾也。如脾虚泄泻之类。毋多食者，指有余之脾也，如中满肿胀之类。凡用药者，能随其虚实而变通之，虽寻常品味，必获神功，苟执而泥之，虽有良剂，莫展其长，故学者以格致为亟也。

按：枣虽补中，然味过于甘，中满者忌之。小儿疳病及齿痛，痰热之人，俱不宜食；生者，尤为不利。红枣：功用相仿，差不及耳。

芡实味甘，平，无毒。入脾、肾二经。补肾固精，而遗浊有赖，益脾养气，而泄泻无虞。禀水土之气以生，独于脾肾得力。小儿不宜多食者，以其难消也。

乌梅味酸，平，无毒。入肺、脾二经。定嗽定渴，皆由敛肺之勋；止血止利，尽是固肠之力。清音去痰涎，安蛔理烦热。蚀恶肉而至速，消酒毒以清神。

白梅即霜梅也。牙关紧闭，擦龈涎出便能开，刀箭伤肤，研烂敷之血即止。乌梅、白梅皆以酸收为功，疽愈后，有肉突起，乌梅烧敷，一日减半，两日而平。真奇方也。夫梅生于春，曲直作酸，病有当发散者，大忌酸收，误食必为害。若过食而齿䶢者，嚼胡桃肉解之。

柿味甘，寒，无毒。入肺、脾二经。润肺止咳嗽，清胃理焦烦。

干柿能厚肠而止泄，主反胃与下血。

柿霜清心而退热生津，润肺而化痰止嗽。

三者主用，大同小异。总之，肃清上焦火邪，兼有益脾之功也。有人三世死于反胃，至孙得一方，用柿饼同干饭同食之，绝不用水，亦勿以他药杂之，旬日而愈。

按：柿性颇寒，肺经无火，及风寒作嗽者、冷痢滑泄者忌之。不宜与蟹同食，令人腹痛作泻。

荸荠味甘，寒，无毒。益气而消食，除热以生津。腹满须用，下血宜尝。同胡桃食，能化铜物为乌有。一味为末，能辟蛊毒。

按：孟诜云：有冷气人勿食，多食令人患脚气，孕妇忌之。

枇杷叶味苦，平，无毒。入肺、胃二经。刷去背上毛，治胃病，姜汁涂炙。治肺病，蜜水涂炙。走阳明则止呕下气，入太阴则定咳消痰。长于降气，气降则火清痰顺，但去毛不净，射入肺中，作咳难疗。

按：胃寒呕吐，及风寒咳嗽者忌之。

甘蔗味甘，平，无毒。入肺、胃二经。和中而下逆气，助脾而利大肠。禀地之冲气，故味甘性平。甘为稼穑之化，故和中助脾，亦能除热止渴，治噎膈，解酒毒。

按：世人误以蔗为性热，不知其甘寒泻火。王摩诘诗云：饱食不须愁内热，大官还有蔗浆寒。盖详于本草者耶。唯胃寒呕吐，中满滑泻者忌之。

白砂糖味甘，寒，无毒。入脾经。生津解渴，除咳消痰，中满者禁用。

红砂糖味甘，寒，无毒。功用与白者相仿，和血乃红者独长。红白二种，皆蔗汁煎成。多食能损齿生虫。作汤下小儿丸，散者缪矣。

桃仁味苦，甘，平，无毒。入肝、大肠二经。香附为使。泡，去皮尖，炒。勿用双仁者。破诸经之血瘀，润大肠之血燥。肌有血凝，而燥痒堪除，热入血室，而谵言可止。苦重于甘，气薄味厚，沉而下降，为阴中之阳，苦以推陈，甘以生新，故血疾恒需之。桃为五木之精，故能辟邪杀鬼，亦可杀虫。桃枭是桃实在树，经冬不落者，正月采之，主辟邪祛祟。

按：桃仁破血，血瘀者相宜，若用之不当，大伤阴气。

杏仁味苦、甘，温，有毒。入肺、大肠二经。恶黄芩、黄芪、葛根，畏蘘草。泡去皮尖，焙。双仁者勿用。散上焦之风，除心下之热，利胸中气逆而喘嗽，润大肠气闭而难通。解锡毒有效，消狗肉如神。杏仁性温，散肺经风寒滞气，殊效。

按：阴虚咳嗽者忌之。双仁者，能杀人，有毒盖指此耳。

梨味甘、酸，寒，无毒。入心、肝、脾三经。外宣风气，内涤狂烦。消痰有灵，醒酒最验。人知其清火消痰，不知其散风之妙。生之，可清六腑之热；熟之，可滋五脏之阴。

按：丹溪云：梨者，利也，流利下行之谓也，脾虚泄泻者禁之。

橄榄味酸、涩、甘，平，无毒。入胃经。清咽喉而止渴，厚肠胃而止泻。消酒称奇，解毒更异。迹其主用，约与诃黎勒相同。误中河豚毒，惟橄榄煮汁，服之可解。诸鱼骨鲠，嚼橄榄汁咽之，如无橄榄，即以核研末，急流水调服，亦效。

胡桃味甘、平，无毒。入肺、肾二经。佐补骨而治痿强阴，兼胡粉而拔白变黑。久服润肠胃，恒用悦肌肤。三焦者，元气之别使；命门者，三焦之本原，盖一原一委也。命门指所居之腑而名，乃藏精系胞之物，三焦指分治之部而名，乃出纳熟腐之司。一以体名，一以用名。在两肾之间，上通心肺，为生命之原，相火之主。

《灵枢》已详言，而扁鹊不知原委体用之分，以右肾为命门，以三焦为有名无状，承讹至今，莫之能正也。胡桃仁颇类其状，而外之皮汁皆黑，故入此方，通命门，命门即通，则三焦利，故上通于肺耳。一幼儿痰喘，五日不乳，其母梦观音授方，令服人参胡桃汤数口，喘即定。明日，去胡桃衣，喘复作，仍连皮服，遂愈。盖皮有敛肺之功也。但用一味，空腹时连皮食之，最能固精。

按：肺有痰热，命门火炽者勿服。

龙眼味甘、平，无毒。入心、脾二经。补心虚而长智，悦胃气以培脾。除健忘与怔忡，能安神而熟寐。不热不寒，和平可贵，别名益智者，为其助心生智也。归脾汤用为向导者，五味入口，甘先归脾也。道家用龙眼肉，细嚼千余，待满口津生，和津汩汩而咽，此即服玉泉之法也。

山楂味酸，平，无毒。入脾、胃二经。去核。消肉食之积，行乳食之停。疝气为殃，茴香佐之而取效。儿枕作痛，砂糖调服以成功。发小儿痘疹，理下血肠风。善去腥膻、油腻之积，与麦芽之消谷积者不同也。核主催生、疝气。

按：胃中无积，及脾虚恶食者忌服。

榧子味甘，平，无毒。入肺经。反绿豆。杀百种之虫，手到而痊，疗五般之痔，频尝则愈。消谷食而治咳，助筋骨而壮阳。东坡诗云：驱除三彭虫，已我心腹疾。指其杀虫也。不问何虫，但空腹食榧子二十一枚，七日而虫下，轻者，两日即下矣。

按：丹溪云，榧子肺家果也。多食则引火入肺、大肠受伤。

石榴皮味酸、涩，温，无毒。入肝、脾、肾三经。泻痢久而肠虚，崩带多而欲脱。水煎服而下蛔。汁点目而止泪。

按：榴味酸涩，故入断下崩中之剂。若服之太早，反为害也。

谷　部

胡麻味甘，平，无毒。入肝、脾、肾三经。其色如酱，其状如虱。九蒸，晒。养血润肠，燥结焦烦诚易退。补中益气，风淫瘫痪岂难除？坚筋骨，明耳目，轻身不老。长肌肤，填髓脑，辟谷延年。补阴是其本职。又去风者，所谓治风先治血，血行风自灭也。李廷飞云：风病人久服，步履端正，语言不謇。神农收为上品，《仙经》载其功能，洵奇物也。但服之令人肠滑，得白术并行为胜。

麻仁味甘，平，无毒。入脾、胃、二经。畏牡蛎、白薇、茯苓。绢包，置沸汤中，至冷取出，悬井中一夜，勿着水，曝干。新瓦上挼去壳。润五脏，通大肠。宣风利关节，催生疗产难。刘完素曰：麻仁，木谷也，而治风，同气相求也。陈士良云：多食损血脉，滑精气，痿阳事。妇人多食，即发带疾，以其滑利下行，走而不守也。

麻油味甘，微寒，无毒。熟者利大肠，下胞衣；生者摩疮肿，生秃发。生者，过食能发冷利，脾虚作泻者忌之。熬熟不可经宿，经宿即助热动气也。

饴糖味甘，温，无毒。入脾经。止嗽化痰，《千金方》每嘉神效；脾虚腹痛，建中汤累奏奇功。瘀血熬焦和酒服，肠鸣须用水煎尝。

按：饴糖，虽能补脾润肺，然过用之，反能动火生痰，凡中满、吐逆、酒病、牙疳，咸忌之。肾病尤不可服。

黑豆味甘、平，无毒。入肾经。活血散风，除热解毒。能消水肿，可稀豆疮。婴儿十岁以下者，炒豆与猪肉同食，壅气致死，十有八九。凡服蓖麻子，忌炒豆，犯之胀死。服厚朴者亦忌之，最能动气故也。

赤小豆味甘、酸，平，无毒。入心、小肠二经。利水去虫，一味磨吞决效；散血排脓，研末醋敷神良。止渴行津液，清气涤烦蒸。通乳汁，下胞衣，产科要矣。除痢疾，止呕吐，脾胃宜之。赤豆，心之谷也，其性下行，入阴分，通小肠，治有形之病，消瘕散肿，虽溃烂几绝者，为末敷之，无不立效。

按：久服赤豆，令人枯燥，肌瘦、身重，以其行降令太过也。

绿豆味甘、寒。入肝经。反榧子，壳恶鲤鱼。解热毒而止渴，去浮风而润肤。利小便以治胀，厚肠胃以和脾。绿豆属木，通于厥阴，解毒之功，过于赤豆，但功在绿皮，若去壳，即壅气矣。

按：胃寒者，不宜食。

扁豆味甘、性温，毒。入脾经。去皮炒。补脾胃而止吐泻，疗霍乱而清湿热。解诸毒大良，治带下颇验。色黄味甘，得乎中和，脾之谷也。能化清降浊，故有消暑之用。皮如粟色者，不可入药。

按：伤寒邪炽者，禁用。

淡豆豉味甘、苦，寒，无毒。入肺、脾二经。解肌发汗，头痛与寒热同除；下气清烦，满闷与温瘢并妙。疫气、瘴气，皆可用也；痢疾、疟疾，无不宜之。豆经蒸窨，能升能散。得葱则发汗，得盐则止吐，得酒则治风，得薤则治痢，得蒜则止血，炒熟又能止汗，亦要药也。

造豉法：黑豆一斗，六月间水浸一宿，蒸熟，摊芦席上，微温，蒿覆五六日后，黄衣遍满为度，不可太过。取晒簸净，水拌得中，筑实瓮中，桑叶盖厚三寸，泥固，取出晒半日，又入瓮。如是七次，再蒸曝干。

按：伤寒直中三阴，与传入阴经者勿用。热结胸烦闷，宜下不宜汗，亦忌之。

麦芽味甘、咸，温，无毒。入胃经。炒黄去芒，留芽用。熟腐五谷，消导而无停；运行三焦，宣通而不滞。疗腹鸣与痰饮，亦催生而堕胎。古人惟取矿麦为芽，今人多用大麦者，非也。以谷消谷，有类从之义，无推荡之峻，胃虚停谷食者宜之。然有积化积，无积消肾气，堕胎。

神曲味甘、辛，温，无毒。入胃经。研细炒黄，陈久者良。健脾消谷，食停腹痛无虞；下气行痰，泄痢胃翻有藉。

五月五日，或六月六日，以白面百斤，青蒿、苍耳、野蓼，各取自然汁六大碗，赤小豆、杏仁泥各三升，以配白虎、青龙、朱雀、玄武、勾陈、腾蛇，用诸汁和面、豆、杏仁，布包作饼，楮叶包罯，如造酱黄法，待生黄衣，曝干收之。

按：脾阴虚胃火盛者勿用，能损胎孕。

谷芽味甘、苦，温，无毒。消食与麦芽同等，温中乃谷芽偏长。味甘气和，具生化之性，故为消食健脾，开胃和中之要药。

酒味苦、甘、辛，热，有毒。入肺、胃二经。通血脉而破结，厚肠胃而润肌。宣心气以忘忧，助胆经以发怒。善行药势，可御风寒。少饮则和血行气，壮神消愁；过饮则损胃耗血，生痰动火。故夫沉湎无度，醉以为常者，轻则致疾，重则亡身。此大禹所以疏仪狄，周公所以著《酒诰》也。烧酒散寒破结，损人尤甚。

醋味酸，温，无毒。入肝经。浇红炭而闻气，产妇房中常起死；涂痈疽而外治，疮科方内屡回生。消心腹之疼，癥积尽破；杀鱼肉之毒，日用恒宜。藏器曰：多食损筋骨、损胃、损颜色。

罂粟壳味酸、涩，温，无毒，入肾经。水洗去蒂，去顶去穰，醋炒透。止泻利而收脱肛，涩精气而固遗泄。劫虚痨之嗽，摄小便之多。酸收太紧，令人呕逆，且兜积滞，反成痼疾。若醋制而与参术同行，可无妨食之害。

按：风寒作嗽，泻痢新起者勿用。

菜　部

瓜蒂味苦，寒，有小毒。入胃经。理上脘之疴，或水停，或食积，总堪平治；去胸中之邪，或痞硬，或懊侬，咸致安宁。水泛皮中，得吐而痊，湿家头痛，嗃鼻而愈。极苦而性上涌，能去上焦之病，高者因而越之是也。

按：瓜蒂最能损胃伤血，耗气夺神，上部无实邪者，切勿轻投。

白芥子味辛，热，无毒。入肺经。解肌发汗，利气疏痰。温中而冷滞冰消，辟邪而祟魔远遁。酒服而反胃宜痊，醋涂而痈毒可散。痰在胁下，及皮里膜外者，非白芥子不能达，煎汤不可太熟，使减力量。

按：肺经有热，阴虚火亢者勿服。茎、叶动风、动气，有疮疡、痔疾、便血者俱忌。

莱菔子味辛，温，无毒。下气定喘，消食除膨。生研堪吐风痰，醋调能消毒肿。丹溪云：莱菔子治痰，有推墙倒壁之功，表其性烈也。

按：虚弱人服之，气浅难布息。

干姜味辛，热，无毒。入肺、脾二经。破血消痰，腹痛胃翻均可服；温中下气，癥瘕积胀悉皆除。开胃扶脾，消食去滞。生行则发汗有灵，炮黑则止血颇验。干姜本辛，炮之则苦，守而不移，非若附子行而不止也。其止血者，盖血虚则热，热则妄行，炒黑则能引补血药入阴分，血得补则阴生热退，且黑为水色，故血不妄行也。然血寒者可多用，血热者不过用三四分，为向导而已。

按：姜味大辛，辛能僭上，亦能散气走血，久服损阴伤目，凡阴虚有热者勿服。

生姜味辛，热，无毒，入肺、胃二经，要热去皮，要冷留皮。生能发表，熟可温中。开胃有奇功。止呕为圣剂。气胀腹疼俱妙，痰凝血滞皆良。刮下姜皮，胀家必用。凡中风、中暑、中气、中毒、中恶、霍乱，一切卒暴之证，用姜汁和童便服之。姜汁能开痰，童便能降火也。古方以姜茶治痢，热痢留皮，冷痢去皮，大妙。忌服同干姜。

葱白味辛、平。入肺、胃二经。忌枣、蜜、犬、雉肉。通中发汗，头疼风湿总蠲除；利便开关，脚气奔豚通解散。跌打金疮出血，砂糖研敷；气停虫积为殃，铅粉丸吞，专攻喉痹，亦可安胎。葱味最辛，肺之药也。故解散之用居多。

按：多食葱，令人神昏、发落、虚气上冲。

大蒜味辛、温，有毒。入脾、肾二经。忌蜜。消谷化食，辟鬼驱邪。破痃癖多功，灸恶疮必效。捣贴胸前，痞格资外攻之益。研涂足底，火热有下引之奇。大蒜用最多，功至捷，外涂皮肉，发泡作疼，则其入肠胃而搜刮，概可见矣。

按：性热气臭，凡虚弱有热之人，切勿沾唇。即宜用者，亦勿过用，生痰动火，损目耗血，谨之。

韭味辛、温，无毒。固精气，暖腰膝，强肾之功也；止泻痢，散逆冷，温脾之力欤！消一切瘀血，疗喉间噎气。

韭子固精、生精，助阳止带。古方用韭，专治瘀血，盖酸入肝，辛能散，温能下也。多食神昏目暗。

金 石 部

金箔味辛，平，有毒。安镇灵台，神魂免于飘荡；辟除恶祟，脏腑搜其伏邪。禀西方之质，为五金之主，最能制木。故中风、惊痫皆需之。银箔功用相仿。

按：金有大毒，磨屑顿服，不过三钱而毙，岂可多服乎？催生者用之。

自然铜味辛，平，无毒。续筋接骨，折伤者依然复旧。消瘀破滞，疼痛者倏尔消除。

按：自然铜，虽有神用，颇能损人，不可过用。

铜青味辛、酸，无毒。入肝经。女科理血气之痛，眼科主风热之疼，内科吐风痰之聚，外科止金疮之血。杀虫有效，疳证亦宜。

色青入肝，专主东方之证，然服之损血。

黄丹味辛，寒，无毒。止痛生肌，宜于外敷；镇心安魄，可作丸吞。坠痰杀虫，截疟止痢。

按：黄丹乃炒铅所作，味性沉阴，过服损阳气。

密陀僧味辛，平，有小毒。色如金者良。镇心主，灭瘢黯。五痔金疮同借重，疟家痢证共寻求。即煎银炉底，感银铅之气而成，其性重坠，故镇心下痰，须水飞用。食之令人寒中。

紫石英味甘，温，无毒。畏扁豆、附子，恶黄连。火煅，醋淬，水飞。上通君主，镇方寸之靡宁；下达将军，助胎宫而有孕。紫石英，南方之色，故功在血分，火热者忌之。

朱砂味甘，寒，有毒。入心经。恶磁石，畏咸水，忌一切血，水飞。镇心而定癫狂，辟邪而除鬼祟。解胎热痘毒，疗目痛牙疼。色赤应离，为心经主药，独用多用，令人呆闷。

水银即朱砂之液，杀虫虱有功，下死胎必用。渗入肉内，使人筋挛，若近男阳，阳痿无气，唯以赤金系患处，水银自出。杨梅疮服轻粉，毒潜骨髓，毒发杀人。轻粉主杀虫生肌。

雄黄味苦、平，有毒。研细，水飞。杨梅疔毒，疥癣痔疡，遵法搽敷力不小；血瘀风淫，鬼干尸疰，依方制服效偏奇。化痰涎之积，涂蛇虺之伤。独入厥阴，为诸疮杀毒之药。亦能化血为水。

石膏味辛、寒，无毒。入肺、胃二经。鸡子为使，恶莽草、巴豆，畏铁。营卫伤于风寒，青龙收佐使之勋。相付因于火热，白虎定为君之剂。头疼、齿痛、肌肤热，入胃而搜逐；消渴、阳狂、逆气起，入肺以驱除。气味俱薄，体重而沉，少壮火热之人，功如反掌；老弱虚寒之人，祸不旋踵。东垣云：立夏前服白虎汤，令人小便不禁，降令太过也。极能寒胃，使人肠滑不能食，非有大热者，切勿轻投。

滑石味甘、淡，寒，无毒，入胃，膀胱二经。利小便，行积滞。宣九窍之闭，通六腑之结。

滑石利窍，不独小便也，上能利毛窍，下能利精窍，盖甘淡先入胃家，上输于肺，下通膀胱，肺主皮毛，为水上源，膀胱司津液，气化则能出，故上则发表，下则利水，为荡热燥湿之剂。

按：多服使人精滑。脾虚下陷者禁之。

赤石脂味酸、辛，大温，无毒。入心、胃、大肠三经。畏芫花，恶大黄、松脂。煅，水飞。主生肌长肉，可理痈疡；疗崩漏脱肛，能除肠澼。

按：石脂固涩，新痢家忌用。

炉甘石味甘，温。煅，水飞。散风热而肿消，祛痰气而翳退。金银之气所结，为眼科要药。

钟乳石味甘，热，有毒。蛇床为使。恶牡丹、牡蒙。畏紫石英。忌羊血。反人参、白术。入银器、煮水，减即添，煮三日夜，色变黄白，换水再煮，色清不变，毒去尽矣。水飞过，再研半日。益精壮阳，下焦之虚弱堪珍；止嗽解渴，上部之虚寒宜宝。其气剽悍，令阳气暴充，饮食倍进。昧者得此肆淫，则精竭火炎，发为痈疽淋浊，岂钟乳之罪邪？大抵命门火衰者相宜。不尔，便有害矣。

海石味咸，性平，毒。入肺经。清金降火，止浊治淋。积块老痰逢便化，瘿瘤结核遇旋消。海石乃水沫结成，体质轻飘，肺之象也；气味咸寒，润下之用也。故治证如上。

按：多服损人气血。

阳起石味咸，温，无毒，入肾经。螵蛸为使，恶泽泻、桂、雷丸、蛇蜕。畏菟丝子，忌羊血，火煅酒淬七次，水飞。固精而壮元阳，益气而止崩带。此石产处，冬不积雪，其热可知。云头雨脚鹭鸶毛，轻松如狼牙者佳，非命门火衰者勿用。

磁石味辛、温，无毒。入肾经。柴胡为使，恶牡丹皮、莽草。畏石脂。火煅，醋淬，水飞。治肾虚之恐怯，镇心脏之怔忡。

镇心益肾，故磁朱丸用之，可暂用，不可久也。

青礞石味咸，平。入肝经。火煅，水飞。化顽痰癖结，行食积停留。痰见青礞，即化为水。脾虚者大忌。

花蕊石味酸，平，无毒。火煅，水飞。止吐衄如神，消瘀血为水。血见花蕊石，即化为水。过用损血，不可不谨。

食盐味咸，寒，无毒。入肾经。擦齿而止痛，洗目而去风。二便闭结，纳导随通。心腹烦疼，服吐即愈。治疝与辟邪有益，痰停与霍乱无妨。润下作咸，咸走肾。喘嗽、水胀、消渴，大忌食盐，或引痰生，或凝血脉，或助水邪，多食损颜色，伤筋力。故西北人不耐咸，少病多寿；东南人嗜咸，少寿多病。

青盐功用相同，入肝散风。

朴硝味辛、咸、酸，寒，无毒。入胃、大肠二经。破血攻痰，消食解热。法制玄明粉，功缓力稍轻。明目清躁，推陈致新。朴硝在下，最粗而浊；芒硝在上，其质稍清。玄明粉再经煎炼，尤为精粹。方士滥夸玄明粉却病永年，不根之说也。若施之于有虚无火之人，及阴毒沉寒之证，杀人惨于刀剑矣。

蓬砂味苦，辛、寒，无毒。入肺经。退障除昏开胬肉，消痰止嗽且生津。癥瘕噎膈俱瘥，衄家骨哽通宜。性能柔五金，则消克可知，但疗有余，难医不足。虚劳证中，非所宜也。

硫黄味酸，大热，有毒。入心、肾二经。畏细辛、朴硝、铁、醋，用莱菔剜空，入硫合定，糠火煨熟，紫背浮萍同煮，皂角汤淘去黑浆。壮阳坚筋骨，阴气全消；杀虫燥寒湿，疮疴尽扫。老年风秘，君半夏而立通；泄痢虚寒，佐蜡矾而速止。艾汤投一匕，阴毒回春；温酒送三丸，沉寒再造。秉纯阳之精，能补君火，可救颠危，乌须黑发，真可引年，然须制炼得宜，淫房断绝者能之，一有不当，贻祸非轻。

白矾味酸、涩，寒，无毒。入肺、脾二经。甘草为使。恶牡蛎、麻黄。消痰止利，涤热袪风。收脱肛阴挺，理疥癣湿淫。矾之用有四：吐风热痰涎，取其酸苦涌泄也；诸血、脱肛、阴挺、疮疡，取其酸涩而收也；治风痰、泄痢、崩带，取其收而燥湿也。喉痹、痈疽、蛇伤、虫毒，取其解毒也；多服伤骨，损心肺。

土　部

伏龙肝味辛，温，无毒。女人崩中带下，丈夫尿血遗精。即灶心黄土，去湿有专长。

墨味辛、温，无毒。烧红，研细。止血以苦酒送下，消痈用猪胆调涂。墨者，北方之色；血者，南方之色，止血者，火见水而伏也。内有鹿角胶，非煅红不可用。

百草霜辛，温，无毒。清咽治痢，解热定血。黑奴丸用以疗阳毒发狂，亦从治之义也。

人　部

发味苦，温，无毒。入心、肝、肾三经。去瘀血、补真阴。父发与鸡子同煎，免婴儿惊悸；己发与川椒同煅，令本体乌头。吐血、衄红取效，肠风、崩带宜求。发者，血之余也，故于血证多功。入罐中，盐泥固济，煅存性。

牙齿味咸，热，有毒。入肾经。火煅，水飞。痘疮倒惊，麝加少许酒调吞；痈乳难穿，酥拌贴之旋发溃。内托阴疽不起，外敷恶漏多脓。齿者，骨之余，得阳刚之性，痘家劫剂也。若伏毒在心，昏冒不省，及气虚白痒，热沸紫泡之症，止宜补虚解毒，误用牙齿者，反成不治。

乳味甘，平，无毒。入心、肝、脾三经。大补真阴，最清烦热。补虚痨。润噎膈，大方之玉液也；祛膜赤，止流泪，眼证之金浆耶！乳乃血化，生于脾胃，摄于冲任。未受孕则下为月水，即受孕则留而养胎。产后则变赤为白，上为乳汁，此造化玄微之妙，却病延年之药也。

按：虚寒滑泄之人禁服。乳与食同进，即成积滞发泻。

津唾甘，平，无毒。辟邪魔而消肿毒，明眼目而悦肌肤。津乃精气所化。五更未语之唾，涂肿辄消，拭目去障，咽入丹田则固精而制火。修养家咽津，谓之清水灌灵根。人能终日不唾，收视返听，则精气常凝，容颜不槁；若频唾则损精神，成肺病。仙家以千口水成活字，咽津诚不死之方欤！

人溺味咸，寒。无毒。入肺、胃、膀胱三经。清天行狂乱，解痨弱蒸烦。行血而不伤于峻，止血而无患其凝。吐衄产家称要药，损伤跌仆是仙方。经云：饮入于胃，游溢精气，上输于脾；脾气散精，上归于肺，通调水道，下输膀胱。服小便入胃，仍循旧路而出，故降火甚速；然须热饮，真气尚存，其行更速。炼成秋石，真元之气渐失，不逮童便多矣。

按：童便性寒，若阳虚无火，食不消，肠不实者，忌之。人中白主治与溺相同，兼治口舌疮。

金汁即人中黄也。味苦，寒，无毒。止阳毒发狂，清痘疮血热，解百毒有效，敷疔肿无虞。

按：伤寒非阳明实热，痘疮非紫黑干枯，均禁。

人胞味甘、咸，温，无毒。入心、肾二经。米泔洗净，童便浸揉，色白为度，入铅瓶中，封固，重汤煮三时，待冷方开。补心除惊悸，滋肾理虚痨。崔云氏：胎衣宜藏吉方，若为虫兽所食，令儿多病。此亦“铜山西崩，洛钟东应”之理。蒸煮而食，不顾损人，长厚者弗忍闻也。

兽　部

龙骨味甘，平，无毒。入心、肝、肾三经。忌鱼及铁器。畏石膏。火炼，水飞，酒煮，曝。涩精而遗泄能收，固肠而崩淋可止。缩小便而止自汗，生肌肉而收脱肛。龙在东方之神，故其骨多主肝病。肾主骨，故又益肾也。许叔微云：肝藏魂，能变化，魂飞不定者，治之以龙齿。

按：龙骨收敛太过，非久病虚脱者，切勿妄投。

麝香味辛，温，无毒。忌大蒜，微研。开窍通经，穿筋透骨，治惊痫而理客忤，杀虫蛊而去风痰。辟邪杀鬼，催生堕胎。蚀溃疮之脓，消瓜果之积。走窜飞扬，内透骨髓，外彻皮毛。东垣云：搜骨髓之风，风在肌肉者误用之，反引风入骨。丹溪云：五脏之风，忌用麝香，以泻卫气。故证属虚者，概勿施用，必不得已，亦宜少用。痨怯人及孕妇，不宜佩带。

黄牛肉味甘，温，无毒，入脾经。补脾开胃，益气调中。牛乳有润肠之美，牛喉有去噎之功。牛为稼穑之资，不轻屠杀，市中所货，非老病即自死者也，食之损人。丹溪《倒仓论》曰：脾为仓廪，倒仓者，推陈致新也。停痰积血，发为瘫痪、痨瘵、蛊胀、膈噎，非丸散所能治。用肥嫩牡黄牛肉二十斤，长流水煮糜，滤滓取液，熬成琥珀色，每饮数大碗，寒月温而饮之。缓饮则下，急饮则吐，时缓时急，且吐且下。吐下后口渴，即服自己小便，亦能荡涤余垢。睡二日，乃食粥，调养半月，沉疴悉去，须五年忌牛肉。

牛黄味苦、甘，平，无毒。入心、肝二经。人参为使。恶龙骨、龙胆、地黄、常山、蜚蠊。畏牛膝、干漆。清心主之烦，热狂邪鬼俱消；摄肝脏之魂，惊痫健忘同疗。利痰气而无滞，入筋骨以搜风。东垣云：牛黄入肝治筋，中风入脏者，用以入骨追风。若中腑、中经者，误用之，反引风入骨。如油入面，莫之能出。

阿胶味咸，平，无毒。入肺、肝二经。山药为使。畏大黄，蛤粉拌炒。止血兮兼能去瘀，疏风也又且补虚。西归金腑，化痰止咳除痈痿。东走肝垣，强筋养血理风淫。安胎始终并用，治痢新久皆宜。阿井乃济水之眼，《内经》以济水为天地之肝，故入肝，治血证、风证如神。乌驴皮合北方水色，以制热生风也。真者，光明脆彻、历夏不柔。伪者，反能滞痰，不可不辨。

按：胃弱作呕吐，脾虚食不消者，均忌。

熊胆味苦，寒，无毒。杀虫治五疳，止利除黄疸。去目障至效，涂痔瘘如神。实热之证，用之咸宜，苟涉虚家，便当严戒。

象皮味咸，温，无毒。合金疮之要药，长肌肉之神丹。以钩刺插入皮中，顷刻疮收，故主用如上。

鹿茸味甘、咸，温，无毒。入肾经。形如茄子，色如玛瑙，红玉者良。烙去毛、酥炙。健骨而生齿，强志而益气，去肢体酸疼，除腰脊软痛。虚痨圣剂，崩漏神丹。

角：茸生两月，即成角矣。补肾生精髓，强骨壮腰膝。止崩中与吐血，除腹痛而安胎。

肉：甘，温，补中强五脏，通脉益气力。

鹿乃仙兽，禀纯阳之质，含生发之气，其性极淫。一牡常御百牝，肾气有余，足于精者也。故主用最多。专以壮阳道、补精髓为功。茸较佳于角。肉有益于脾。

按：上焦有痰热，胃家有火，吐血属阴衰火盛者，俱忌。生角，消肿毒，逐恶血，不及胶之用宏也。鹿，山兽，属阳，夏至解角，阴生阳退之象也。麋，泽兽，属阴，冬至解角，阳生阴退之象也。主用相悬，不可不辨。

羊肉味甘、温，无毒。入脾、肾二经。反半夏、菖蒲。忌醋。补中益气，安心止惊。宣通风气，起发毒疮。角堪明目杀虫，肝能清眼去翳。肾可助阳，胲除翻胃。胲结成在羊腹中者。东垣云：补可去弱，人参、羊肉之类是已。凡形气瘘弱，虚羸不足者宜之。羊血主产后血晕闷绝。生饮一杯即活。中砒、硇、钟乳、矾石、丹砂之毒者，生饮可解。

按：羊食毒草，凡疮家及痼疾者，食之即发，宜忌之。

狗肉味咸、温，无毒。入脾、肾二经。反商陆。畏杏仁，恶蒜。暖腰膝而壮阳道，厚肠胃而益气力。

狗宝结成狗腹中者。专攻翻胃，善理疔疽。属土性温，故能暖脾，脾暖则肾亦旺矣。黄犬益脾，黑犬补肾，他色者不宜用也。内外两肾俱助阳事，屎中粟米，起痘治嗝。

按：气壮多火，阳事易举者忌之。妊娠食之，令子无声。热病食之杀人。道家以犬为地厌。忌食。

虎骨味辛，温，无毒。胫骨最良。酥炙。壮筋骨而痿软可起，搜毒风而挛痛堪除。虎者，西方之兽，通于金气。风从虎，虎啸而风生。故骨可以入骨而搜风。虎肚主翻胃有功，虎爪主辟邪杀鬼。

犀角味苦、酸、咸，寒，无毒。入心、胃、肝三经。升麻为使。恶乌头、乌喙。忌盐。解烦热而心宁，惊悸狂邪都扫；散风毒而肝清，目昏痰壅皆消。吐衄崩淋，投之辄止；痈疽发背，用以消除。解毒高于甘草，祛邪过于牛黄。犀角虽有彻上彻下之功，不过散邪、清热、凉血解毒而已。

按：大寒之性，非大热者，不敢轻服。妊妇多服，能消胎气。

羚羊角味咸，寒，无毒。入肝经。直达东方，理热毒而昏冒无虞；专趋血海，散瘀结而真阴有赖。清心明目，辟邪定惊。湿风痢血宜加用，瘰疬痈疽不可无。肝虚而热者宜之。外有二十四节挂痕，内有天生木胎。此角有神力，抵千牛。入药不可单用，须不折原对，锉细，避风捣筛，更研万匝如飞尘，免刮人肠。

按：独入厥阴，能伐生生之气。

獭肝味甘，温，有毒。入肝、肾二经。鬼疰传尸惨灭门，水吞殊效；疫毒蛊灾常遍户，末服奇灵。葛洪云：

尸疰、鬼疰，使人寒热，沉沉默默，不知病之所苦，而无处不恶。积月累年，殗殜至死，死后传人，乃至灭门。惟用獭肝，阴干为末，水服二钱，每日三服，以瘥为度。其爪亦能搜逐痨虫。

腽肭脐味咸，热，无毒。入肾经。酒洗炙。阴痿精寒，瞬息起经年之恙；鬼交尸疰，纤微消沉顿之疴。一名海狗肾，两重薄皮裹丸核，皮上有肉，黄毛三茎，共一穴，湿润常如新，置睡犬旁，惊狂跳跃者，真也。固精壮阳，是其本功。鬼交尸疰。盖阳虚而阴邪侵之，阳狂则阴邪自辟耳。

按：阳事易举，骨蒸痨嗽之人忌用。

猪脊髓味甘，平，无毒。补虚痨之脊痛，益骨髓以除蒸。心血共朱砂，补心而治惊痫。猪肺同薏苡，保肺而蠲咳嗽。肚本益脾，可止泻而亦可化癥；肾乃归肾，能引导而不能补益。猪，水畜也。在时属亥，在卦属坎。其肉性寒，能生湿痰。易招热风。四蹄治杖疮，下乳汁，洗溃疡。胆主伤寒燥热，头肉生风发痰，脂润肠去垢，脑损男子阳道，血能败血，肝大损人，肠动冷气，舌能损心。

按：猪肉性寒，阳事弱者勿食。

禽　部

鸭味甘、咸，平，无毒。入肺、肾二经。流行水府。滋阴气以除蒸；闯达金宫，化虚痰而止嗽。类有数种，惟毛白而乌嘴凤头者，为虚痨圣药。白属西金，黑归北水，故葛可久治痨，有白凤膏也。

乌骨鸡味甘、咸，平，无毒。入肺、肾二经。最辟妖邪，安五脏；善通小便，理烦蒸。产中亟取，崩带多求。鸡为阳禽，属木应风；在卦为巽，其色有丹、白、黄、乌之异，总不如白毛乌骨，翠耳金胸，为最上乘也。鸡冠血发豆疹，通乳难，涂口㖞。肝可起阴，治小儿疳积目昏。鸡屎白，惟雄鸡屎有白利小便，治鼓胀。鸡子清烦热，止咳逆。卵壳主伤寒劳复，研敷下疳，卵中白皮主久咳气结。肫内黄皮名鸡内金，去烦热，通大、小肠。

淘鹅油味咸、温，无毒。理痹痛痈疽，可穿筋透骨。取其脂熬化，就以其嗉盛之，则不渗漏。虽金银磁玉之器盛之，无不透漏者，可见入骨透髓之功，然但资外敷，不入汤丸。

雀卵味酸，温，无毒。入肾经。强阴茎而壮热，补精髓而多男。雀属阳而性淫，故强壮阳事。下元有真阳谓之少火，天非此火，不能生物，人非此火，不能有生。火衰则阴痿精寒，火足则精旺阳强，雀卵之于人大矣哉。雄雀屎白丁香，一头尖者是雄，两头圆者是雌。疗目痛，决痈疖，理带下疝瘕。

按：阴虚火盛者勿食。不可同李食。孕妇食之，生子多淫，服术人亦忌之。

五灵脂味甘，温，无毒。入肝经。恶人参，酒飞，去沙晒。止血气之痛，无异手拈；行冷滞之瘀，真同仙授。五灵脂乃寒号禽之粪也，气味俱厚，独入厥阴，主血，生用行血，炒熟止血，痛证若因血滞者，下咽如神。

按：性极羶恶，脾胃薄者，不能胜也。

虫鱼部

蜂蜜味甘、平，无毒。入脾经。忌生葱。凡蜜一斤，入水四两，磁器中炼去沫，滴水不散为度。和百药而解诸毒。安五脏而补诸虚，润大肠而悦颜色，调脾胃而除心烦。同姜汁行初成之痢，同薤白涂汤火之疮。采百花之英，合雨露之气酿成。其气清和，其味甘美，虚实寒热之正，无不相宜也。

按：大肠虚滑者，虽熟蜜亦在禁例。酸者食之令人心烦；同葱食害人；同莴苣食，令人利下；食蜜饱后，不可食鲊，令人暴亡。

露蜂房味甘，温，有毒。恶干姜、丹参、黄芩、芍药、牡蛎。炙。拔疔疮附骨之根，止风虫牙齿之痛。起阴痿而止遗尿，洗乳痈而涂瘰疬。蜂房乃黄蜂之巢，蜂大房大，且露天树上者为胜。

按：其用，以毒攻毒，若痈疽溃后，禁之。

牡蛎味咸、寒，无毒。入肾经。贝母为使，恶麻黄、辛夷、吴茱萸。火煅，童便淬之。消胸中之烦满，化痰凝之瘰疬，固精涩二便，止汗免崩淋。

按：虚而热者宜之，有寒者禁与。

龟甲味咸，寒，有毒。入心、肾二经。恶沙参、蜚蠊。去肋，酥炙。补肾退骨蒸，养心增智慧。固大肠而止泻痢，除崩漏而截痎疟。小儿囟门不合，臁疮腐臭难闻。煎成胶良。龟禀北方之气，故有补阴之功，若入丸散，须研极细，恐着人肠胃，变为瘕也。龟鹿皆永年，龟首藏向腹，能通任脉，取下甲以补肾补血，皆阴也；鹿鼻反向尾，能通督脉，取上角以补火补气，皆阳也。

按：肾虚而无热者忌用。

鳖甲味咸，寒，无毒。入肝经。恶矾。酒浸一宿，炙黄。解骨间蒸热，消心腹癥瘕。妇人漏下五色，小儿胁下坚疼。肉冷而难消，脾虚者大忌。鳖色青，主治皆肝证。龟色黑，主治皆肾证。同归补阴，实有分别。龟甲以自败者为佳。鳖甲以不经汤煮者为佳。肝无热者忌之。

珍珠味咸，寒，无毒。入肝经。绢包，入豆腐中，煮一香，研极细。安魂定悸，止渴除蒸，收口生肌，点睛退翳。禀太阴之精气而结，故中秋无月，则蚌无胎。宜其主用，多入阴经。

按：珠体最坚，研如飞面，方用，不细伤人脏腑。病不由火热者忌之。

桑螵蛸味咸，平，无毒。入肾经。畏旋覆花，蒸透，再焙。起阳事而痿弱何忧？益精气而多男可冀。即螳螂之子，必以桑树上者为佳也。一生九十九子，用一枚即伤百命，仁人君子闻之，且当惨然，况忍食乎？

海螵蛸味咸，温，无毒。入肝经。恶白及、白蔹、附子。炙黄。止吐衄、肠风、涩久虚泻痢。外科燥脓收水，眼科去翳清烦。味咸入血，性涩能收，故有软坚、止滑之功。

瓦楞子味咸，平，无毒。火煅、醋淬、研。消老痰至效，破血癖殊灵。即蚶壳也，咸走血而软坚，故主治如上。

石决明味咸、平，无毒。入肝，肾二经。盐水煮、水飞。内服而障翳潜消，外点而赤膜尽散。七孔、九孔者良，十孔者不佳。久服令人寒中。

蟹味咸，寒，有小毒。畏紫苏、大蒜、木香。忌柿。和经脉而散恶血，清热结而续筋骨。合小儿之囟，解漆毒之疮，爪能堕胎。性寒，能发风，能薄药力。孕妇食之，令儿横生。

蕲州白花蛇味咸，温，有毒。去头尾，酒浸三宿。去尽皮骨，俱有大毒。主手足瘫痪，及肢节软疼，疗口眼㖞斜，及筋脉挛急。厉风与破伤同宝，急惊与慢惊共珍。透骨搜风，截惊定搐，为风家要药，内达脏腑，外彻皮肤，无处不到，服者大忌见风。产蕲州者最佳，然不可多得。龙头、虎口，黑质白花，胁有二十四方胜纹，腹有念珠斑，口有四长牙，尾有爪甲长一、二分，肠如连珠，眼光如生。产它处者，或两目俱闭，或一开一闭也。

按：白花蛇性走窜有毒，惟真有风者宜之。若类中风属虚者大忌。乌梢蛇大略相同。但无毒而力浅，色黑如漆，尾细有剑脊者良。

穿山甲味咸，寒，有毒。炙黄。搜风逐痰，破血开气。疗蚁瘘绝灵，截疟疾至妙。治肿毒未成即消，已成即溃。理痛痹，在上则升，在下则降。古名鲮鲤甲。穴山而居，寓水而食，能走窜经络，无处不到，直达病所成功，患病在某处，即用某处之甲，此要诀也。性猛，不可过服。

白僵蚕味咸、辛，温，无毒。入肺、脾、肝二经。恶桑螵蛸、桔梗、茯苓、萆薢。米泔浸一日，待涎浮水上，焙、去丝及黑口。治中风失音，去皮肤风痒。化风痰，消瘰疬，拔疔毒，灭瘢痕，男子阴痒，女人崩淋。即蚕之病风者，用以治风，殆取其气相感欤！

雄蚕蛾味咸，温，有小毒。炒去足翅。止血收遗泄，强阳益精气。健于媾精，敏于生育，祈嗣者宜之。

斑蝥味辛，寒，有毒。入肺、脾二经。畏巴豆、丹参、甘草、豆花，惟黄连、黑豆、葱、茶能解其毒。破血结而堕胎儿，散癥癖而利水道。拔疔疽之恶根，下猘犬之恶物。中蛊之毒宜求，轻粉之毒亦化。直走精溺之处，蚀下败物，痛不可当，不宜多用，痛时以木通等导之。

蟾酥味辛、温，有毒。入胃、肾二经。发背疔疽，五疳羸弱，立止牙疼，善扶阳事。入外科方有夺命之功。然轻用能烂人肌肉。

虾蟆味辛，温，有毒。酒浸一宿，去皮、肠、爪，炙干。发时疮之毒，理疳积之疴，消猘犬之毒，枯肠痔之根。属土之精，应月魄而性灵异，过用发湿助火。

水蛭味咸，苦，平。入肝经。畏石灰。盐炒枯黄。恶血积聚，闭结坚牢，炒末调吞多效；赤白丹肿，痈毒初生，竹筒含咂有功。咸走血，苦胜血，为攻血要药。误吞生者入腹，生子咂血，肠痛瘦黄，以田泥调水饮数杯，必下也。或以牛羊热血一二杯，同猪脂饮之亦下。染须药中，能引药力，倒上至根。

虻虫味苦，寒，有毒。入肝经。去足、翅，炒，恶麻黄。攻血遍行经络，堕胎只在须臾。青色入肝，专啖牛马之血，仲景用以逐血，因其性而取用者也。非气壮之人，实有蓄血者，水蛭、虻虫，不敢轻与。

䗪虫味咸，寒，有毒。畏皂荚、菖蒲、屋游。去血积，搜剔极周，主折伤，补接至妙。煎含而木舌旋消，水服而乳浆立至。即地鳖虫，仲景有大黄䗪虫丸，以其有攻坚下血之功也，虚人斟酌用之。

蝼蛄味咸，寒，无毒。去翅、足，炒。通便而二阴皆利，逐水而十种俱平。贴瘰疬颇效。化骨哽殊灵。蝼蛄自腰以前，其涩能止二便：自腰以后，其利能通二便，治水甚效。但其性猛，虚人戒之。

蝉壳味咸，寒，无毒。入肺、脾、肝三经。沸汤洗净，去足翅，晒干。快痘疹之毒，宣皮肤之风，小儿惊痫夜啼，目疾昏花障翳。感木土之气，吸风饮露，其气清虚，故主疗皆风热之恙，又治音声不响及婴儿夜啼，取其昼鸣夜息之义也。

按：痘疹虚寒证禁服。

蝎味辛，平，有毒。入肝经。善逐肝风，深透筋骨。中风恒收，惊痫亦简。诸风掉眩，皆属肝木。蝎属木，色青，独入厥阴，为风家要药。全用者，谓之全蝎，但用尾，谓之蝎梢，其力尤紧。

按：似中风及小儿慢脾风，病属虚者，咸忌。

卷之五

云间李中梓士材父著
门人黄寅锡清伯父参
侄孙李廷芳蘅伯父订

伤　　寒

黄帝曰：热病者，皆伤寒之类也。其死皆以六七日之间，其愈皆十日以上者，何也？冬寒之气，感而即病，名曰伤寒。不即病者，寒毒藏于肌肤，至春变为温病，至夏变为暑病。岐伯对曰：巨阳者，诸阳之属也。巨，太也。太阳为六经之长，统摄阳分，故诸阳皆其所属。其脉连于风府，故为诸阳主气也。风府，督脉穴。太阳经脉覆于巅背之表，故主诸阳之气分。人之伤于寒也，则为病热，热虽甚不死；寒邪束于肌表，则玄府闭，阳气不得散越，郁而为热。寒散则热退，故虽甚不死。其两感于寒而病者，必不免于死。两感者，阴阳俱伤，表里同病也。太阳与少阴同病，则头痛与口干烦满；阳明与太阴同病，则身热谵语与腹满不欲食；少阳与厥阴同病，则耳聋与囊缩而厥。三阴三阳俱受病，水浆不入，昏不知人，六日当死也。

伤寒一日，巨阳受之，故头项痛，腰脊强。足太阳为三阳之表，而脉连风府，故伤寒者多从太阳始。太阳之经，从头项下肩髆，夹脊抵腰中，故其见病如此。二日，阳明受之，阳明主肉，其脉侠鼻络于目，故身热目疼而鼻干，不得卧也。胃不和，则卧不安也。三日，少阳受之，少阳主胆，其脉循胁络于耳，故胸胁痛而耳聋。邪传少阳者，三阳已尽，将入太阴，故谓半表半里之经。仲景曰：脉弦细，头痛发热者，属少阳。口苦咽干，胁下硬满，干呕不能食，往来寒热。盖邪在阴则寒，在阳则热，在半表半里，故寒热俱见也。三阳经络皆受其病，而未入于脏者，故可汗而已。三阳为表属腑，邪未入脏，可汗而解。四日，太阴受之，太阴脉布胃中，络于嗌，故腹满而嗌干。邪在三阳，失于汗解，则传三阴，自太阴始也。仲景曰：脉浮而缓，手足自温，系在太阴，腹满而吐，食不下自利者益甚，腹时痛也。五日，少阴受之，少阴脉贯肾，络于肺，系舌本，故口燥舌干而渴。肾属水而热邪涸之，故燥渴。仲景曰：少阴为病，脉微细，但欲寐也。六日，厥阴受之，厥阴脉循阴器而络于肝，故烦满而囊缩。至厥阴而六经传遍，邪热甚于阴分，故烦满。仲景曰：厥阴为病，气上撞心，心中痛，饥不欲食，食则吐蛔，下之利不止。

按：伤寒传变，先自三阳，后入三阴，此常序也。东垣曰：太阳经病若渴者，自入于本也，名曰传本。太阳传阳明者，名循经传。太阳传少阳者，名越经传。太阳传少阴者，名表里传。太阳传太阴者，名误下传。太阳传厥阴者，名循经得度传。陶节庵曰：或自太阳始，日传一经，六日至厥阴而愈者，或不罢再传者，或间经传者，或传二三经而止者，或始终只在一经者，或越经而传者，或初入太阳不发热，便入少阴而成阴证者，或直中阴经者。有两经或三经齐病不传者，为合病。有一经先病，未尽，又过一经之传者，为并病。有太阳阳明合病，有太阳少阳合病，有少阳阳明合病，三阳合病。若三阳与三阴合病，即是两感。

三阴三阳，五脏六腑皆受病，营卫不行，五脏不通，则死矣。传经已遍，邪当渐解，若过经而不解，则深入于腑，腑不解则深入于脏，故五脏六腑皆病。邪盛于外，则营卫不行，气竭于内，则五脏不通，所谓其死皆以六七日者如此。刘草窗谓：伤寒传足不传手，其说盖出此篇，而诞妄实甚。夫人之气血，运行周身，岂邪遇手经而有不入者哉？寒之伤人，必先皮毛，皮毛者肺之合，故外则寒栗鼻塞，内则喘嗽短气，非传肺乎？舌苔昏乱，非传心与包络乎？泄泻秘结，非传大肠乎？癃闭，非传小肠乎？痞满，上下不通，非传三焦乎？且本文云：五脏六腑皆病，岂手经不在内乎？然经言传变不及手经者，何也？足之六经，可尽周身上下之脉络，而手经已在其内，不必复言矣。

其不两感于寒者，七日巨阳病衰，头痛少愈。八日阳明病衰，身热少愈。九日少阳病衰，耳聋微闻。十日太阴病衰，腹减如故，则思饮食。十一日少阴病衰，渴止不满，舌干已而嚏。十二日厥阴病衰，囊纵，少腹微下，大气皆去，病日已矣。所谓其愈皆十日以上者，如此。又有言伤寒以不服药为中医者，其说本如此。不知经文为气实者言也。若正虚邪胜则死。譬如人溺洪涛，不为援手，而听其自渡，全活者几希矣。

帝曰：治之奈何？岐伯曰：治之各通其脏脉，病日衰已矣。其未满三日者，可汗而已；其满三日者，可泄而已。各通者，言各明经脉，随证施治也。未满三日，其邪在表，汗之而愈；满三日者，其邪在里，下之而愈。然此特道其常耳。《正理论》云：脉大浮数，在表可汗，脉实沉数，在里可下。故日数虽多，有表证者必汗。日数虽少，有里证者必下。第当以表里为辨，不可以日数拘也。

愚按：冬气严寒，万类潜藏，君子固密，则不伤于寒。固密者，毋劳尔形，毋摇尔神，形神并守，偕行于闭蛰封藏之本者也。一有不谨，而犯寒威，则杀厉之毒，乘于肌体，冬月即发，名正伤寒。伏而不发，至春变温，至夏变热，变态不测，殊可忧虑，治之或差，反掌生杀。自仲景以来，名贤代起，立言不患不详，患其多而惑也。陶节庵曰：得其要领，易于拾芥，脉证与理而已。求之多歧，则支离繁碎，如涉海问津矣。脉证者，表里阴阳，虚实寒热也。理者，知其常通其变也；多歧者，蔓衍之方书也。

余有感于斯言，约六法以尽之。曰：汗、吐、下、温、清、补。汗者，治在表也。而汗法有三：一曰温散，寒胜之时，阴胜之藏，阳气不充，则表不解，虽身有大热，必用辛温；一曰凉解，炎热炽盛，表里枯涸，阴气不营，亦不能汗，宜用辛凉。一曰平解，病在阴阳之间，既不可温，又不可凉；但宜平用，期于解表而已。吐者，治其上也，吐中有发散之意，可去胸中之实。经曰：在上者，因而越之是也。下者，攻其里也，而下法有五：痞满在气，燥实在血，四证具者，攻其宜峻也；但见满燥实者，攻之稍缓；但见痞实者，攻之更缓；或行血蓄，或逐水停，轻重缓急，随证灵通也。温者，温其中也，脏有寒邪，不温则死。夫气为阳，气虚则寒，故温即是补，又名救里者，以阳虚可危，亟当救援也。清者，清其热也，有热无结，本非下证，若不清之，热何由散？下后余邪亦宜清也。补者，救其虚也，古人言之已详，今人畏而不用，使伤寒犯虚者，坐而待毙，大可憾已。

如屡散而汗不解，阴气不能达也，人知汗属于阳，升阳可以解表，不知汗生于阴，补阴可以发汗也。又如内热不解，屡清而火不退，阴不足也，人知寒凉可以去热，不知壮水可以制火也。又如正虚邪炽，久而不痊，补正则邪自除，温中则寒自散，此必见衰微之阴脉者也。《伤寒论》曰：阴证得阳脉者生，阳证得阴脉者死。人皆幸其言，未知绎其义。夫正气实者，多见阳脉；正气虚者，多见阴脉。证之阳者，假实也；脉之阴者，真虚也。陈氏曰：凡察阴证，不论热与不热，惟凭脉用药，至为稳当。不论浮沉大小。但指下无力，重按全无，便是伏阴。然则沉小者，人知为阴脉，不知浮大者，亦有阴脉也。是知伤寒虽具万变，虚实二字可以提纲。正胜则愈，邪胜则死。正气实者，虽感大邪，其病亦轻；正气虚者，虽感微邪，其病亦重。气实而病者，攻之即愈，虽不服药，经尽即安，何足虑也？所可虑者，惟夹虚耳！奈何庸浅之辈，不察虚实，但见发热，动手便攻，虚而攻之，无不死者。且曰伤寒无补法，谬之甚矣。独不观仲景立三百九十七法，而治虚寒者一百有奇；垂一百一十三方，而用人参、桂、附者，八十有奇。东垣、丹溪、节庵亦有补中益气、回阳返本、温经益元等汤，未尝不补也，谓伤寒无补法可乎？夫实者，不药而愈；虚者，非治弗痊。能察其虚而补救者，握伤寒之要矣，何必求之多歧哉？

伤寒十六证

伤寒者，寒伤营血，脉浮而紧，头痛发热，无汗恶寒。伤风者，风伤卫气，脉浮而缓，头痛发热，有汗恶风。伤寒见风者，既伤于寒，复感风邪，恶寒不躁，其脉浮缓。伤风见寒者，既伤于风，复感寒邪，恶风烦躁，其脉浮紧。以上四证，皆冬月即病者。温病者，冬受寒邪，来春乃发，发热头疼，不恶寒而渴，脉浮数。温疟者，冬受寒邪，复感春寒。风温者，冬受寒邪，复感春风，头痛身热，自汗身重，嘿嘿欲眠，语言难出，四肢不收。尺寸俱浮。温疫者，冬受寒邪，复感春温时行之气。温毒者，冬受寒邪，春令早热，复感其邪。以上五证，皆冬伤于寒，而病发于春，皆有温之名也。热病者，冬伤于寒，至夏乃发，头疼身热恶寒，其脉洪盛。伤暑者，暑热为邪，自汗烦渴，身热脉虚。伤湿者，感受湿邪，身重而痛，自汗，身不甚热，两胫逆冷，四肢沉重。胸腹满闷。风湿者，既受湿气，复感风邪，肢体重痛，额汗脉浮。痉者，身热足寒，头项强急，面赤目赤。口噤头摇，角弓反张。若先受风邪，复感于寒，无汗恶寒为刚痉；先受风邪，复感于湿。恶风有汗为柔痉。

类伤寒五证

一曰痰，中脘停痰，憎寒发热，自汗胸满，但头不痛，项不强，与伤寒异耳。一曰食积，胃中停食，发热头痛，但身不痛，气口紧盛，与伤寒异耳。一曰虚烦，气血俱虚，烦躁发热，但身不痛，头不痛，不恶寒，不浮紧，与伤寒异耳。一曰脚气，足受寒湿，头痛身热，肢节痛，便闭呕逆，但脚痛，或肿满，或枯细，与伤寒异耳。一曰内痈，脉浮数，当发热而恶寒，若有痛处，饮食如常，蓄积有脓也。胸中痛而咳，脉数，咽干不渴，浊唾腥臭，肺痈也；小腹重，按之痛，便数如淋，汗出恶寒，身皮甲错，腹皮肿急，滑脉而数，肠痈也；胃脘痛，手不可近，胃脉细，人迎盛者，胃脘痈也。以人迎盛而误认伤寒，禁其饮食必死。

表证

发热、恶寒、恶风，头痛、身痛，腰脊强，目痛、鼻干、不眠，胸胁痛，耳聋，寒热，呕，脉浮而大，或紧或缓。有汗，脉浮缓无力，表虚也；无汗，脉浮紧，表实也。

里证

不恶寒，反恶热，掌心腋下汗出，腹中硬满，大便不通，腹痛、腹鸣、自利，小便如常，谵语潮热，咽干口渴，舌干烦满，囊缩而厥，唇青舌卷，脉沉细，或沉实。腹鸣、自利、不渴，唇青舌卷，无热恶寒，下利清谷，身痛，脉沉微，里虚也。腹中硬，大便闭，谵语潮热，腹痛，不恶寒，反恶热，谵语，掌心胁下有汗，咽燥腹满，里实也。表里俱见，属半表半里。表里俱无，不可汗下，小柴胡汤随证加减。

阴证

身静，气短，少息，目不了了，鼻中呼不出，吸不入，水浆不入，二便不禁，面如刀割，色青黑，或喜向壁卧，目闭不欲见人，鼻气自冷，唇口不红，或白、或青、或紫，手足冷，指甲青紫，小便白，或淡黄，大便不实，手按重无大热。若阴重者，冷透手也。

阴毒者，肾本虚寒，或伤冷物，或感寒邪，或汗吐下后变成阴毒，头痛，腹中绞痛，眼睛痛，身体倦怠而不甚热，四肢逆冷，额上手背有冷汗，恍惚，身痛如被杖，虚汗不止，郑声，呕逆，六脉沉微，或尺衰寸盛，五日可治，六七日不可治。

阴证似阳者，烦躁面赤，身热、咽痛，烦渴，脉浮微，手足冷，大便泄，小便清，昏沉多眠，又有身热反欲得衣，口不渴，指甲黑，此阴盛于内，真阳失守也。

阳证

身动，气高而喘，目睛了了，呼吸能往能来，口鼻气热，面赤唇红，口干舌燥，谵语，能饮凉水，身轻如常，小便赤，大便闭，手足温，指甲红。

阳毒者，热邪深重，失汗、失下，或误服热药，热毒散漫，舌卷焦黑，鼻中如烟煤，咽喉痛甚，身面锦斑，狂言直走，逾垣上屋，登高而歌，弃衣而走，脉洪、大、滑、促，五日可治，六七日不可治。或昏噤咬牙，见鬼神，吐脓血，药入即吐。

阳证似阴者，手足冷，大便闭，小便赤，烦闷，昏迷不眠，身寒却不欲衣，口渴，指甲红，脉沉滑，或四肢厥冷。阴厥脉沉弱，指甲青而冷，阳厥脉沉滑，指甲红而温。此阳极于内，真阴失守也。

六经证治

足太阳膀胱，此经从头顶贯腰脊，故头痛，恶寒，发热，脊强。然风与寒常相因，寒则伤营，恶寒、头痛，脉浮紧而无汗，用麻黄汤开发腠理以散寒，得汗而愈。风则伤卫，恶风、头痛，脉浮缓而有汗，用桂枝汤充塞腠理以散风止汗而愈。若夫风寒兼受，营卫俱伤，用大青龙汤。此三汤者，冬月天寒腠密，非辛温不能发散，故宜用也。若春温夏热之证，皆用羌活冲和汤，辛凉解之。传至阳明，则目痛，鼻干，不眠，以葛根汤、升麻汤治之。此经有在经、在腑之别，如目痛、鼻干、微恶寒、身热、脉浮洪，病在经也。潮热自汗，谵语发渴，大便闭，揭去衣被，手扬足掷，发斑发黄，狂乱恶热，脉沉数，病在腑也。传至少阳，则寒热而呕，胸痛、胁痛，口苦、耳聋，此为半表半里之经。表证多者，小柴胡汤；里证急者，大柴胡汤。过此不已，则传阳明之腑。表证悉罢，名为入里，恶热谵语，口燥咽干，不大便，脉沉实，如痞、满、燥、实，四证皆具，三焦俱伤，宜大承气汤。但见痞、燥、实三证，邪在中焦，宜调胃承气汤，不用枳、朴，恐伤上焦之气也。但见痞、实二证，邪在上焦，宜小承气汤，不用芒硝，恐伤下焦之血也。小腹急，大便黑，小便不利，如狂喜忘，蓄血证也，宜桃仁承气汤。传至三阴，四肢厥冷，肠痛吐泻，口唾冷涎，畏寒战栗。面如刀割，引衣踡卧，脉见迟软，急宜温之，轻者理中汤，重者四逆汤。或初病起不发热，便见寒证者，名为直中阴经，亦以二汤主之。

以上各经治法，一见表证，即与汗之；一见里证，即与下之；一见虚寒，即与温补。但当以脉证为据，不可以日数为拘也。

可汗

头痛，项强，肢节、腰背俱强，身疼拘急，恶寒发热，无汗，脉浮数，或浮紧，皆可汗。若汗后不解，仍发热，脉浮，须再汗之。

不可汗

无表证者，不可汗。脉沉不可汗。尺脉迟不可汗。脉微弱者，虽恶寒，不可汗。咽中闭塞者，不可汗。诸动气者，不可汗。淋家，不可汗。亡血虚家，不可汗。厥者，不可汗。汗家，不可重汗。太阳与少阳并病，头项强痛，或眩冒，心下痞，不可汗。脉弦细，头痛而热，属少阳，不可汗。昔范云患伤寒时，武帝有九锡之命，谓徐文伯曰：可速愈乎？文伯曰：甚易，但元气不足，恐二年后不复起耳！云曰：朝闻道，夕死可矣，况二年乎？遂以蒸法取汗而愈。后二年果卒。虚者其可轻汗哉？

可吐

病在膈上者，可吐。汗下后，虚烦懊侬者，可吐。

不可吐

脉虚，不可吐。厥逆，不可吐。膈上寒，干呕，宜温不宜吐。

可下

汗后不解，邪传胃府可下。潮热腹痛，脉实可下。阳明多汗，谵语，有燥粪，可下。潮热，手足腋下汗出谵语者，可下。吐后腹满，可下。凡脐腹硬或痛不可按者，可下。下后不解，脐腹硬痛，可再下。结胸脉不浮，可下。少阴病，下利清水，其色青者，心下必痛，口干者，可下。太阳证，热结膀胱，小便不利，小腹急结，其人如狂者，血蓄也，可下。阳明证，其人喜忘，大便黑，必有瘀血，可下。阳明无汗，小便不利，心中懊侬，必发黄，可下。

不可下

表未解者，不可下。腹胀可按而减者，不可下。诸虚者，不可下。阳微者，不可下。咽中闭塞者，不可下。

诸动气者，不可下。脉弱者，不可下。脉浮大者，不可下。小便清白者，不可下。阳明病面赤，心下虽硬满，不可下。

用火法

以火烧地布桃叶，柏叶亦可。设席，置病人于上，即汗出。或醋炒香附，热熨胸背，即汗。或置火于床下。或艾灸。

用水法

伤寒思饮水为欲愈，若不与则不愈，若恣饮则水停。宜以新汲水少与之，待再思再与。热甚者，以青布浸新汲水中，置病人胸前，热则易之；甚者，置病人于水中，或浸手足，或漱口，若表未解及阴证似阳者，忌之。

发热

翕翕而热者，表也；羌活冲和汤。蒸蒸而热者，里也，轻者大柴胡汤，重者承气汤。半表半里者，表里俱热而轻于纯在里也，小柴胡汤。至于三阴发热，则有腹痛肢冷，脉沉，下利为异，四逆汤。潮热属阳明，一日一发，日晡而作，阳明内实也。大便硬者，承气汤。表未罢者，小柴胡汤。烦热兼渴者，竹叶石膏汤。心烦不眠，酸枣仁汤。烦而心悸，小建中汤。烦而闷者，栀子豉汤。热者，白虎汤。寒者，附子汤。

恶寒

不见风亦恶寒，身虽热，不欲去衣被。发热恶寒者，阳也，羌活冲和汤。无热恶寒者，阴也，理中汤。下证悉俱，微恶寒者，表未解也，先解表而后攻里。下后不解，发热而渴，恶寒，白虎汤。恶寒而呕，心下痞者，五苓散。汗后恶寒，虚也，芍药附子甘草汤。背恶寒，表未解也，葛根汤。背恶寒而潮热，柴胡加桂汤。口渴心烦，背微恶寒，白虎加人参汤。背恶寒，潮热腹满，小承气汤。少阴病，口中和，背恶寒，附子汤。汗后不解，后背恶寒者，虚也，芍药甘草附子汤。

恶风

密室无风，不恶。太阳恶风，无汗而喘，麻黄汤。有汗，桂枝汤。吐下后不解，表里俱热，时时恶风，燥渴而烦，白虎加人参汤。汗多亡阳，恶风者，桂附汤。

自汗

恶风寒者，桂枝汤。恶寒自汗，表虚也，小建中汤，或黄芪建中汤，自汗不恶风寒，表证罢，里证实也，承气汤。汗多小便利，必津液竭，大便虽硬，不可攻，宜蜜导。用蜜于铜器中，微火煎，稍凝，搅之，勿令焦，皂角末少许和之，乘热捻作枣子样，冷，内入谷道中，欲大便即去之。自汗而渴，小便难，五苓散。汗多不止，曰亡阳，桂枝附子汤。外用白术、藁本、川芎、白芷各一两，牡蛎粉二两，细末，纱囊，周身扑之。

盗汗

在半表半里，胆有热也，小柴胡汤。头汗者，热不得越，阳气上腾，谵语，承气汤。心下满，头汗出，水结胸也，小半夏茯苓汤。头汗出，齐颈而还，发黄也，茵陈五苓散。头汗出，小便难者死。手足汗，大便燥，谵语，大承气汤。寒不能食，小便不利，水谷不分，手足汗者，理中汤。

头痛

太阴、少阴有身热，无头痛；厥阴有头痛，无身热。若身热又头痛，属阳经也。头痛发热，无汗恶寒，麻黄汤。大便六七日不通，头疼有热，小便清者，不在里，仍在表，羌活冲和汤。头痛甚者，必衄，葛根葱白汤、川芎石膏汤。少阳头痛，小柴胡汤。头痛寒热，寸脉大，痰厥也，瓜蒂散。厥阴头痛，呕而吐沫，吴茱萸汤。厥阴头痛，脉微迟，为欲愈；如不愈，小建中汤。阳明头痛，不恶寒，微恶热，不大便，调胃承气汤。

身痛

太阳脉浮，身痛无汗，麻黄汤。阳明下证已见，但身痛者，表未解也，麻黄汤。发热有汗，身痛，桂枝汤。阳明脉浮、身痛，葛根汤。汗后脉沉迟，身痛，血虚也，黄芪建中汤。阴毒呕逆，下利，身痛如被杖，唇青面黑，甘草四逆汤。一身尽痛，发热恶寒，面寒，桂枝汤。一身尽痛，发热面黄，二便反利，甘草附子汤。一身尽痛，发热发黄，头汗出，背强，小便不利，湿也，茵陈五苓散。一身尽痛，发热面黄，热结痰血也，抵当汤。

筋惕肉瞤

汗多亡阳，筋肉失养，故惕惕瞤动。瞤动兼肢冷者，真武汤。轻者，茯苓桂枝甘草白术汤。汗吐下后见此者，先服防风白术牡蛎汤，次服小建中汤。

胸胁满

胸满多表证，葛根汤。喘而胸满，麻黄杏仁石膏汤。胁下痞硬，冲和汤去枣，加牡蛎。胸胁俱满，或硬痛，或呕，或不大便，舌上白苔，俱小柴胡汤。邪在胸，汗下之而烦热，栀子豉汤。胸中痞硬，气上冲喉，寒也，瓜蒂散。阳明少阳合病，下利身热，胁痛，大柴胡汤。汗后头痛，心痞胁满，十枣汤。

结胸

病发于阳而反下之，热入里，作结胸。脉浮者，先以小柴胡解表，然后下之。按之则痛，小结胸也，小陷胸汤。不按亦痛，大结胸也，大陷胸汤。懊侬躁渴，实热结胸也，三黄泻心汤。血结胸者，小腹满，小便不利，抵当汤。饮水不散，水结胸也，小半夏茯苓汤。用陷胸等药不效者，枳实理中汤。烦乱欲死，宜水渍法，凝雪汤，渍布薄胸中，热除为度。

痞

满而不痛，病名曰痞。病发于阴，而反下之，因作痞也。轻者通用，枳桔汤。胸满脉濡，半夏泻心汤。手足温，按之濡，关上浮者，黄连泻心汤。干呕有水气，生姜泻心汤。下利腹鸣，甘草泻心汤。胃寒咳逆，理中汤。关脉沉紧，大柴胡汤。

大腹满

六七日不大便，腹满常痛者，承气汤。腹满时痛者，桂枝芍药汤。腹满吐食，枳桔理中汤。汗后胀满，厚朴半夏甘草人参汤。腹满漉漉有声，水与气也，半夏茯苓汤加桂枝。

小腹满

脐下满也。胸腹满为邪气，小腹满为有物。小腹满，小便利，蓄血也，重者，桃仁承气汤；轻者，犀角地黄汤。小腹硬满，小便自利，发狂者，抵当汤。小腹满，手足厥冷，真武汤。不结胸，小腹满，按之痛，冷结也，灸关元穴。

腹痛

阳邪痛者，其痛不常，按而痛甚为实。阴寒痛者，痛无休歇，按而痛减为虚。右关脉实，腹痛便闭，承气汤。下之早，因而腹痛，小建中汤。阳脉涩，阴脉弦，腹痛泄利，建中汤或桂枝芍药汤。少阴厥逆，或利而咳，四逆加五味子干姜汤。厥阴，小腹痛，当归四逆汤。

咽痛

少阴证也。不可汗，不可下，甘桔汤为阴阳通用之药。脉阴阳俱紧，主无汗，有汗曰亡阳，属少阴，当咽痛，猪肤汤。阳毒咽痛，口疮赤烂，升麻六物汤，或蜜浸黄连汁噙。非时暴寒，附于少阴之经，脉弱咽痛，必下利，先用半夏桂甘汤，次服四逆汤。下利咽痛，手足彻冷，无热证者，理中汤。

胁痛

往来寒热，胁痛胸痛，小柴胡汤加茯苓。身凉，表证罢，干呕，胁痛，有水也，十枣汤。

呃逆

仲景作咳逆，即此证也。切勿误作咳。脉微细，呃逆，胃寒也，橘皮干姜半夏生姜汤、丁香柿蒂汤。脉洪大而呃，心火上奔，肺不得内，甘草泻心汤。服药无效，用齅法。硫黄、乳香，等分为末，酒煎齅之。失下呃逆，大便实者，小承气汤。

呕吐哕

呕者，声物俱出；吐者，无声出物；哕者，有声无物。太阳阳明合病，当自利，若不利，但呕，葛根加半夏汤。少阳有呕证，小柴胡汤。呕而渴者，猪苓汤、五苓散。先渴后呕，水停心下，赤茯苓汤。先呕后渴，此为欲解，当与水饮。瘥后余热在胃而呕者，竹叶加姜汁汤。太阳少阳合病，自利而呕，黄芩半夏生姜汤。寒厥呕而不渴，姜附汤。呕而发热，心下急，微烦，大柴胡汤。胸中有热，胃中有邪，阴阳不交，腹痛欲吐，黄连汤、黄连加半夏生姜汤。三阳发热而吐，俱用小柴胡汤。发热六七日不解，烦渴欲饮，水入即吐，五苓散。虚热少气，气逆欲吐，竹叶石膏汤。寒多而吐，理中汤。不饮而吐，理中汤去术，加生姜。汗下后胃虚冷吐，干姜黄连黄芩人参汤。少阴吐者，真武去附子，加生姜。吐逆，二便秘，厥逆无脉，大承气汤。心下有水气，干呕，身热，微喘或自利，小青龙汤。不发热，不恶寒，肋痛干呕，十枣汤。自汗，头痛，干呕，桂枝汤。干呕自利，黄芩半夏生姜汤。里寒外热，脉微欲绝，干呕，通脉四逆汤。

咳嗽

有声无痰曰咳，有痰有声曰嗽。太阳证罢，表未解，心下有水气，干呕发热而咳，小青龙汤。太阳发热，咳嗽，方同上。太阳发热，呕哕而咳，小柴胡汤。少阳寒热往来，咳嗽，胸胁满，或泄利，小柴胡去参枣，加五味子、干姜。少阴咳嗽，真武汤。少阴腹痛，小便不利，四肢沉重，咳嗽者，水气也，真武汤加五味子、细辛、干姜。

喘

太阳无汗而喘，太阳阳明合病，胸满而喘，俱麻黄汤。邪气壅盛而喘，虽汗而喘不已，宜再发之，麻黄杏仁石膏汤。误下，太阳利不止，喘而有汗，脉促，葛根黄连黄芩汤。太阳汗后饮多，水停而喘，小青龙汤去麻黄，加杏仁；小腹满加茯苓。太阳下之，微喘，表未解也，桂枝汤加厚朴、杏仁。水停心下，肾气乘心，为悸为喘，五苓散。阴喘脉伏而逆，理中汤、四逆汤。喘而气促，腹满，大柴胡汤。

烦躁

太阳中风，脉浮紧，发热恶寒，身强无汗，烦躁，大青龙汤。烦躁消渴，辰砂五苓散。下利咳呕，烦躁，猪苓汤。下利咽痛，胸满而烦，猪肤汤。自汗烦躁，小便多，芍药甘草汤。少阴心烦不卧，黄连鸡子汤。少阴吐利，手足厥冷，烦躁欲死，吴茱萸汤。下后复发汗，昼则烦躁，夜则安静，不渴无热，干姜附子甘草汤。六七日无大热，阴盛隔阳，身冷脉细，烦躁不饮水，霹雳散。阴躁欲坐井中，姜附汤。

懊侬

懊者烦恼，侬者郁闷，比之烦躁，殆有甚焉。汗吐下后，虚烦不眠，甚则懊侬，栀子豉汤。阳明脉浮，咽燥腹满而喘，发热汗出，恶热懊侬，栀子豉汤。阳明病，下后懊侬，有燥屎，承气汤。短气烦躁，懊侬，大陷胸汤。阳明无汗，小便不利，懊侬发黄，茵陈蒿汤。

战栗

战者身动，栗者鼓颔，邪欲解也。栗而不战，阴盛阳虚，姜附四逆汤。

悸

心中筑筑然动，怔忡不安。脉结代，心悸，炙甘草汤。伤寒三四日，心悸而烦，小建中汤。汗发过多，心悸喜按，桂枝甘草汤。心神不宁，怔忡不卧，安神丸。少阴病，厥逆，心下悸，四逆散加桂。饮水多而悸，虽有他邪，亦先治水，茯苓甘草汤。寒热心悸，小便不利，心烦喜呕，小柴胡汤。少阳发汗，谵语悸动，小柴胡汤。

渴

或因热耗津液，或因汗下过多。太阳脉弦而渴，小柴胡加天花粉。太阳表不解，有水气而渴，小青龙去半夏加瓜蒌汤。胁下痛，手足温而渴，小柴胡去半夏，加人参、天花粉。厥阴病，消渴，气上冲心，茯苓白术甘草桂四物汤。汗下后寒热，胸胁满，小便不利，头汗，心烦，渴而不呕，柴胡桂枝干姜汤。太阳脉浮而渴，桂枝汤。脉浮发热，渴欲饮水，小便不利，猪苓汤。少阴下利，咳而呕渴，烦不得眠，猪苓汤。汗多不可服。汗、吐、下后，六七日不解，表里俱热，恶风大渴，白虎加人参汤。汗后脉大而渴，白虎加人参汤。夏至左右，虚烦而渴，发热不恶寒，竹叶石膏汤。小便不利而渴，必发黄，茵陈五苓散。少阴自利而渴，小便清利，下焦虚寒，甘草干姜汤。心烦但欲寐，或自利而渴，少阴也，理中汤。阳明脉长而实，有汗而渴，承气汤。脉沉滑，热实烦躁而渴，大陷胸汤。

口燥咽干

引饮曰渴，不引饮曰燥干。少阳邪在中焦，口苦舌干不甚渴，脉弦，小柴胡汤。口干脉浮紧，微数，白虎加人参汤。阳明无大热，背恶寒，口燥咽干，方同上。少阴病，二三日，口燥咽干，急下之，大承气汤。

漱水不欲咽

此证属阳明，热在经不在腑也。阳明身热，头痛脉微，漱水不欲咽，必发衄，犀角地黄汤，不止，茅花汤。外证无寒热，漱水不欲咽，必发狂，此蓄血也，桃仁承气汤，甚者抵当汤。

发狂

热毒在胃，并于心，神志不定而狂，少卧不饥，妄言笑，登高而歌，弃衣而走，逾垣上屋。六七日未得汗，脉洪数，面赤目胀，大热烦躁，狂言欲走，葶苈苦酒汤。阳毒发狂，斑烂谵语，升麻汤。火劫汗多亡阳，烦躁惊狂，金匮风引汤，柴胡汤加龙骨、牡蛎。三阳热极，脉大身热，渴而狂，黄连解毒汤；甚者承气汤。汗、吐、下后虚者，人参白虎汤加辰砂。阳毒发狂，眼赤，脉洪，口渴，三黄石膏汤。血上逆则喜忘，血下蓄则如狂，轻者犀角地黄汤，重者抵当汤。脉弦长而狂，调胃承气汤。阳胜阴绝，发狂谵妄，面赤咽痛，发斑，脉洪实，或滑促，宜酸苦之药，收阴抑阳，大汗而解，葶苈苦酒生艾汤。

谵语

胃热乘心，神识昏冒，妄言不休，实则谵语，虚则郑声。谵语者数数更端，声高脉实。郑声者只将一事一语，郑重谆复，声低脉微。极当明辨。已发汗，身和谵语，柴胡桂枝汤。妇人经水适来，热入血室，谵语，小柴胡汤。谵语不恶寒，反恶热，白虎汤。烦躁不眠，白虎加栀子汤。三阳合病，腹满身重，口中不和，面垢，谵语，遗尿，脉滑实，不可下，白虎汤。腹满微喘，口干咽烂，或不大便，谵语，是因火劫，白虎汤。身热汗出，胃实谵语，或下利谵语，调胃承气汤。下利谵语，必有燥屎，承气汤。谵语，小便利，大便实，小腹满，手不可近，为瘀血，抵当汤。郑声脉微，自利厥逆，白通汤。气虚独言，脉细弱者，理中汤。

自利

太阳与阳明合病，自利，葛根汤，呕者加半夏。太阳与少阳合病，自利，黄芩汤。自利而渴，属少阴，白虎汤。自利下血，柏皮汤。少阴肾虚，客热下利，咽痛，胸满心烦，猪肤汤。胁热自利，脐下必热，白头翁汤。温毒，下利脓血，桃花汤。下后，脉数不解，自利不止，必胁热，当便脓血，犀角地黄汤。自利不渴，属太阴，理中汤。自利清谷，脉微，白通汤、四逆汤。自利腹寒痛，手足冷，理中汤，或吴茱萸汤。自利不止，里寒下脱，桃花汤、赤石脂禹余粮汤。

郁冒

郁结而气不舒，昏冒而神不清。太阳误下，利不止，复发汗，表里俱虚，郁冒。溃形为汗。吐下后复发汗，又与水，哕而冒，理中汤。热而郁冒，不得卧，有燥屎，调胃承气汤。

瘛疭

热极生风，风主动，故瘛疭。瘛则筋急而缩，疭则筋缓而伸，或缩或伸，动而不定。汗出时盖覆不周，腰背手足搐搦，牛蒡根汤。脉浮散，有风热，防风通圣散。血不养筋，大秦艽汤。

动气

脏气不调，肌肤间筑筑跳动，随脏所主，而见于脐之左右上下。独不言当脐者，脾为中州，以行四脏之津液，左右上下皆不宜汗下，中州敢轻动乎？此证须手探之，切勿忽也。四旁有动气，保命四气散。

刚痉柔痉

太阳中风，重感寒湿而致也。大发湿家汗则成痉；新产血虚，汗出伤风亦成痉；伤风头痛，汗出而呕，若汗之必发痉。经曰：身热足寒，头项强急，恶寒，头热，面赤，背反张，口噤，脉沉细。如发痫状是也。若先受风，复感寒，无汗，恶寒，为刚痉；先受风，复感湿，恶风，有汗，为柔痉。仰面开目为阳，合面闭目为阴。燥渴为阳，口中和为阴。脉浮、紧、数为阳，沉、细、涩为阴。阳痉易治，阴痉难治。通用小续命汤，刚痉去附子，柔痉去麻黄。阴痉厥逆，筋脉拘急，汗多，桂心白术散。闭目合眼，附子防风散。胸满口噤，卧不着席，咬牙挛急，大承气汤。头项强，小腹满，小便不利，五苓散。风盛血燥，防风当归散。

手足厥逆

四肢冷，谓之四逆，即名为厥也。厥逆，脉沉细。蜷卧恶寒，引衣自覆，不饮水，下利清谷，四逆汤。脉不至者，通脉四逆汤。脉迟弱，理中汤。手足指微冷，谓之清，理中汤。寒热而厥，面色不泽，用棉衣包手足温，大汗而解急服五味子汤。少阴病，吐利厥逆，烦躁欲死，吴茱萸汤。厥而自热，黄芪人参建中汤。厥而渴者，白虎汤。厥而悸，先治其水，茯苓甘草汤。厥而恶热，不眠，谵语，白虎汤。诸阳受气于胸，邪客则阳气不施，手足厥逆，脉乍紧，心满而烦，病在胸中，当吐之，瓜蒂散。先发热而后厥者，手扬足掷，烦躁饮水，畏热，大便秘，小便赤，怫郁，大抵热深厥亦深，脉沉滑，头面有汗，指甲温，皆伏热也，大小承气汤。

头眩

上虚则眩。半表半里，表中阳虚，目眩，葛根汤。风家多头眩，葛根汤。口苦咽干，头眩，小柴胡汤。阳明头眩，不恶寒，能食而咳，茯苓白术甘草干姜汤。太阳病发汗，汗不止，眩冒，身瞤动，振振欲擗地，真武汤。

衄血

鼻血出也。太阳病，衄血，及服桂枝后衄者，为欲解，犀角地黄汤。脉浮大，发热下利，鼻衄干呕，黄芩芍药汤。衄烦渴饮欲水，水入即吐，先服五苓散，次服竹叶石膏汤。自利而衄，麻黄升麻汤。少阴病，但厥无汗，而强发之，必衄，名下厥上竭，为难治，当归四逆汤、黑锡丹。汗后热退，鼻血不止，新汲井水草纸数层。贴顶上及项脊，温则易，必止。

吐血

当汗不汗，热毒深入，故吐血，内有瘀积，桃仁承气汤、抵当汤。服桂枝后吐血，犀角地黄汤，或柏枝汤。血紫黑成块，脉迟细，口不渴，小便清，理中汤加丹皮。

蓄血

太阳病不解，热结膀胱，发狂，血自下，桂枝汤。热在下焦，少腹急满，小便自利，其人如狂，桃仁承气汤、抵当汤。

下血

太阳病不解，其人如狂，热结膀胱，血自下者愈。若不愈，桂枝汤。小腹急满，抵当汤。少阴下血，桃花汤。腹满，身热，下脓血，黄连阿胶汤、地榆散。

小便不利

已汗复下，小便不利，心烦，小柴胡汤。太阳汗后，脉浮，小便不利，微热而渴，五苓散。身黄，小便不利，腹微满者，茵陈蒿汤。小便不利，大便乍难乍易，微热有燥屎也，承气汤。潮热，大便泄，小便不利，柴苓汤。风湿自汗，身重，小便不利，甘草附子汤。热郁不通，田螺捣朴硝，少加麝，如泥，贴脐上。寒郁不通，炒盐熨脐下。

小便自利

太阳病，小便自利，以饮水多，心下悸，桂枝茯苓甘草汤。身黄，小便当不利，今反自利，其人如狂，下焦蓄血，抵当汤。热而小腹满，应小便不利，今反自利，蓄血也，抵当汤。二便俱利，脉沉迟，四逆汤。

小便数

频来而短少也。太阳汗吐后，小便数，谵语，调胃承气汤。太阳自汗，四肢拘急，心烦微恶寒，小便数，甘草干姜汤、芍药甘草汤。

发黄

发热身尽痛，面目俱黄，太阳中湿，连翘赤小豆汤。热不去，瘀血在里而黄，小便微利，麻黄连翘赤小豆汤。往来寒热，身痛发黄，小柴胡加栀子汤。发热头汗，渴欲饮水，小便利，大便快，发黄，五苓散加茵陈汤。小便不利，四肢沉重，似疟不欲饮，茵陈五苓散。伤冷脉虚，小便如常，变为阴黄，理中加茵陈汤。下之太过，脾虚津竭，饮水自伤，此阴湿变黄，茵陈茯苓汤、茵陈四逆汤。

发斑

热甚伤血，里实表虚，发为斑也。斑见紫、黑者，十死一生。或阳证误温，或当汗失汗，当下失下，或汗下未解，或下早，热邪入胃，或下迟，热留胃中，皆发斑。阳毒结热，舌卷焦黑，鼻如烟煤，狂言见鬼，面赤锦斑，阳毒升麻汤。赤斑咽痛，玄参升麻汤。表证多者，防风通圣散去硝黄。以上皆消散。斑出咽痛，猪胆鸡子汤，紫雪细细咽之。赤斑，大青四物汤。通用升麻汤、犀角地黄汤、黄连四物汤。冬暖受邪，至春发斑，温毒也，黑膏化毒丹。已上皆解毒。温毒烦渴，便实，腹痛，赤斑，承气汤。汗下虚极发斑，白虎汤加人参、白术。

狐惑

失汗所致，食少胃空，虫啮五脏，故唇口生疮。虫食其脏，则上唇生疮为惑；虫食其肛，则下唇生疮为狐。其候齿燥声哑，恶食，面目乍赤、乍白、乍黑，舌上白苔唇黑，四肢沉重，喜眠。清热，黄连犀角汤。声哑，桃仁汤。杀虫，雄黄锐散为膏，纳谷道中。

多眠

太阳病，脉细多眠，外已解也，小柴胡汤。尺、寸沉细，但欲寐者，少阴证也，四逆汤。阳脉浮滑，阴脉濡弱，多汗，或发汗后，身犹灼热，喘息多眠，风温也，葳蕤汤。

不得眠

眠，安卧也。吐下后不眠，酸枣仁汤。吐下后懊侬，不眠，栀子豉汤。大热，呕，错语不眠，黄连解毒汤。少阴病二三日已上，心烦不眠，黄连鸡子汤。太阳大汗，胃干不眠，欲饮水者，少少与之，若下后渴而不眠，猪苓汤。脉浮，小便不利，不眠，五苓散。下后复发汗，不眠，无表证，脉沉，干姜附子汤。

短气

呼吸短促，不能接续，似喘而不摇肩，似呻吟而无痛。汗出不彻，故短气，葛根加人参汤。腹满短气，邪在表为虚，甘草附子汤。风湿相搏，汗出短气，小便不利，恶风不欲去衣，甘草附子汤。水停心下，短气，五苓散。干呕短气，汗出不恶寒，此表解里未和，十枣汤。太阳下之早，心下硬，结胸短气，大陷胸汤。

蛔厥

脏寒，故食即吐蛔也。胃中虚冷，理中丸或四逆汤。仲景只用乌梅丸。吐蛔而渴，理中汤加大黄，入蜜和之。

百合病

似寒无寒，似热不热，欲食不食，欲卧不卧，欲行不行，嘿嘿不知所苦，如见鬼状，小便赤，病后失调，攻下非法，故成百合病。通用小柴胡汤加百合、知母、粳米、生姜。血热，百合地黄汤。一月不解而渴，百合一斤，水二十碗，渍一宿，煮热浴身。

阴阳易

男病新瘥，女与之交，曰阳易；女病新瘥，男与之交，曰阴易。细考之，即女劳复也。有谓男病愈后，因交而女病，女病愈后，因交而男病，于理未然。古今未尝见此证也。症状体重少气，少腹里急，或引阴中拘挛，热上冲胸，头重不欲举，眼中生花，膝胫拘急。通用烧裩散。取女人裩裆近隐处，剪烧灰，水调方寸匕，日三服。女病用男裩。新瘥后大虚，因交复作，垂死，独参汤调烧裩散，多有用参至一二斤而愈者。古用豭鼠粪汤，寒者，当归白术汤。

劳复

非但强力持重，若梳沐微劳，及七情，皆复也。脉虚者，补中益气汤、麦门冬汤。夹外证者，则谓之复，非为劳也，小柴胡汤。

食复

新瘥胃虚，食稍多则复，羊肉及酒尤忌。腹满脉实，烦热便秘，大柴胡汤，轻者，二陈汤加山楂、麦芽、砂仁、神曲。消导后热不退者，补中益气汤。

过经不解

十二日当愈不愈，则再传，是为过经。潮热者，实也，先与小柴胡汤，外已解，加芒硝。呕微烦，大柴胡汤。过经谵语，脉实当下，调胃承气汤。

汗后不解

或表邪未尽，或邪传里，或邪气乘虚内客。汗后脉大如疟状，再汗之，麻黄汤。汗后心下痞硬，呕吐不和，大柴胡汤。大汗、大渴，烦而脉大，白虎加人参汤。汗后恶热，脉实，调胃承气汤。汗后不可更行桂枝，汗出而喘，无大热者，麻黄杏仁甘草汤。太阳大汗出，胃干不眠，欲饮水者，少少与之，若脉浮，小便不利，微热消渴，五苓散。汗后脉洪数，烦渴，五苓散。汗后胀满，厚朴生姜人参汤。汗过多，心悸发颤，桂枝甘草汤。汗后恶寒，表虚也，脉细，神倦，芍药甘草附子汤。太阳汗出不解，发热，心悸，肉瞤，真武汤。汗后身痛，脉沉，桂枝加芍药人参汤。汗后热不去，内拘急，四肢疼，下利恶寒，四逆汤。汗后脐下悸，欲作奔豚，桂枝甘草大枣汤。

下后不解

下后热不去，心中结痛，栀子豉汤。下后心烦腹满，卧起不安，栀子厚朴汤。太阳桂枝证误下之，利不止，脉促喘而汗出，表未解，葛根汤、黄连黄芩汤。阳明下之，心下懊侬，栀子豉汤。有燥屎，大承气汤。太阳下后，脉促胸满，桂枝芍药汤。大下后，脉沉迟，厥逆，下利，咽喉不利，吐脓血，难治，麻黄升麻汤。

合病

两经、三经齐病，不传者为合病。三阳合病，腹满身重，口中不和，谵语遗尿，不可汗、下，白虎汤。太阳、阳明合病，脉浮长，大便硬，小便利，脾约丸。恶寒者，升麻葛根汤。不恶寒，反恶热，大便通者，白虎汤。大便秘，谵语者，调胃承气汤。喘而胸满，不可下，麻黄汤。呕不下利，葛根加半夏汤。太阳、少阳合病，脉浮弦，胁下硬，往来寒热，小柴胡汤。自下利者，黄芩汤。呕者，黄芩加半夏生姜汤。少阳、阳明合病，脉弦长，因发汗，因利小便，胃中燥实，调胃承气汤。脉长自利者为顺，滑而数者为负，有宿食，大承气汤。负者，克贼也。

并病

一经先病未尽，又过一经之传者，为并病。或始则两阳合病，后则一阳病衰，一阳邪盛，归并于一经，二者皆并病也。太阳、阳明并病，太阳病发汗不彻，转属阳明，续自微汗出，不恶寒，若面色怫郁，痛无常处，是阳明复并归太阳，当再汗，麻黄汤。太阳证未罢，桂枝麻黄各半汤。太阳证罢，但见阳明证者，下之，大承气汤。太阳、少阳并病，头痛，太阳眩冒，心下痞，当刺肺俞、肝俞、大椎，慎勿下。太阳不胜，阳明不负，不相克为顺；少阳脉胜，阳明脉负，鬼贼相克为逆。

两感

日传二经，阴阳俱病也。表里不可并攻，阴阳难同一法，故曰必死。东垣以气实而感之浅者，犹或可治，大羌活汤。

舌苔

邪在表者，舌上无苔；半表半里，白苔而滑；传里则干燥，热深则黄，热极则黑也。阳明病，胁下硬满而喘，发热汗出，不大便而呕，舌上白苔者，小柴胡汤。脉阴阳俱紧，舌上滑苔，小柴胡去半夏加人参瓜蒌汤，腹痛理中汤。热聚于胃则舌黄，承气汤。舌纯黑有两种，皆死证也。有火极似水者为热极，大承气汤。有水来克火者为寒极，脉证必寒，附子理中汤。七八日不解，热结在里，表里俱热，时时恶风，舌燥欲饮水数升，白虎汤加人参。

瘥后昏沉

因发汗不透，余毒在心胞络也。发汗出时，盖覆不周，则汗出不均，腰背手足搐搦，或冷或热，牛蒡根散。瘥后腰已下有水气者，牡蛎泽泻汤。

摘陶氏十法

发狂难制，以醋炭气入鼻即定，方可察其阴阳。初病起头痛发热，传里时热极发狂，当下之。初病起头不痛，身微热，而赤烦躁，欲坐卧凉水中，阴极似阳，当温之。须察脉来有力无力，此为良法。

腹中痛甚，将凉水一碗与病人饮之，其痛稍减者，属热，当凉之。凉之不愈，渴而大便实者，下之。若小腹痛，大便黑，小便利，身目黄者，蓄血也，行血药下之。若饮水痛增者，属寒，当温之。须察脉来有力无力，此为良法。

寒证脉伏，或吐泻脱而无脉，以姜汁好酒各半盏，与病人服，脉出者生，不出者死。更覆手取之而无脉，则绝矣。

舌上有苔，不拘何色，用井水浸新青布拭净后，用生姜浸水刮之，或以薄荷为末，入蜜少许，刷牙擦之。若发黄者，生姜渣周身擦之即退。

鼻衄不止，山栀炒黑为末，吹鼻中，外用湿草纸搭于鼻冲，血止。

热邪传里，服药后，将盐炒麸皮一升，绢包，于病人腹上熨之。药气得热则行，大便易通。

吐血不止，韭汁磨墨呷之，如无韭汁，鸡子清亦可。赤属火，黑属水，有相制之理也。

阴毒，昏不知人，四肢如冰，唇青甲黑，药不得入，将葱一握束缚，切去根叶，留白三寸，如饼。先将麝香半分填于脐内，后加葱饼于上，以火熨之，烂即易。纳三饼后，稍醒，先灌姜汁，后服姜附汤。如不醒，再灸关元穴三十壮，不醒者必死。

热邪亢极，黄连一两，煎水一碗，放井中待冷，浸新青布搭胸上，稍热即易，热势稍减即止。夏月方用此法。

服药即吐者，将生姜汁半盏热饮，吐即止。大抵服寒药热饮，热药寒饮，中和之剂温服。

伤寒死候

阳证见阴脉者死。阴阳毒过六七日者死。脉浮而滑，身汗如油，水浆不入，喘息不休，身体不仁者，死。咳逆上气，脉散者死。阳反独留，体如烟熏，直视摇头，心绝。汗出发润而喘，肺绝。唇吻反青，四肢汗出，肝绝。环口黧黑，虚寒发黄，脾绝。脉紧盛，汗出不解者死。尺寸俱虚，热不止者死。身热喘息，脉阳而躁者死。大发湿家汗则痉，热而痉者死。发少阳汗则谵语，发少阴汗则动血，谓之下厥上竭者死。发动气汗者死。发风温汗者死。发湿温汗，曰重暍死。汗后不为汗衰，谓之阴阳交者死。不得汗者死。发热脉躁疾，狂言不能食，谓之三死。咳逆不止者死。脏结者死。结胸证，舌有白苔也。舌卷囊缩者死。脉代者死。少阴吐利，烦躁四逆者死。结胸证悉具，烦躁者死。发厥至七八日，肤冷而躁，无时暂安，曰脏厥死。少阳与阳明合病，脉长大而弦，曰负者死。阴阳易病，头重眼花，四肢拘急，小腹绞痛，手足挛痛，离经脉见者死。厥而下利，当不能食，反能食者，除中死。少阴病，厥逆无脉，与白通猪胆汤，脉暴出者死。脉阴阳俱虚，热不止者死。七八日以上，大发热者死。

脉候

浮涩而紧为伤寒，浮而紧者，表实可汗；浮而缓弱，表虚宜救。沉数或疾滑，或沉实，里实可下；沉、细、微、迟、软，里虚可温。中候而数，为胃实；中候而迟，为胃虚。寸口沉细无力，为阳中伏阴；尺部沉数有力，为阴中伏阳。寸部数大有力，为重阳；尺部迟细无力，为重阴。寸部微细，为脱阳；尺部无力，为脱阴。寸脉弱者忌吐，尺脉弱者忌下。纯弦之脉名曰负，死脉也。阴病见阳脉者生。浮、数、动、滑、大。阳病见阴脉者死。沉、涩、弱、弦、微、结、促、濡、缓、紧、迟、芤、散、革、代。

医　　案

社友韩茂远，伤寒九日以来，口不能言，目不能视，体不能动，四肢俱冷，众皆曰阴证。比余诊之，六脉皆无，以手按腹，两手护之，眉皱作楚，按其趺阳，大而有力，乃知腹有燥屎也。欲与大承气汤，病家惶惧不敢进。余曰：吾郡能辨是证者，惟施笠泽耳。延至诊之，与余言若合符节，遂下之，得燥屎六七枚。口能言，体能动矣。故按手不及足者，何以救此垂绝之证耶？

休宁吴文哉，伤寒，烦躁面赤，昏乱闷绝，时索冷水，其弟日休乞余决死期。手扬足掷，难以候脉，五六人制之，方得就诊，洪大无伦，按之如丝。余曰：浮、大、沉、小，阴证似阳也。与附子理中汤，当有生理。日休骇曰：医者十辈至，不曰柴胡、承气，则曰竹叶石膏，今反与热剂，乌乎敢？余曰：温剂犹生，凉剂立毙矣！日休卜之吉，遂用理中汤加人参四钱、附子二钱，煎成入井，冰冷与饮。甫及一时，狂躁定矣。再剂而神爽，服参至五斤而安。文哉遗以书曰：弟为俗子所误，既登鬼录矣，而兄翁拯全之，大奇亦大幸也！方弟躁热之时，医以三黄汤入牛黄服之，转加闷绝，举室哀号，惟是治终具，候目瞑而已。不意兄翁毅然以为可活，参附一投，阴霾见睍，荆妻稚子，含泪欢呼，一日即醒，经年乃复。呜呼！父母生之，兄翁再生之，昊天罔极，莫可云喻。敢志巅末，乞附案帙，俾天下万世，知药不可浪投，命不可轻弃，何莫非大仁人回春之泽哉！

同社王月怀，伤寒至五日，下利不止，懊侬目胀，诸药不效。有以山药、茯苓与之，虑其泻脱。余诊之，六脉沉数，按其脐则痛，此协热自利，中有结粪，小承气倍大黄服之，得结粪数枚，诸证悉安。

娄水张尔和，伤寒第二日，头痛发热，正在太阳。余曰：方今正月，天令犹寒，必服麻黄，两日愈矣。若服冲和汤，不惟不得汗，即使得汗，必致传经。遂以麻黄汤热饮之，更以滚水入浴桶置床下熏之，得汗如雨，密覆半日易被，神已爽矣。至晚索粥，家人不与，余曰：邪已解矣，必不传里，食粥何妨。至明日果愈。不以麻黄汗之，传变深重，非半月不安也。

光禄卿吴玄水患伤寒，头痛腹胀，身重不能转侧，口中不和，语言谵妄，有云表里俱有邪，宜以大柴胡下之。余曰：此三阳合病也，误下之，决不可救。乃以白虎汤连进两服，诸症渐减，更加天花粉、麦门冬，二剂而安。

县学师杨龙友如夫人，发热头疼，六日后忽见红疹，众皆以为发斑，用升麻犀角等汤，凡五日不效。余视之曰：此疹也，非斑也。斑为阳明火毒，疹为太阴风热，一表一里，如天与渊。乃用防风二钱，黄芩一钱，甘草五分，薄荷、桔梗、蝉蜕各一钱。四剂霍然矣。

儒者吴君明，伤寒六日，谵语狂笑，头痛有汗，大便不通，小便自利，众议承气汤下之。余诊其脉，浮而大，因思仲景云：伤寒不大便六七日，头疼有热，小便清，知不在里仍在表也。方今仲冬，宜与桂枝汤，众皆咋舌掩口，谤之甚力，以谵狂为阳盛，桂枝入口必毙矣。余曰：汗多神昏，故发谵妄，虽不大便，腹无所苦，和其营卫，必自愈矣。遂违众用之。及夜而笑语皆止，明日大便自通。故夫病变多端，不可胶执，向使狐疑而用下药，其可活乎？

内戚顾淡之，劳神之后，烦躁大热，头痛时作时止，医者禁其饮食，与之解表，见四日热不退，欲与攻里。余诊之曰：脉不浮紧，安得表耶？又不沉实，安得里耶？惟心部大而涩，此劳心而虚烦，乃类伤寒，非真伤寒。禁食饿绝矣，与之粥，兼进归脾汤，五日而安。

伤寒诸剂

麻黄汤　治太阳经脉浮紧，头痛身疼，发热恶寒，无汗而喘。

麻黄二钱，去根节　桂枝一钱　甘草五分　杏仁八枚，去皮尖，炒

水盏半，加生姜三片，枣一枚，煎八分，热服。

桂枝汤　治太阳中风，发热汗出，鼻鸣干呕。

桂枝　赤芍药各二钱　甘草一钱

水盏半，生姜五片，大枣三枚，煎八分，温服。

大青龙汤　治伤寒中风，头痛发热，无汗烦躁。

麻黄三钱，去节　桂枝一钱　杏仁五枚，去皮尖，炒　甘草四钱　石膏三钱

水钟半，生姜一钱，枣一枚，煎八分，温服。

小青龙汤　治表不解，有水气，发热呕咳，或渴或利，或小便不利，小腹满而喘。

麻黄　桂枝　芍药各一钱　甘草五分　干姜　细辛各五分　五味子十二粒　半夏一钱，熟

水二钟，煎八分服。

桂枝麻黄各半汤　治太阳脉浮缓，无汗身疼。

桂枝五钱　芍药　甘草　麻黄各三钱　杏仁三十个，去皮尖。

水四钟，生姜三钱，大枣四枚。煎二钟，分三服。

麻黄升麻汤　治大下后脉沉迟。尺脉不至，咽喉不利，厥逆，泄利不止。

麻黄八钱　升麻　当归各四钱　知母去毛　黄芩炒　葳蕤各二钱　石膏　白术炒黄　芍药　天门冬去心　桂枝　茯苓去皮　甘草　干姜各一钱

水四钟，煎二钟，分三服。

麻黄连翘赤小豆汤　治瘀热在里，身目发黄，中湿身痛。

麻黄去根节　连翘　甘草各四钱　桑白皮蜜炙　赤豆各一两二钱　杏仁三十个

水四钟　生姜七钱　大枣八枚。煎二钟，分三服。

桂枝甘草汤　治发汗过多，叉手冒心，心下悸，欲得按。

桂枝三钱　甘草一钱

水一钟，煎八分服。

桂枝芍药汤　治脉浮腹痛。

桂枝汤加芍药一倍。

桂枝附子汤　治风湿身疼，脉浮虚涩。

桂枝汤加附子一钱。

葛根汤　治太阳无汗恶风，太阳阳明合病。

葛根一钱五分　麻黄一钱　桂枝　芍药　甘草各六分

水二钟，生姜五片，大枣二枚，煎一钟服。

葛根葱白汤　治已汗未汗头痛。

葛根　芍药　知母去毛　川芎各一钱　生姜三钱　葱白五个

水二钟，煎一钟，热服。

葛根半夏汤

葛根汤加半夏，水煎服。

小柴胡汤　治伤寒四五日，往来寒热，胸满心烦，喜呕，少阳经发热，及风温湿热。

柴胡三钱　黄芩炒　人参去芦　半夏各一钱　甘草五分

水二钟，姜三片，枣一枚，煎一钟，热服。

柴胡桂枝汤 治风温汗后身热，心下烦热，妨闷动气。

柴胡二钱 桂枝一钱 甘草七分 人参一钱 半夏熟 芍药各七分 黄芩一钱 生姜五片

水二钟，枣二枚，煎一杯，温服。

柴胡桂枝干姜汤 治往来寒热，胸胁满，小便不利，呕而不渴。

柴胡一钱五分 黄芩 桂枝 干姜各八分 甘草五分 牡蛎七分 瓜蒌根一钱

水二钟，煎一钟，温服。

柴苓汤 治小便难，微热腹满。小柴胡汤加茯苓。

水煎服。

柴胡加桂汤 治身热欲近衣，身热不渴。

柴胡 黄芩 半夏各一钱，泡 甘草 肉桂各五分

水二钟，生姜三片，大枣一枚，煎一钟服。

五苓散 治小便不利而渴，中暑，烦躁霍乱。

猪苓 泽泻 白术炒 茯苓各一钱 肉桂五分

上为细末，每服二钱，白汤调下。

辰砂五苓散 治表里未解，头痛发热，心胸郁闷，唇口干焦，狂言见鬼，小便闭。

五苓散加辰砂研细水飞

白汤调服。

小建中汤 伤寒三四日，心悸而烦，少阴恶寒，手足蹝而湿。

桂枝一钱 芍药二钱 甘草六分 饴糖三匙 生姜五

片　大枣一枚

水钟半，煎八分，内饴令化，温服。

黄芪建中汤　伤寒身痛，汗后身痛，脉弱宜服。

黄芪一钱五分，炒　芍药二钱，炒　肉桂一钱，去皮　甘草六分　生姜六片　大枣三枚

水二钟，煎一钟，去渣，入饴一大匙，煎一沸服。若微溏利，或呕者，不用饴。

大柴胡汤　治身热不恶寒，反恶热，大便秘。

柴胡一钱二分　黄芩　芍药各一钱　半夏八分　大黄七分　枳实四分

水二钟，生姜三片，枣一枚，煎一钟，热服。

大承气汤　治五六日不大便，腹痛烦渴，少阴口燥咽干，日晡发热。脉实，三焦俱有邪。

大黄五钱　芒硝四钱　厚朴二钱，炒　枳实一钱，炒

水二钟，先煎枳实至钟半，投大黄煎至一钟，去渣，内芒硝一沸，热服。

小承气汤　治六七日不大便，腹胀满，潮热，狂言而喘，专泻上焦之痞热。

大黄四钱　厚朴二钱，炒　枳实一钱，炒

水二钟，煎一钟，热服。

调胃承气汤　太阳、阳明不恶寒，反恶热，大便秘，谵语，呕逆，宜服。

大黄六钱，酒洗　芒硝四钱　甘草一钱

水钟半，煎八分，去渣，入硝一沸服。

桃仁承气汤　小腹急，大便黑，小便不利。中焦积血也。

桃仁十个　肉桂去皮　甘草各一钱　大黄二钱五分　芒硝一钱五分

水二钟，煎一钟，去渣，入硝煎一沸，热服。

栀子豉汤　治吐下后心中懊侬，大下后身热不去，心中痛。

肥栀子四枚　香豉五钱

水二钟，煎栀子至一钟，入豉，煎至七分服。

栀子厚朴汤　太阳下后腹痛，起卧不安。

栀子五枚　厚朴三钱　枳实一钱

水二钟，煎一钟，温服。

猪苓汤　治呕而渴，心烦不得眠，热在下焦，小便不利。

猪苓　泽泻　滑石　茯苓　阿胶各一钱五分

水二钟，煎一钟，入阿胶煎熔，温服。

黄芩汤　太阳少阳合病，协热下利。

黄芩三钱　芍药　甘草各一钱

水钟半，枣三枚，煎一钟，热服。

黄芩芍药汤　衄后脉微。

黄芩汤去大枣。

黄芩半夏生姜汤　治干呕而利。

黄芩汤加半夏、生姜。

黄连汤　治腹满痛，大便秘，胸中有热，腹痛欲呕。

黄连　甘草　干姜　芍药各一钱　人参　半夏各五分　大枣二枚　桂五分

水二钟，煎一钟服。

黄连阿胶汤一名黄连鸡子汤　治温毒下利脓血，少阴烦躁，不得卧。

黄连二钱　阿胶二钱五分　黄芩　芍药各一钱　鸡子黄二枚

水二钟，煎三物至一钟，去渣，入胶煎一沸，入鸡子黄匀服。

黄连犀角汤　治狐惑。

犀角三钱，磨　黄连二钱　乌梅四个　木香三分，磨

水钟半，煎八分，入犀角、木香汁，匀服。

黄连解毒汤　治大热干呕，谵语，呻吟不眠。

黄连三钱　黄芩　黄柏　栀子各一钱

水二钟，煎一钟，热服。

黄连泻心汤

黄连　生地　知母各一钱五分　甘草五分

水钟半，煎八分服。

升麻汤　治无汗而喘，小便不利而烦渴。

升麻　苍术　麦门冬　麻黄各一钱　黄芩　大青各七分　石膏一钱　淡竹叶十片

水二钟，煎一钟，热服。

升麻葛根汤　治无汗恶寒，发斑，小儿疮疹疫疠通用。

升麻　葛根　芍药　甘草等分

水二钟，煎一钟，寒多热服，热多温服。

升麻六物汤　治赤斑口疮赤烂。

升麻　栀子各一钱五分　大青　杏仁　黄芩各一钱

水钟半，葱白三茎，煎八分，温服。

阳毒升麻汤 治阳毒赤斑，狂言，吐脓血。

升麻一钱五分 犀角磨 射干 黄芩 人参 甘草各八分

水钟半，煎八分，入犀角汁服。

玄参升麻汤 治咽痛发斑。

玄参 升麻各一钱五分 甘草八分

水钟半，煎八分，温服。

白虎汤 治汗后脉洪大而渴，虚烦中暍。

知母三钱 石膏五钱 甘草一钱 粳米一撮

水二钟，煎一钟，温服。

白虎人参汤 一名化斑汤 治赤斑口燥，烦渴中暍。

白虎汤加人参。

竹叶石膏汤 治阳明汗多而渴，衄而渴欲饮水，水入即吐，瘥后渴。

竹叶十四片 麦门冬 人参各一钱 甘草四分 石膏三钱 半夏八分 粳米一撮

水二钟，煎一钟，入生姜汁一匙服。

茵陈汤 治头汗出，欲发黄。

茵陈蒿三钱 大黄三钱 栀子三枚

水二钟，煎一钟服。

茵陈五苓散 头汗出，发黄，秋疫疠及黄疸。

茵陈三钱 五苓散二钱

每服二钱，米汤调服。

茵陈四逆汤 治阴黄，四肢厥冷。

茵陈一钱 甘草炙，一钱五分 干姜炮，一钱五分 附子一钱水煎，温服。

大陷胸汤 治大结胸，手不可按。此药极峻，不可轻用。

大黄四钱 芒硝三钱 甘遂末三分

水二钟，煎一钟，入硝煎一沸，入甘遂末服。

小陷胸汤 治小结胸。

黄连一钱五分 半夏三钱 瓜蒌实二钱

水二钟，煎一钟服。

抵当汤 治血结胸，谵语，小腹满，漱水不可咽。

水蛭 虻虫各十枚 桃仁十枚 大黄八钱

水二钟，煎一钟，热服。

小半夏汤 治水结胸。

半夏四钱 白茯苓二钱五分

水二钟，煎一钟，入姜汁，热服。

半夏泻心汤

半夏一钱 黄连五分 人参 甘草 黄芩 干姜各一钱

水钟半，姜五片，枣五枚，煎八分，温服。

半夏生姜汤 治咳逆，水谷不下而呕吐。

半夏五钱 生姜一两 水煎服。

半夏桂甘汤 治非时暴寒，伏于少阴，脉微弱，次必下利。一名肾寒。

半夏 桂枝 甘草各三钱 生姜五片

水煎服。

厚朴半夏甘草人参汤

厚朴 半夏各一钱 甘草 人参各五分

水钟半，姜五片，煎八分服。

甘草泻心汤　半夏泻心汤加甘草。

生姜泻心汤　治下痢，心下痞，腹中雷鸣。

甘草泻心汤　减甘草一半，加生姜一倍。

赤茯苓汤　治厥阴消渴，气上冲，吐下后，身振摇，肉惕。

赤茯苓　陈皮　人参各一钱　白术　川芎　半夏各六分

水钟半，煎八分，温服。

茯苓甘草汤

茯苓三钱　桂枝二钱　甘草一钱　生姜五片

水煎服。

茯苓桂甘白术汤

茯苓三钱　桂枝一钱五分　甘草　白术各一钱

水二钟，煎一钟，温服。

四逆汤　治太阴汗利不渴，阴证脉沉身痛。

附子三钱　甘草　干姜各一钱五分

水钟半，煎八分服。

当归四逆汤

当归　桂枝　芍药　细辛各一钱　甘草　通草各七分

水钟半，大枣三枚，煎七分服。

通脉四逆汤　厥逆下利，脉不至。

四逆汤加甘草一倍。

真武汤　治阴证脉沉，身痛；少阴腹痛，小便不利。

附子三钱　生姜五钱　白术一钱　茯苓　芍药各二钱

水三钟，煎钟半，分二服。

附子汤　治阴证脉沉，身痛，少阴背恶寒，口中和。

附子用生，二钱　人参　白术　茯苓　芍药各一钱

水二钟，煎一钟，分二服。

甘草附子汤　风温，小便不利，大便反快。

甘草炙　附子各一钱　白术　桂枝各一钱五分

水二钟，煎一钟，温服。

甘草干姜汤　少阴，小便色白，吐逆而渴，动气，下之反剧。身虽有热，反欲踡卧。

甘草一钱　干姜一钱

水煎服。

理中汤　治太阴自利，不渴，痰多而呕，腹痛霍乱。

人参　白术　干姜各一钱　甘草八分

水二钟，煎一钟服。腹痛甚加附子；寒而吐者加生姜；小便不利加茯苓；肾气动者去术。

附子防风汤

附子　防风　柴胡各八分　白术一钱五分　桂心　茯苓　干姜各五分　五味子　甘草各四分　生姜五片

水钟半，煎八分服。

芍药甘草附子汤　汗下后恶寒。

芍药　甘草　附子各二钱

水二钟，煎八分服。

霹雳散　阴盛格阳，身冷脉浮，烦躁欲水。

附子一只，炮

用冷灰埋之，取出细研，入真腊茶一钱，同研，分二服。每服水一钟，煎六分，入蜜一匙，冷服。

白通汤　少阴不利。

葱白三茎　附子三钱　干姜三钱五分

水钟半，煎七分服。

正阳散　阴毒面青，四肢厥冷。

干姜五分　附子一钱　甘草五分　麝一分　皂荚一分

为细末。水一钟，煎五分服。

枳实理中丸　治寒实结胸。

枳实十六枚　干姜　白术　甘草　人参　茯苓各一两

为末，蜜丸，弹子大，热汤化下，连进二三服。

干姜附子汤　下后发汗，昼夜不得眠，无表证，脉微。

干姜二钱　附子三钱

水煎服。

干姜黄芩黄连人参汤　寒气内格，食入即吐。

干姜　黄芩　黄连　人参等分

水钟半，煎八分服。

脾约丸　津少大便秘。

大黄　枳实　白芍药　厚朴各五钱　麻子仁一两　杏仁三钱

为末，蜜丸，桐子大，每服三十丸，温水下。

金匮风引汤

大黄　干姜　龙骨各二两　桂枝　甘草　牡蛎各一两

凝水石　滑石　赤石脂　白石脂　石膏　紫石英各三两

为粗末，以囊盛之，取三指一撮，井水二钟，煎一钟，去渣服。

百合地黄汤　治百合病。

百合七枚　生地黄汁一钟

先以水洗百合，渍一宿，洗去白沫，别以水二钟，煎取一钟，入地黄汁一沸，分二服。

犀角地黄汤　衄后脉微，发狂发黄，失汗，成瘀血，大便黑，漱水不欲咽。

犀角一钱，磨　生地黄四钱　牡丹皮　芍药各一钱

水二钟，煎八分，入犀角服。

大青四物汤　一名阿胶大青汤。治赤斑。

大青　阿胶　甘草各一钱　豉三钱

水钟半，煎八分，入阿胶，候熔，温服。

黑膏　治温毒发斑，呕逆，使毒从皮中出。

生地黄二两六钱　好豉一两六钱　猪膏十两

合露煎之，煎令三分减一，绞去渣，入雄黄、麝香如豆大，搅和，分三服，忌芜荑。

紫雪　脚气及暑中三阳，所患必热，烦躁发斑。

升麻六钱　黄金十两　寒水石　石膏各四两八钱　犀角　羚羊角各一两　玄参一两六钱　沉香　木香　丁香各五钱　甘草八钱

水五钟，煮金至三钟，去金。入诸药再煎至一碗，去渣，投朴硝三两二钱，微火煎，柳条勿停手搅，候欲凝入盆中，更下朱砂、麝香各三钱，急搅令匀，候冷凝成雪，每服一钱，细细咽之。

吴茱萸汤 呕，胸满，吐利，手足厥冷，烦躁欲死。

吴茱萸 生姜各三钱 人参一钱

水钟半，枣一枚，煎一钟服。

甘桔汤 少阴咽痛。

桔梗三钱 甘草二钱

水钟半，煎八分服。

枳桔汤 痞证胸满不痛。

桔梗 枳壳各三钱

水煎，热服。

防风白术牡蛎散

防风 白术 牡蛎等分

为末，每服二钱，米饮调服。汗出服小建中汤。

五积散 治感冒，脚气，食积，心腹满痛，呕吐，背项拘急。

川芎 苍术 桔梗 橘皮 枳壳各七分 白芷 官桂 人参各五分 厚朴 芍药 茯苓 当归 干姜 麻黄 半夏各八分 甘草炙，五分

水二钟，姜三片，葱白三茎，煎八分服。

十枣汤 痞硬胁痛，干呕短气，汗出不恶寒。

芫花 甘遂 大戟各等分

水钟半，先煎大枣十枚，取八分，入药末七分，平旦温服，若病不除，再服五分。

桃花汤 少阴下利脓血，并温毒下利。

赤石脂五两三钱，一半煎用，一半为末用 糯米三合 干姜三钱

水二钟，煮米令熟，去渣，温服，一钟。入赤石脂末方寸匕，日三服，愈止服。

冲和汤 即九味羌活汤。治伤寒两感。春分后代桂枝麻黄汤用。

羌活 防风 苍术各一钱 甘草 白芷 川芎 生地黄 黄芩各一钱五分 细辛七分

水二钟，姜三片，枣一枚，煎一钟，热服取汗，有汗者去苍术，加白术；渴加葛根、石膏。

柿蒂汤

柿蒂 丁香各一钱五分

水钟半，姜五片，煎八分服。

乌梅丸 治蛔厥。

乌梅七十五个 细辛 附子 人参 柏皮 桂枝各一两五钱 干姜二两五钱 黄连四两 蜀椒 当归各一两

十味合捣末，以苦酒渍乌梅一宿，去核蒸之，五升米饭在下，饭熟捣梅成泥，和匀诸药，蜜丸桐子大，米饮下十丸，渐加至二十丸。忌生、冷、滑物。

牛蒡根汤 汗不流，是汗出时盖覆不密，故腰背手足搐搦。

牛蒡根 麻黄 牛膝 天南星各六钱

为末，好酒一升同研，以新布滤取汁，用炭火半秤，烧一地坑通赤，去火令净，投药汁在坑内，烧令黑色，取出细研，每酒调服五分，日三服。

地榆散 伤寒热毒不解，晚即壮热，腹痛，便脓血。

地榆 犀角 黄连 茜根 黄芩 栀子仁各八分

水二钟，韭白五茎，煎一钟服。

酸枣仁汤 汗下后，昼夜不得眠。

酸枣仁炒 甘草 知母 麦门冬各一钱 茯苓 川芎各六分 干姜三分

水煎服。

茅花汤 鼻血不止。

茅花一握，无花用根

水三钟，煎钟半，分二服。

柏皮汤 热毒入深，吐血。

柏皮三钱 黄连 黄芩各一钱五分

水二钟，煎一钟，去渣，入阿胶，候熔服。

麦门冬汤

麦门冬 甘草各二钱五分

粳米汤钟半 枣二枚，竹叶十五片，煎八分服。

小续命汤 方见真中风。

黑锡丹 方见头痛。

大秦艽汤 方见真中风。

补中益气汤 方见类中风。

藿香正气散 方见真中风。

葳蕤汤 治风温，冬温，春月伤寒。

葳蕤 石膏各一钱 麻黄 白薇 羌活 杏仁 甘草 川芎各六分 青木香五分 干葛一钱

水煎服。

牡蛎泽泻汤 瘥后从股以下有水气。

牡蛎 泽泻 蜀漆 商陆 葶苈 海藻 瓜蒌根各等分

为末，米饮调服。

猪肤汤 少阴下利，咽痛，胸满而烦。

猪肤五两

水四钟，煎二钟，加白蜜十匙，白粉二合，熬香，和令得所，分二服。

猪胆鸡子汤 伤寒五六日出斑。

猪胆三个 鸡子一枚 苦酒十匙

和匀，煎三沸服。

鳖甲散 伤寒八九日不瘥，诸药不效，名坏伤寒。

鳖甲 升麻 前胡 乌梅 黄芩 犀角 枳实各七分 生地黄一钱 甘草五分

水钟半，煎八分服。

白头翁汤 协热而利，渴而下利。

白头翁 黄柏 秦皮 黄连各一钱五分

水钟半，煎八分服。

赤石脂禹余粮汤 痞而下利不止，当治下焦。

赤石脂 禹余粮各三钱

水煎服。

葶苈苦酒汤 发狂烦躁，面赤咽痛，大下伤血，发热脉涩。

葶苈五钱 苦酒一碗半 艾汁半碗

煎取七分，作三服。

治䘌桃仁汤 伤寒失汗，变成狐惑，唇口生疮，声哑不出。

桃仁 槐子 艾各三钱

水二钟，枣十个，煎一钟，分二服。

雄黄锐散 狐惑，唇疮，声哑。

雄黄 桃仁 苦参 青葙子 黄连等分

为末，艾汁为丸，如小指尖大，绵裹内下部中。

猳鼠粪汤 男女阴阳易。

韭根一大握 猳鼠粪十四枚，两头尖者是

水钟半，煎七分，去渣，再煎一二沸，温服。

安神丸 方见头痛。

瓜蒂散 寸脉大，胸满，多痰有涎，病头痛。

瓜蒂炒 赤小豆各等分

二味别捣筛为末，合和，以水二钟，煮香豉一合作稀粥，去渣，取三分之一，和散一钱，顿服之。如未吐，少少又加。

大羌活汤 治两感元气实，感之轻者可治。

防风 羌活 独活 防己 黄芩 黄连 苍术 白术 甘草炙 细辛各二钱 知母 川芎 生地黄各一两

每服五钱，水二钟，煎一钟，热饮之。未愈，连服三四剂，若有他证，遵仲景法。

辟邪丸 服此虽与病人同床合被，亦不能传染也。

雄黄一两 丹参 鬼箭羽 赤小豆各二两

上为末，蜜丸桐子大，空心温水下五丸。

卷之六

云间李中梓士材父著
门人朱天定道力父参
侄孙李廷芳蘅伯父订

真 中 风

《灵枢经》曰：虚邪偏客于身半，其入深者，内居营卫，营卫衰则真气去，邪气独留，发为偏枯。此言邪气深而中脏者也。其邪气浅者，脉偏痛。此言邪气浅而中腑者，以痛为辨也。又曰：痱之为病也，身无痛者，四肢不收，智乱不甚，其言微知，可治；甚则不能言，不可治也。此亦言中脏之证，其名曰痱，身无痛者也。以智不甚乱，微能言者可治。若智乱而不能言，则不可治矣。

偏枯，身偏不用而痛，言不变，智不乱，病在分腠之间，巨针取之，益其不足，损其有余，乃可复也。此亦言中腑之证，肢体必痛，且能言，而神气清明。浅而可复也。

愚按：中风者，言为风邪所中，其受病重，非若伤风之轻也。风是四时八方之气，常以冬至之日，自坎而起，候其八方之风，从其乡来者，主长养万物；若不从其乡来者，名为虚贼风，害万物。体虚者则中之，当时未必即发，重感风邪，病遂发焉。脏腑有俞，俞皆在背，中风多从俞入者也，而有中腑、中脏、中血脉之分。

中腑者，其病在表，多着四肢，故肢节废，脉浮恶风，拘急不仁，外有六经之形证，太阳经证，头痛、身热、脊强。阳明经证，目痛、鼻干、不得卧。少阳经证，耳聋、胁痛、寒热、呕、口苦。太阴经证，腹满、自利、咽干。少阴经证，舌干、口燥。厥阴经证，烦满、囊缩。以小续命汤及防风汤汗之。

中脏者，其病在里，多滞九窍，故唇缓、二便闭，脾；不能言，心；耳聋，肾；鼻塞，肺；目瞀，肝。以三化汤及麻仁丸下之。

中血脉者，病在半表半里，外无六经之证，内无二便之闭，但见口眼㖞斜，半身作痛，不可过汗，恐虚其卫，不可大下，恐伤其营，惟当养血、顺气、以大秦艽汤、羌活愈风汤和之。

中腑者，多兼中脏，如左关脉浮弦，面目青，左胁痛，筋脉拘急，目瞤头目眩，手足不收，坐卧不得，此中胆兼中肝也，用犀角散。左寸脉浮洪，面赤，汗多，恶风，心神颠倒，语言謇涩，舌强口干，忪悸恍惚，此中胞络兼中心也，加味牛黄散。右关脉浮缓，或浮大，面黄，汗多，恶风，口㖞语涩，身重，怠惰嗜卧，肌肤不仁，皮肉瞤动，腹胀不食，此中胃兼中脾也，防风散。右寸脉浮涩而短，鼻流清涕，面白多喘，胸中冒闷，短气，自汗，声嘶，四肢痿弱，此中大肠兼中肺也，五味子汤。左尺脉浮滑，面目黧黑，腰背痛引小腹，不能俛仰，两耳虚鸣，骨节疼痛，足痿善恐，此中膀胱兼中肾也，独活散。此皆真中风也，而有气、血之分焉。气虚者，右手足不仁，用六君子加钩藤、姜汁；血虚者，左手足不仁，四物汤加钩藤、竹沥、姜汁；气血俱虚者，左右手皆不仁，八珍汤加钩藤、竹沥、姜汁。

凡中风昏倒，先须顺气，然后治风，用竹沥、姜汁调苏合香丸。如口噤，抉开灌之，如抉不开，急用牙皂、生半夏、细辛为细末，吹入鼻内，有嚏可治，无嚏则死。最要分别闭与脱，二证明白，如牙关紧闭，两手握固，即是闭证，用苏合香丸，或三生饮之类开之；若口开心绝，手撒脾绝，眼合肝绝，遗尿肾绝，声如鼾，肺绝，即是脱证，更有吐沫、直视，肉脱、筋骨痛，发直，摇头上窜，面赤如妆，汗出如珠，皆脱绝之证。宜大剂理中汤灌之，及灸脐下，虽曰不治，亦可救十中之一。若误服苏合香丸、牛黄、至宝之类，即不可救矣。盖斩关夺门之将，原为闭证设。若施之脱证，如人既入井而又下之石也。世人蹈此弊而死者，不可胜数，故特表而出之。惟中脏之证是闭而非脱者，宜苏合香丸、牛黄丸、至宝丹、活命金丹之类。若中腑与中血脉之证，断不宜用。为内有麝香入脾治肉，牛黄入肝治筋，龙脑入肾治骨，恐反引风邪深入骨髓。如油入面，莫之能出。

角弓反张

阴阳经络，周环于身，风气乘虚入于诸阳之经，则腰背反折，挛急如角弓之状，宜小续命汤。有汗不恶寒曰柔痉，无汗恶寒曰刚痉。

口噤

手三阳之筋，结入于颔颊。足阳明之筋，上夹于口，风寒乘虚入其筋则挛，故令牙关急而口噤也，秦艽升麻汤。用甘草二段，每段长一寸，炭火上涂麻油炙干，抉开牙关，令咬定，约人行十里许，又换甘草一段，然后灌药，极效。或以苏合香丸擦牙，或南星冰片擦之。

不语

脾脉络胃侠咽，连舌本，散舌下；心之别脉系舌本。心脾受风，故舌强不语。亦有因肾脉不上循喉咙侠舌本者。喉咙者，气之所以上下；会厌者，音声之户；舌者，声之机；唇者，声之扇。风寒客于会厌，故卒然无音。若因痰迷心窍，当清心火；若因湿痰，当清脾热；若因风热，当清肝火；若因风痰，当导痰涎；若因虚火上炎，当壮水之主；若因虚寒厥逆，当益火之源。神仙解语丹、涤痰汤、加味转舌膏、八味丸随证选用。取龟尿少许，点舌神效。置龟于新荷叶上，以猪鬃鼻内戳之立出。

手足不随

肌肤尽痛，诸阳之经，皆起于手足，而循行于身体。风寒客于肌肤，始为痹，复伤阳经，随其虚处而停滞，与血气相搏，故风痹而手足不随。实者脾土太过，当泻其湿；虚者脾土不足，当补其气。血枯筋急者，四物汤；木旺风淫者，四物汤加钩藤、秦艽、防风；痰多者，六君子加秦艽、天麻、竹沥、姜汁。

自汗

风多者，桂枝汤，若表虚者，玉屏风散。阳气虚者，芪附汤。若兼盗汗者，补中益气送六味地黄丸，或当归六黄汤。

半身不遂

譬如树木，或有一边津液不荫注，而枝叶偏枯，故知偏枯一证，皆由气血不周。经曰：风气通于肝。风搏则热盛，热盛则水干，水干则气不荣，精乃亡，此风病之所由作也。故曰：治风先治血，血行风自灭。古方有顺风匀气散、虎骨散、虎胫骨酒。外用蚕沙二石，分作三袋，蒸热，着患处，冷再易，以瘥为度。内用羊肚入粳米、葱白、姜、椒、豉、煮熟，日食一具，十日止，大效。

口眼㖞斜

多属胃土，而有筋脉之分。经云：足之阳明，手之太阳，筋急则口目为僻，眦急则不能卒视。此胃土之筋病也。又云：足阳明之脉，侠口环唇。此胃土之脉为病也。口、目常动，故风生焉；耳、鼻常静，故风息焉。先烧皂角熏之，以逐外邪；次烧乳香熏之，以顺血脉。酒煎桂枝，取汁一碗，软布浸收，左㖞拓右，右㖞拓左，服清阳汤、秦艽升麻汤，或二方合用，外感加葱白。

小便不利

中风小便不利，不可以药利之，自汗则津液外亡，小便自少，清热止汗，小便自行也。

遗尿

多属气虚，宜参芪汤，少加益智，频频啜之。

多食

风木盛则克脾，脾受克求助于食，当泻肝、理风以安脾，脾安则食自如常也。

痰涎壅盛

宜用吐法。稀涎散，或橘红一片，逆流水七碗，煎至二碗，顿服，白汤导之，吐痰之圣药也。二陈汤、星香散加竹沥、姜汁，虚者六君子同星香散，脉沉伏无热者，三生饮加全蝎一个。养正丹可以坠下痰涎，镇安元气。肥人多中气盛于外而歉于内，人肥必气结而肺盛，肺金克肝木。故痰盛，治法以理气为急。

身痛

中腑者，多身痛，为风气所束，经脉不和，宜铁弹丸。虚寒者十味锉散。

昏冒

心神不足，痰滞于心包络，宜至宝丹，或牛黄清心丸。

预防中风

《宝鉴》云：凡大指、次指麻木，或不用者，三年内有中风之患，宜服愈风汤、天麻丸。薛立斋云：预防者，当养气血，节饮食，戒七情，远帏幕，若服前方，适，所以招风取中也。

脉

中风之脉，每见沉伏，亦有脉随气奔，指下洪盛者。浮迟者吉，坚大急疾者凶。浮大为风，浮迟为寒。浮数无热亦为风，大为火。滑为痰。

三生饮　治卒中昏冒，口眼㖞斜，半身不遂，痰气上壅，或六脉沉伏，或浮盛者，并宜服之。但脱绝证见者难治。

南星生用，一两　川乌去皮生用，五钱　生附子五钱　木香二钱五分

每服五钱，水二钟，姜十片，煎六分服。

小续命汤　通治八风、五痹、痿厥等疾。春夏加石

膏、知母，黄芩，秋冬加桂、附、芍药。

麻黄去节　人参去芦　黄芩去腐　芍药炒　甘草炙　川芎　杏仁去皮尖，炒　防己　官桂各一两　防风一两五钱　附子炮，去皮脐，五钱

每服五钱，水一盏半，生姜五片，煎一盏服。

疏风汤　治表中风邪，半身不遂，语言微涩。

麻黄去节，三两　杏仁去皮尖，炒　益智仁各一两　升麻五钱

每服五钱，水煎，热服。

三化汤

厚朴姜炒　大黄　枳实麸炒　羌活各三钱

水二碗，急火煎至一碗服。

麻仁丸

厚朴去皮，姜汁炒　芍药炒　枳实麸炒，各四两　大黄蒸焙，八两　麻仁别研，三两　杏仁去皮尖，炒，三两

为末，蜜丸，梧子大，每服三钱，温水下。

大秦艽汤

秦艽　石膏各一钱　甘草炙　川芎　当归　芍药炒　羌活　独活　防风　黄芩炒　白术土炒　白芷　茯苓　生地黄　熟地各五分　细辛三分

水煎服，天寒加生姜五片，春夏加知母一两。

羌活愈风汤　治肝肾虚，筋骨弱，语言难，精神昏愦，或肢体偏枯，多思健忘。

羌活　甘草炙　防风　黄芪蜜炙　蔓荆子　川芎　独活　细辛　枳壳炒　麻黄去根　地骨皮　人参　知母酒炒　甘菊花去蒂　薄荷叶　白芷　枸杞子　当归　杜

仲炒　秦艽　柴胡　半夏制　厚朴姜汁炒　前胡　熟地黄各二两　白茯苓　黄芩各三两　生地黄　苍术炒　石膏　芍药各四两　官桂一两

每服一两，水煎服。大寒之后，加半夏、人参、柴胡、木通，迎而夺少阳之气也；谷雨之后，加石膏、黄芩、知母，迎而夺阳明之气也；季夏加防己、白术、茯苓，胜脾土之湿也；大暑之后，加厚朴、藿香、桂，迎而夺太阴之气也；霜降之后，加当归、桂、附，胜少阴之气也。

天麻丸　热胜则风动，宜静，是养血也；宜和，是行营卫，壮筋骨也。非大药不能治。

附子一两，炮　天麻酒浸三宿，晒干　牛膝酒浸一宿，焙干　萆薢另研　玄参各六两　杜仲七两，炒去丝　当归十两，全用　生地黄十六两　羌活十两　独活五两

上为末，炼蜜丸，桐子大，每服五钱，空心白汤下。服药后，饥则食，不饥且止，大忌壅塞。

犀角散　治肝中风，流注四肢，上攻头面疼痛，言语蹇涩，上焦风热，口眼㖞斜，脚膝软痛。

羌活去芦　羚羊角各七钱半　犀角镑　石膏各一两　人参去芦　甘菊花　独活去芦　黄芪　川芎　白术土炒　黄芩　天麻　枳壳去穰，麸炒　当归去芦　酸枣仁炒　防风去芦　白芷各五钱　甘草炙，二钱半

每服五钱，水一盏，生姜五片，煎服。

牛黄散　治心脏中风，恍惚恐惧，闷乱不得睡卧，语言错乱。

牛黄另研　麝香另研　犀角　羚羊角　龙齿另研

防风　天麻煨　独活　人参　沙参　茯神去木　川升麻　甘草炙　白鲜皮　远志去木　天竺黄各二钱半　龙脑一钱　朱砂水飞　铁粉另研　麦门冬各五钱

上为细末，研令匀，每服二钱，麦门冬汤下。

防风散　治脾脏中风，手足缓弱，舌强语涩，胸膈烦闷，志意恍惚，身体沉重。

防风　麻黄去节　人参　川芎　附子炮，去皮脐　桂心　黄芪去芦　赤茯苓去皮　酸枣仁炒　白术炒　独活去芦　桑白皮蜜炙　羚羊角各七钱半　甘草炙，五钱

每服四钱，水一盏，姜五片，煎服。

五味子汤　治肺脏中风，多汗恶风，时咳短气，昼瘥夜甚，偃卧，胸满息促。鼻两边下至口，上至眉，色白，急灸肺腧百壮，若色黄，其肺已化为血，不治。

五味子　杏仁炒，去皮　桂心各五钱　防风　甘草炙　赤芍药　川芎各一两　川椒二钱半

每服五钱，水二盏，煎至一盏服。

独活汤　治肾脏中风，腰脊疼痛，脚冷痹弱，头昏耳聋，语音浑浊，四肢沉重。

独活　附子　当归　防风　天麻　桂心各一两　川芎　甘菊花　枳壳　山茱萸　黄芪酒炒　丹参　牛膝酒浸　甘草炙　细辛去苗　菖蒲　白术　萆薢酒浸，各五钱

每服四钱，水一盏半，生姜五片，煎服。

四君子汤　治气虚脉弱。

人参　白术　茯苓　甘草各等分

水煎服。加陈皮名异功散；加橘红、半夏，名六君子汤。

四物汤　滋阴补血。

熟地黄　川芎　芍药　当归各等分

水煎服。四物、四君子两方合用，名八珍汤。更加黄芪、肉桂，名十全大补汤。肉桂、芍药、甘草，小建中汤也；黄芪、肉桂、芍药、甘草，即黄芪建中汤也；半夏、橘红、茯苓、甘草，即二陈汤。

附子理中汤　治脾胃冷弱，心腹疼痛，呕吐泻利，霍乱转筋，体冷微汗，手足厥冷，心下逆冷，腹中雷鸣，一切虚寒之证，并皆治之。

人参　附子炮　干姜炒　甘草炒　白术各等分

水煎服。

苏合香丸　治传尸骨蒸，疰忤鬼气，卒心痛，霍乱吐利，时气鬼魅，瘴疟，疫痢，瘀血，月闭，痃癖，疔肿，惊痫，中风，中气，痰厥，昏迷。

白术　青木香　犀角　香附炒，去毛　朱砂水飞　诃黎勒煨，取皮　檀香　安息香酒熬膏　沉香　麝香　丁香　荜拨各二两　龙脑　熏陆香别研　苏合香各一两

上为细末，研药匀，用安息香膏，并苏合香油，炼蜜和剂，丸如弹子大，以蜡匮固，绯绢当心带之，一切邪神不敢近。

至宝丹　治中风不语，中恶气绝，中诸物毒，疫毒瘴毒，蛊毒，产后血晕，口鼻血出，恶血攻心，烦躁，气喘，吐逆，难产，闷乱，死胎不下，并用童便、姜汁磨服。又疗心肺积热，呕吐，邪气攻心，大肠风秘，神魂恍惚，头目昏眩，眠睡不安，唇口干燥，伤寒谵语。

人参　天竺黄　犀角　朱砂水飞　雄黄水飞　玳瑁

琥珀各一两　麝香　龙脑各二钱五分　金箔半入药，半为衣　银箔各五十片　牛黄　天南星各五钱　安息香一两五钱，为末，无灰酒搅澄飞过，去沙土，约得净数一两，火熬成膏

上为细末，将安息香膏重汤煮烊，入诸药中，和搅成剂，丸如龙眼核大，人参汤磨服。

牛黄清心丸　治诸风缓纵不随，语言蹇涩，怔忡健忘，头目眩冒，胸中烦郁，痰涎壅塞，精神昏愦，心气不足，神志不定，惊恐怕怖，悲忧惨蹙，虚烦少睡，喜怒无时，癫狂昏乱。

白芍药　麦门冬去心　黄芩　当归　防风　白术各一两半　柴胡　桔梗　芎劳　白茯苓　杏仁去皮尖，双仁，炒黄，别研，各一两二钱五分　神曲　蒲黄炒　人参各二两半　羚羊角　麝香　龙脑各一两　甘草炒，五两　肉桂　大豆黄卷碎炒　阿胶碎炒，各一两七钱半　白蔹　干姜炮，各七钱五分　牛黄一两二钱　犀角二两　雄黄水飞，八钱　干山药七两　金箔一千二百片　大枣一百枚，蒸，研膏

上除枣、杏仁、金箔、犀角、羚羊角、牛黄、雄黄、脑、麝外，为细末，入余药和匀，炼蜜与枣膏为丸，每丸一钱，即于内分金箔四百片为衣，温水化服。

养正丹　一名来复丹，一名黑锡丹，一名三和丹。治上盛下虚，内寒外热，及伏暑泄泻如水。

硝石一两，同硫黄为末，入磁碟内微火炒，柳条搅，火不可太过，恐伤药力。再研极细，名二气末。太阴玄精石水飞　舶上硫黄透明者，各一两　五灵脂水澄去沙，晒干

青皮去白　陈皮去白，各二两

上用五灵脂、青皮、陈皮为末，次入玄精石末，及前二气末，拌匀，好醋打糊为丸，豌豆大，每服三十丸，空心米饮下。

稀涎散　治中风口噤，单蛾、双蛾。

江子仁六粒，每粒分作两半　牙皂三钱，切片　明矾一两

上先将矾化开，却入二味搅匀，待矾枯为末，每用三分吹入，诸病皆愈。痰涎壅盛者，灯心汤下五分；在喉者即吐，在膈者即下。

星香汤　治中风痰盛，服热药不得者。

南星四钱　木香五分

水一盏，姜十片，煎七分服。

藿香正气散　治伤寒头痛，憎寒壮热，或感湿气，霍乱吐泻，伏暑吐泻，转筋。加香薷、扁豆、黄连，名藿薷汤。

大腹皮洗　白芷　茯苓　紫苏　藿香各一钱　厚朴姜汁炒　白术土炒　陈皮去白　桔梗　半夏各七分　甘草四分

生姜三片，枣一枚，煎服。

清阳汤　治口眼㖞斜，颊腮紧急，胃中火盛，汗不出而小便数。

黄芪　当归身　升麻各二钱　葛根一钱五分　甘草炙　红花　黄柏　桂枝各一钱　苏木　生甘草各五分

酒三盏，煎一盏服，炒香附熨摩紧急处即愈。

秦艽升麻汤　治口眼㖞斜，四肢拘急，恶风寒。

升麻　葛根　甘草炙　芍药　人参各五钱　秦艽　白芷　防风　桂枝各三钱

每服一两，水二盏，葱白三茎，煎一盏服。

顺风匀气散　治中风半身不遂，口眼㖞斜。

白术二钱　人参　天麻各五分　沉香　白芷　紫苏　木瓜　青皮　甘草炙，各三分　乌药一钱五分

生姜三片，水煎服。

虎骨散　治半身不遂，肌肉干瘦，为偏枯。忌用麻黄发汗，此方润筋去风。

当归二两　赤芍药　续断　白术土炒　藁本　虎骨各一两　乌蛇肉五钱

上为末，每服二钱，食后温酒调下。骨中烦疼，加生地黄一两；脏寒自利，加天雄五钱。

虎胫骨酒

石斛去根　石楠叶　防风　虎胫骨酥炙　茵芋叶　杜仲炒　川牛膝　川芎　狗脊燎去毛　当归　续断　巴戟去心，各一两

上锉，以酒一斗，渍十日，每热服一碗。

地黄饮子　治舌喑不能言，足废不能行，肾虚弱，其气厥不至舌下。

熟地黄　巴戟去心　山茱萸　肉苁蓉酒浸，焙　石斛　附子炮　五味子　白茯苓　菖蒲　远志去心　官桂　麦门冬去心，各五分

姜五片，枣二枚，薄荷七叶，水二盏，煎八分服。

涤痰汤　治中风痰迷心窍，舌强不能言。

南星姜制，二钱　半夏汤洗七次，二钱　枳实炒　橘

红一钱二分　石菖蒲　人参各八分　竹茹六分　甘草三分　茯苓一钱

水二钟，生姜五片，煎一钟，食后服。

加味转舌膏

连翘　远志去木　薄荷　柿霜各一两　菖蒲六钱　栀子炒　防风　桔梗　黄芩酒炒　玄明粉　甘草　酒大黄各五钱　犀角　川芎各三钱

上为末，炼蜜丸，弹子大，朱砂五钱为衣，食后临卧薄荷汤送下一丸。

铁弹丸　治中风昏愦，口噤直视，瘛疭，口眼㖞斜，涎潮语涩，筋挛骨痛，瘫痪偏枯，或麻木，或瘙痒。此药极止疼痛，通经络，活血脉。

乳香另研　没药另研，一两　川乌头一两五钱　五灵脂淘净，四两　麝香一钱

先将乳香、没药阴凉处细研，次入麝，次入药，再研匀，滴水和丸，如弹子大，每服一丸，食后临卧，薄荷酒磨服。

十味锉散　治中风血弱，筋骨疼痛，举动艰难。

附子三两，炮　黄芪炙　白芍药　当归各二两　川芎　防风　白术各一两五钱　肉桂一两　茯苓　熟地各七钱半

每服四钱，水一碗，姜八片，枣三枚，煎六分，临卧服。

医　案

徽商汪华泉，忽然昏仆，遗尿手撒，汗出如珠，众皆以绝证既见，决无生理。余曰：手撒脾绝，遗尿肾

绝，法在不治，惟大进参、附，或冀万一。遂以人参三两，熟附五钱，煎浓灌下，至晚而汗减；复煎人参二两，芪、术、附各五钱，是夜服尽，身体稍稍能动；再以参附膏加生姜、竹沥盏许，连进三日，神气渐爽。嗣后以理中、补中等汤，调养二百日而安。

延平太守唐东瀛，多郁多思，又为府事劳神，昏冒痰壅，口喎语涩，四肢不随，时欲悲泣，脉大而软，此脾、肺气虚，风在经络。余以补中益气去黄芪，加秦艽、防风、天麻、半夏，十剂证减二三，更加竹沥、姜汁，倍用人参，兼与八味丸，两月乃愈。

燕邸张可真，自远方归，忽中风昏冒，牙关紧闭。先以牙皂末取嚏，次以箸抉开，灌苏合丸二丸，后以防风散投之，连进三服，出汗如洗。此邪自外解，去麻黄、独活、羚羊角，加秦艽、半夏、胆星、钩藤、姜汁，十剂痰清神爽，服六君子加竹沥、姜汁、钩藤，六十日痊。

吴门太史姚现闻，中风昏愦，语言不出，面赤时笑，是心脏中风也。乙亥孟秋，延余诊之，六部皆得石脉。余归，谓唐名必曰：石者，冬令之脉也，新秋见之，非其时矣！其象先见于非时，当其时岂能再见耶？果至冬至而殁。

钱台石年近六旬，昏倦不能言，鼻塞，二便闭，此心、肺二脏中风也，服顺气疏风化痰之剂，已濒于危矣。比余诊之，六脉洪大，按之搏指，乃至虚反有盛候也，宜补中为主，佐以祛风化痰，方可回生。举家惶惧，两日不决。余瞋目而呼曰：今日无药则毙矣！若服参而病进，余一人独任其咎。乃以大剂补中益气，加秦艽、钩藤、防风、竹沥，再剂而神爽，加减调治，五十日始愈。

类中风 火中 虚中 湿中 寒中 暑中 气中 食中 恶中

类中风者，有类乎中风，实非中风也。或以风为他证，或以他证为风，投治混淆，伤生必矣。兹以相类之证八种，总汇于此，使学者临证洞然也。

火中

河间曰：瘫痪者，非肝木之风，亦非外中于风，良由将息失宜，心火暴甚，热气怫郁，心神昏冒，筋骨不用，卒倒无知，因喜、怒、悲、愁、恐五志过极，皆为热甚也。

心火盛者，凉膈散；肝火动者，小柴胡汤；水虚火炎者，六味地黄丸；痰多者，贝母瓜蒌散。

凉膈散见真中风。

小柴胡汤　治肝胆有热，往来寒热。

柴胡一钱六分　黄芩　人参　半夏各八分　生姜三片　大枣三枚　甘草四分

水煎，温服。

六味地黄丸　治肾水不足，发热作渴，小便淋闭，气壅痰嗽，头目眩晕，眼花耳聋，咽干齿动，腰腿痿软，便血吐血，盗汗失音，水泛为痰。

熟地黄八两，杵膏　山茱萸肉　干山药各四两　牡丹皮　白茯苓　泽泻各三两

上为末，和地黄膏，加炼蜜丸，如桐子大，每服五钱，空心食前滚汤下。

贝母瓜蒌散　治痰多口眼㖞斜，手足麻痹。

贝母去心　瓜蒌　南星泡　荆芥　防风　羌活　黄柏炒　黄芩炒　黄连炒　白术土炒　陈皮去白　半夏汤泡七次　薄荷　甘草炙　威灵仙　天花粉各五分

水二钟，姜三片，煎八分，至夜服。

虚中

东垣以卒倒昏愦，皆属气虚。过于劳役，耗损真元，脾胃虚衰，痰生气壅，宜六君子汤；虚而下陷者，补中益气汤；因于房劳者，六味地黄丸。

六君子汤见真中风。

六味地黄丸见火中。

补中益气汤

黄芪一钱五分　人参一钱五分　甘草炙，五分　橘皮七分　白术一钱，土炒　升麻三分　柴胡三分　归身一钱

水二盏，煎一盏，食远服。

湿中

丹溪曰：东南之人，多由湿土生痰，痰生热，热生风，清燥汤主之。

内中湿者，脾土本虚，不能制湿，或食生冷水湿之物，或厚味醇酒，停于三焦，注于肌肉，则湿从内中矣，宜渗湿汤。

外中湿者，或山岚瘴气，或天雨湿蒸，或远行涉水，或久卧湿地，则湿从外中矣。其证头重体痛，四肢倦怠，腿膝肿痛，身重浮肿，大便泄泻，小便黄赤，宜除湿羌活汤，虚者独活寄生汤。

清燥汤 治气虚湿热，肺金受邪，绝寒水生化之源，小便赤少，大便不实，腰膝痿软，口干作渴，体重麻木，头目眩晕，饮食少思，自汗盗汗，倦怠气促。

黄芪一钱五分 五味子九粒，杵炒 黄连 神曲炒 猪苓 柴胡 甘草炙，各二分 苍术炒 白术炒 麦门冬去心 陈皮 生地黄 泽泻各五分 茯苓 人参 当归 升麻各三分 黄柏酒炒，三分

水二钟，煎一钟服。

渗湿汤

苍术泔浸，炒 白术土炒 茯苓各一钱半 陈皮 泽泻 猪苓各一钱 甘草三分 香附 抚芎 砂仁 厚朴去皮，各七分

水二钟，姜三片，灯草十尺，煎八分服。

除湿羌活汤 治风湿相搏，一身重痛。

苍术泔浸，炒 藁本各二钱 羌活七分 防风 升麻 柴胡各五分

水煎，温服。

独活寄生汤 治肾虚卧湿，腰背拘急，筋挛骨痛，脚膝冷痹，缓弱偏枯，肿重艰步。

独活　桑寄生　牛膝　杜仲炒　秦艽　细辛　白芍药炒　茯苓　人参　当归　熟地黄　防风各等分　甘草减半

水二钟，生姜三片，煎一钟，空心温服。

寒中

身体强直，口噤不语，四肢战掉，卒然眩晕，身无汗者，此寒毒所中也。宜姜附汤，或附子麻黄汤。

姜附汤　治中寒昏倒，及阴证伤寒，大便自利。

干姜　熟附子各等分

水煎服。

附子麻黄汤　治中寒昏冒，口眼㖞僻。

麻黄　白术炒　人参　甘草炙　附子炮　干姜各等分

水煎服。

暑中

面垢闷倒，昏不知人。冷汗自出，手足微冷，或吐，或泻，或喘，或满，或渴，先以苏合香丸抉开灌之，或以来复丹研末，白汤灌下，或研蒜水灌之，或剥蒜肉入鼻中，皆取其通窍也。

不蛀皂角，刮去黑皮，烧过存性，每皂角灰一两，甘草末六钱，和匀，每服一钱，新汲水调下，待其稍苏，辨证与药。

静而得之谓之中暑。中暑者，阴证也，当发散也。或纳凉于广厦，或过食于生冷，头痛恶寒，肢节疼痛，大热无汗，此阴寒所遏，阳气不得发越，轻者香薷饮，重者大顺散。

动而得之谓之中热，中热者，阳证也。热伤元气，非形体受病也。或行役于长途，或务农于赤日，头痛躁热，肌肤大热，大渴，多汗少气，苍术白虎汤主之。热死人切勿便与冷水，及卧冷地，宜置日中，或令近火，以热汤灌之即活。

苏合香丸见真中风。

来复丹见真中风。

香薷饮　本方加人参、白术、陈皮、茯苓、木瓜、黄芪，名十味香薷饮，虚者宜之。

香薷去根，三钱　厚朴一钱五分　白扁豆微炒，一钱　甘草五分

水二盏，煎一盏，沉冷服。此暑月发散之剂，惟中暑者宜之。若奔走劳役而中热者，用此温散之剂，复伤其气，如火益热矣。世多不知而混用，故特表而出之。

大顺散　治纳凉太过，饮冷太多，脾胃受寒，霍乱吐泻，此舍时从证之剂也。

甘草三两　干姜　杏仁去皮尖　肉桂去皮，各四钱

上先将甘草炒熟，次入干姜同炒，令姜裂；次入杏仁同炒，令杏仁不作声为度。后入桂磨筛，每服二钱，井花水调服，沸汤点服亦得。

苍术白虎汤

知母一钱　石膏三钱　甘草三分　粳米一钱　苍术一钱，炒

水二杯，煎至一杯服。

气中

七情内伤，气逆为病，痰潮昏塞，牙关紧急，极与中风相似。但风中身温，气中身冷；风中脉浮应人迎，气中脉沉应气口。以气药治风犹可，以风药治气则不可。急以苏合香丸灌之，候醒，以八味顺气散加香附，或木香调气散，有痰者星香散；若其人本虚，痰气上逆，关格不通，宜养正丹。

苏合香丸见真中风。

八味顺气散

白术炒黄　白茯苓　青皮去白　白芷　橘红　乌药　人参各五分　甘草炙，三分

水一碗，煎七分服。

木香调气散

白豆蔻研　丁香　檀香　木香各二两　藿香　甘草炙，各八两　砂仁四两

上为细末，每服二钱，沸汤入盐少许点服。

星香散见真中风。

养正丹见真中风。

食中

醉饱过度，或感风寒，或着气恼，以致填塞胸中，胃气不行，忽然厥逆昏迷，口不能言，肢不能举，若误作中风、中气治之，必死。宜煎姜盐汤探吐。风寒者，藿香正气散；气滞者，八味顺气散。吐后别无他证，只以苍术、白术、陈皮、厚朴、甘草之类调之。

藿香正气散见真中风。

八味顺气散见气中。

恶中

登冢入庙，吊死问丧，飞尸鬼击，卒厥客忤，手足逆冷，肌肤粟起，头面青黑，精神不守，或错言妄语，牙闭口噤，昏晕不知人，宜苏合香丸灌之，俟少醒，服调气平胃散。

苏合香丸见真中风。

调气平胃散

木香　乌药　白豆蔻　檀香　砂仁各一钱　藿香一钱二分　苍术一钱五分　厚朴姜汁炒　陈皮各一钱　甘草五分

水二钟，生姜三片，煎一钟，食前服。

医　案

太史杨方壶夫人，忽然晕倒，医以中风之药治之，不效。迎余诊之，左关弦急，右关滑大而软。本因元气不足，又因怒后食停，先以理气消食之药进之，得解黑屎数枚，急以六君子加姜汁，服四剂而后晕止。更以人参五钱，芪、术、半夏各三钱，茯苓、归身各二钱加减，调理两月而愈。此名虚中，亦兼食中。

邑尊张大羹令郎，丙子六月间，未、申时，晕绝不知人，至更余未醒，此得之生冷太过也。皂角末吹鼻中无嚏，举家惊惶，余以皂角灰存性，新汲水灌之，更取沉、檀焚之，俾香气满室，以达其窍，至子后方苏，服十味香薷饮而安。此暑中夹虚。

给谏晏怀泉夫人，先患胸腹痛，次日卒然晕倒，手足厥逆，时有医者以牛黄丸磨就将服矣。余诊之，六脉皆伏，惟气口稍动，此食满胸中，阴阳痞隔，升降不通，故脉伏而气口独见也。取陈皮、砂仁各一两，姜八钱，盐三钱，煎汤以指探吐，得宿食五六碗，六脉尽见矣。左关弦大，胸腹痛甚，知为大怒所伤也。以木香、青皮、橘红、白术、香附煎成与服，两剂痛止。更以四君子加木香、乌药，调理十余日方瘥。此食中兼气中。

章仲舆令爱，在阁时昏晕不知人，苏合香丸灌醒后，狂言妄语，喃喃不休。余诊其左脉七至，大而无伦，右脉三至，微而难见，正所谓两手如出两人，此祟凭之脉也。线带系定二大拇指，以艾炷灸两介甲至七壮，鬼即哀词求去。服调气平胃散加桃奴，数日而祟绝。此名恶中。

伤　风

经曰：虚邪贼风，阳先受之。又曰：内腠闭拒，虽有大风苛毒，弗之能害。脾虚则肌肉不充，肺虚则玄府不闭，风邪乘虚，乃客于经。譬诸盗贼，若重关高垒，则不能入，少有疏漏，而后犯之，故曰虚邪贼风。又曰：内腠闭拒，弗之能害。风者天之阳气，其乘于人则伤卫。卫者阳也，故曰阳先受之。

愚按：风为阳邪，善行数变，其伤人也，必从俞入，俞皆在背，故背常固密。风弗能干，已受风者，常曝其背，使之透热，则潜消嘿散。经文所谓乘虚来犯固矣，若其人素有痰热，壅遏于太阴、阳明之经，内有窠囊，则风邪易于外束，若为之招引者。然所谓风乘火势，火借风威，互相鼓煽也。治实之法，秋冬与之辛温，春夏与之辛凉，解其肌表，从汗而散；治虚之法，固其卫气，兼解风邪。若专与发散，或汗多亡阳，或屡痉屡发，皆治之过也。治风火之法，辛凉外发，甘苦内和，勿与苦寒。恐正不得申，邪不得解耳。

神术散 治伤风头痛，鼻塞声重。

苍术 藁本 白芷 细辛 羌活 川芎 甘草炙，各六分

水钟半，姜三片，葱白三茎，煎八分，热服。

川芎茶调散 治伤风头目昏痛，鼻塞声重。

薄荷叶四两 川芎二两 羌活 甘草各一两 荆芥二两 白芷一两 防风七钱 细辛五钱

上为末，每服二钱，茶调下。

参苏饮 治伤风发热，头痛咳嗽，涕唾稠粘。

人参 苏叶 干葛 半夏制 前胡 桔梗 枳壳 陈皮 茯苓 甘草各八分 木香磨，一分

水钟半，姜五片，枣一枚，煎八分服。

消风散 治四时感冒，发热恶寒，头痛声重。

苍术 麻黄 荆芥 白芷 陈皮各一钱 甘草五分

水钟半，姜三片，葱白一茎，煎八分服。

人参败毒散 治头痛，发热，恶寒，鼻塞、声重。

人参　羌活　桔梗去芦　柴胡　前胡　独活　川芎　茯苓　枳壳炒　甘草各一钱

水钟半，姜三片，煎服。

柴胡升麻汤

柴胡　前胡　升麻　桑白皮　赤芍药　干葛　黄芩炒　石膏　荆芥各一钱

水二钟，姜三片，淡豆豉二十粒，煎一钟服。

虚　痨

经曰：阴虚生内热。阴者，水之属也。肾水不足，则虚火燔炎，故内热。此言血虚之痨也。又曰：劳则喘且汗出，内外皆越，故气耗矣。又曰：有所劳倦，形气衰少，谷气不盛，上焦不行，下脘不通，而胃气热，热气熏胸中，故内热。劳字从力、从火，劳力则二火炎于高巅。气急而喘，内越也；气蒸而汗，外越也；内外皆越，故气耗矣。一劳则伤脾，脾主四肢，故困倦无气以动，脾主肌肉，故形气衰少；脾主消谷，脾虚不运，故谷气不盛。脾者，肺之母也，肺处上焦，主气以下布者也，土虚不能生金，则肺薄而浊气不能达于下脘，地气不升，天气不降，清气陷下，浊气逆上，故内热。此言气虚之痨也。

愚按：《内经》之言虚痨，惟是气血两端，至巢氏《病源》，始分五脏之劳，七情之伤，甚而分气、血、筋、骨、肌、精之六极，又分脑、髓、玉房、胞络、骨、血、筋、脉、肝、心、脾、肺、肾、膀胱、胆、胃、三焦、大小肠、肉、肤、皮、气之二十三蒸，《本事方》更分传尸、鬼疰，至于九十九种，其凿空附会，重出复见，固无论矣。使学者惑于多歧，用方错杂，伊谁之咎乎？

盖以《内经》为式，第于脾、肾分主气血，约而该，确而可守也。夫人之虚，不属于气，即属于血，五脏六腑，莫能外焉。而独举脾、肾者，水为万物之元，土为万物之母，二脏安和，一身皆治，百疾不生。夫脾具土德，脾安则土为金母，金实水源，且土不凌水，水安其位，故脾安则肾愈安也。肾兼水火，肾安则水不夹肝上泛而凌土湿，火能益土运行而化精微，故肾安则脾愈安也。孙思邈云：补脾不如补肾。许学士云：补肾不如补脾。两先生深知二脏为生人之根本，又知二脏有相赞之功能，故其说似背，其旨实同也。救肾者必本于阴血，血主濡之，血属阴，主下降，虚则上升，当敛而抑，六味丸是也；救脾者必本于阳气，气主煦之，气为阳，主上升，虚则下陷，当升而举，补中益气汤是也。

近世治痨，专以四物汤加黄柏、知母，不知四物皆阴，行秋冬之气，非所以生万物者也。且血药常滞，非痰多食少者所宜；血药常润，久行必致滑肠。黄柏、知母，其性苦寒，能泻实火，名曰滋阴，其实燥而损血；名曰降火，其实苦先入心，久而增气，反能助火，至其败胃，所不待言。丹溪有言，实火可泻，虚火可补，痨证之火，虚乎，实乎，泻之可乎？矫其偏者，辄以桂、附为家常茶饭，此惟火衰者宜之，若血气燥热之人，能无助火为害哉？

大抵虚痨之证，疑难不少，如补脾保肺，法当兼行，然脾喜温燥，肺喜清润，保肺则碍脾，补脾则碍肺，惟燥热而盛，能食而不泻者，润肺当急，而补脾之药亦不可缺也。倘虚羸而甚，食少泻多，虽咳嗽不宁，但以补脾为急，而清润之品宜戒矣。脾有生肺之能，肺无扶脾之力，故补脾之药，尤要于保肺也。尝见痨证之死，多死于泄泻，泄泻之因，多因于清润，司命者能不为兢兢耶！

又如补肾理脾，法当兼行，然方欲以甘寒补肾，其人减食，又恐不利于脾；方欲以辛温快脾，其人阴伤，又恐愈耗其水。两者并衡而较重脾者，以脾土上交于心，下交于肾故也。若肾大虚，而势困笃者，又不可拘。要知滋肾之中，佐以砂仁、沉香，壮脾之中，参以五味、肉桂，随时活法可耳。

又如无阳则阴无以生，无阴则阳无以化，宜不可偏也。然东垣曰：甘温能除大热。又曰：血脱补气。又曰：独阴不长。春夏之温可以发育，秋冬之寒不能生长，虚者必补以人参之甘温，阳生阴长之理也。且虚痨证受补者可治，不受补者不治，故葛可久治痨，神良素著，所垂十方，用参者七。丹溪专主滋阴，所述治痨方案，用参者亦十之七。不用参者，非其新伤，必其轻浅者耳。自好古肺热伤肺，节斋服参必死之说，印定后人眼目，甘用苦寒，直至上呕下泄，犹不悔悟，良可悲已！幸李濒湖、汪石山详为之辨，而宿习难返，贻祸未已。不知肺经自有热者，肺脉按之而实，与参诚不相宜；若火来乘金者，肺脉按之而虚，金气大伤，非参不保。前哲有言曰：土旺而金生，勿拘拘于保肺；水壮而火熄，毋汲汲于清心。可谓洞达《内经》之旨，深窥根本之治者也。

传尸痨瘵

虚痨热毒，积久则生恶虫，食人脏腑，其证蒸热咳嗽，胸闷背痛，两目不明，四肢无力，腰膝痠疼，卧而不寐，或面色脱白，或两颊时红，常怀忿怒，梦与鬼交，同气连枝，多遭传染，甚而灭门，大可畏也。法当补虚以复其元，杀虫以绝其根，能杀其虫，虽病者不生，亦可绝其传疰耳。

凡近视此病者，不宜饥饿，虚者须服补药，宜佩安息香及麝香，则虫鬼不敢侵也。

吐血

上盛下虚，血随气上，法当顺气，气降则血归经矣，苏子降气汤。脉来微软，精神困倦，是气虚不能摄血，人参饮子，或独参汤。脉洪有力，精神不倦，胸中满痛，或吐血块，用生地黄、赤芍药、当归、丹皮、丹参、桃仁、大黄之属，从大便导之。血以上出为逆，下出为顺，苟非大虚泄泻者，皆当行之，以转逆为顺，此釜底抽薪之妙法。若吐血已多，困倦虚乏者，不可行也。吐多而急欲止之，生地黄、当归、丹皮、赤芍药煎汤，入藕汁、童便各一钟，血余炭二钱，墨灰五分，调匀热服。怒气伤肝者，丹皮、芍药、木香之属；劳心者，莲子、糯米、柏仁、远志、枣仁、茯神之属；酒伤者，干葛、茅花、侧柏、荆芥穗之属；饮食伤胃者，白术、陈皮、甘草、谷芽、砂仁之属。吐血色黯，脉迟而寒者，理中汤。劳力者，苏子降气汤加阿胶，或以猪肺煮熟，蘸白及末食之。

咳嗽血

涎唾中有少血散漫者，此肾虚火炎之血也，六味地黄汤加童便、阿胶。血如红缕，在痰中嗽出者，此肺血也，二冬、二母、白及、阿胶、甘草、苡仁、紫菀、百合、桔梗。肺伤者，其人劳倦，人参救肺散。肺痿吐脓血，薏苡仁煮粥，日服半升。凡血证既久，古人多以胃药收功，四君子汤。

咯血

不嗽而血从咯出，此肾血也。地黄、牛膝、牡丹皮、茯苓、当归、青黛、玄参、童便。

咳嗽

有声无痰曰咳，肺因火烁也，新定清宁膏；有痰无声曰嗽，脾受湿浸也，二陈汤。脾虚倦怠者，六君子汤。

死证

虚痨不服参、芪，为不受补者死。痨嗽声哑者死。一边不能睡者死。痨证久泻者死。大肉去者死。吐血浅红色，似肉似肺，谓之咳白血，必死。

脉法

寸口脉浮而迟，浮则为虚，迟则为痨。左手脉细，右手浮大劲急，为正虚邪盛，必死。久病沉细而数者死。中空外急，此名革脉，妇人半产漏下，男子亡血失精。脉结者，三年内必死。脉代者，三月内必死。

医　案

邑宰何金阳福建邵武府人，名望海。令郎虚损，已濒于危，见余拙刻《微论》、《药解》、《脉象》诸书，遣使聘余。手书云：尝闻一命之士，存心爱物，于人必有所济，况老先生天地万物为体，分医国之余，著述嘉刻，皆本性命而立言，望海神交，深知云间有李先生东垣再来也。缘小儿天根久耽书癖，昕夕穷神，而不自节，气暴阴伤，形瘁于劳，精摇于梦，汗出乎寐，而柴栅其中，饵药历岁，毫末无功，不远数千里，专迓台车，俯矜望海，杕杜单传。年几半百，仅举独子。顾其羸顿，焦府俱焚。伏读老先生《广嗣论》中，一旦至我而斩之语，念之大惧，不自知其涕泗之沾襟也。以是乞刀圭，如仙掌金茎，一洒甘露，起骨而肉之，仰惟仁人君子，必不遐遗，则小儿自此有生之年，皆老先生引手之赐也。金石可销，此心不晦。再造之天，敢忘衔结耶！余感其言遂往，比至而病益进矣。简其所服，以四物、知、柏为主，芩、连、二冬为加减。诊其脉大而数，按之极软。余曰：中气大寒，反为药苦矣。乃以归脾汤入肉桂一钱，人参五钱。当晚得熟寐，居十日而汗止精藏，更以还少丹兼进，补中益气间服，一月而瘥。

少宗伯顾邻初，丙辰年患发热困倦，目昏耳鸣，脚软不能行，大便燥结，手足麻痹，腰胯疼痛。余诊之曰：肾虚不能上交，心虚不能下济，且尺脉迟软，力勉其用八味丸、十全大补汤加圆眼三十枚，五十余日，精神渐旺，肌肉渐充，致书鸣感。一日多饮虎骨酒，大便仍结，医者皆云：八味丸非久服之药，十全大补宜去肉桂，反用知母、玄参佐之，服之数月，遂致不起。

学宪黄贞父，下血甚多，面色痿黄，发热倦怠，盗汗遗精。余诊之曰：脾虚不能统血，肾虚不能闭藏，法当以补中益气，五贴并一而进之。十日汗止，二十日血止，再以六味地黄丸间服，一月而安。

南都许输所孙女，吐血痰嗽，六月诊之，两尺如烂绵，两寸大而数，余曰：金以火为仇，肺不浮涩，反得洪大，贼脉见矣，秋令可忧。八月初五复诊，肺之洪者变为细数，肾之软者变为疾劲。余曰：岁在戊午，少阴司天，两尺不应，今尺当不应而反大，寸当浮大而反沉细，尺寸反者死。肺至悬绝，十二日死。计期当死于十六日，然能食者过期，况十六、十七两日皆金，未遽绝也。十八日交寒露，又值火日，经曰：手太阴气绝，丙日笃，丁日死。言火日也。寅时乃气血注肺之时，不能注则绝，必死于十八日寅时矣。输所闻之，潸然泪下，以其能食，犹不肯信，至十八日未晓而终。

汪望洋之孙，年方舞象，发热咳嗽，羸弱头眩，二冬、二母、知、柏、芩、连，不啻百剂，病势转增，余诊其脉，右脉虚软。乃知脾、肺气虚，火不生土之候也。遂用补中益气加五味子、苡仁，姜、桂至三钱，十剂而减，两月乃安。春初又发，令其服补中丸一年，诸证永不再作矣。

吴门张饮光，发热干咳，呼吸喘急。始用苏子降气，不应，乃服八味丸，喘益急，迎余。余视其两颊俱赤，六脉数大，此肺肝蕴热也。以逍遥散，用牡丹皮一两，苡仁五钱，兰叶三钱，连进二剂，喘急顿止。以地黄丸料，用麦冬、五味煎膏，及龟胶为丸，至十斤而康。

给谏章鲁斋，在吾邑作令时，令郎凌九，吐血发热，遗精盗汗，形肉衰削。先有医士戒之曰：勿服人参，若误服之，无药可救矣，两月弗效。召余诊。曰：此脾肺气虚之候，非大剂参芪不可。鲁斋骇曰：前有医者戒之甚严，而兄用之甚多，何相悬也？余曰：此医能任决效否？曰：不能也。余曰：请易参五斤，毋掣其肘，期于三月，可以报绩。陈论甚力，鲁斋信而从之，遂用六君子，间用补中益气及七味丸疗之。日轻一日，果如所约。

尚宝卿须日华，林下多郁，且有暴怒，吐血甚多，倦怠异常，余以六君子、纳参一两、干姜一钱，木香八分，四日而血止，后因怒气，血复大作，余曰：先与平肝，继当大补，然夏得秋脉，所谓早见非时之脉，当其时不能再见矣。果如期而殁。

太宗伯董玄宰，乙卯春，有少妾吐血蒸嗽，先用清火，继用补中，俱不见效，迎余治之。余曰：两尺沉实，少腹按之必痛，询之果然。此怒后蓄血，经年弗效，乃为蒸热。热甚而吐血，阴伤之甚也。乃与四物汤加郁金、桃仁、穿山甲、大黄少许，下黑血升余，少腹痛仍在。更以前药加大黄三钱，煎服，又下黑血块如桃胶、蚬肉者三四升，腹痛乃止。虚倦异常，与独参汤饮之，三日而热减六七，服十全大补汤百余日，而康复如常。

刑部主政唐名必，劳心太过，因食海鲜吐血，有痰，喉间如鲠，日晡烦热，喜其六脉不数，惟左寸涩而细，右关大而软，思虑伤心脾也。以归脾汤大料，加丹参、丹皮、麦门冬、生地黄，二十余剂而证减六七，兼服六味丸三月，遂不复发。

吴门周复庵，年及五旬，荒于酒色，忽然头痛发热，医以羌活汤散之，汗出不止，昏晕不苏。余与之灸关元十壮而醒，四君子加姜、桂，日服三剂，至三日少康。分析家产、劳而且怒，复发厥，余用好参一两、熟附二钱、煨姜十片，煎服，稍醒，但一转侧即厥，一日之间，计厥七次，服参三两，至明日以羊肉羹、糯米粥与之，尚厥二三次，至五日而厥定。向余泣曰：已蒙再生，不知有痊愈之日否？余曰：脉有根蒂，但元气虚极，非三载调摄，不能康也。幸其恪信余言，遵守用药，两月之间，服参四斤，三年之内，进剂六百贴，丸药七十余斤，方得步履如初。亲友众多，议论杂出，若非病人任之专，或久而见疑，服药少怠，未有获生者也。

侍御冯五玉令爱，发热咳嗽，已及半载，十月间吐鲜血甚多，一日之内，不过食粥一盏，大肉消陷，大便溏泄，沉困着床，脉来七至。余曰：法在不救，人所共知，若能惟余是听，不为旁挠，可救十中之一。每贴用人参五钱，桂、附各一钱，芪、术三钱，归、芍各二钱，陈皮一钱，日投三贴，约进七十剂，及壮水丸三斤，而后起于床，又三月而饮食如旧。若泥常法而弃之，幽潜沉冤矣。

新定拯阴理痨汤 治阴虚火动，皮寒骨热，食少痰多，咳嗽短气，倦怠焦烦。《内经》阴虚内热之方。

牡丹皮一钱 当归身一钱，酒洗 麦门冬一钱，去心 甘草炙，四分 苡仁三钱 白芍药七分，酒炒 北五味三分 人参六分 莲子三钱，不去衣 橘红一钱 生地黄二钱，忌铜，铁器，姜汁、酒炒透

水二钟，枣二枚，煎一钟，分二次徐徐呷之。

肺脉重按有力者，去人参；有血加阿胶、童便；热盛加地骨皮；泄泻减归、地，加山药、茯苓；倦甚用参三钱。咳者，燥痰也，加贝母、桑皮；嗽者，湿痰也，加半夏、茯苓；不寐加枣仁，汗多亦用。此余自立之方，用治阴虚火炽，譬如溽暑伊郁之时，而商飙飒然倏动，则炎熵如失矣。久服无败胃之虞。

新定拯阳理痨汤 治痨伤气耗，倦怠懒言，动作喘乏，表热自汗，心烦，遍身作痛。《内经》劳倦气耗之方。

黄芪三钱，酒炒 人参二钱，去芦 肉桂七分，去皮 当归一钱五分，酒炒 白术二钱，土炒 甘草五分，酒炒 陈皮一钱，去白 北五味四分，打碎

水二钟，姜三片，枣肉二枚，煎一钟服。如烦热口

干，加生地黄；气浮心乱，加丹参、枣仁；咳嗽加麦门冬；夹湿加茯苓、苍术；脉沉迟，加熟附子；脉数实去桂，加生地黄；胸闷倍陈皮，加桔梗；痰多半夏、茯苓；泄泻升麻、柴胡；口渴加干葛，夏月去肉桂，冬月加干姜。

四物汤　附子理中汤　异功散　六君子汤　八珍汤五方并见真中风。

补中益气汤见类中风。

十全大补汤　治诸虚劳伤，饮食不进，久病尪羸，潮热背痛，梦遗脚软，喘嗽烦闷。

肉桂去皮　甘草炙　芍药炒　黄芪蜜水炒　当归酒洗　川芎　人参去芦　白术土炒　茯苓去皮　熟地各等分

每服六钱，水二钟，姜三片，枣肉二枚，煎一钟服。

小建中汤

桂枝去皮　甘草炙　生姜各一钱　芍药二钱　大枣一枚　胶饴一钱

水钟半，煎一钟，入饴，更上微火熔化，温服。酒家、呕家俱禁此汤，以其甜也。加黄芪，名黄芪建中汤。

八味地黄丸　治肾虚发热作渴，淋闭痰嗽，头眩，眼花耳鸣，咽燥，舌痛，牙疼，腰腿痿软，自汗盗汗，便血，吐衄血，发热失音，水泛为痰。

熟地黄八两，杵膏　山茱萸肉　干山药各四两　牡丹皮　白茯苓　泽泻各三两　熟附子一两　肉桂去皮，一两

上为末，和地黄膏，加炼蜜丸，桐子大，每服三

钱，空心食前滚汤下。去附子，名七味丸；去桂附，名六味丸。

还少丹 大补心肾脾胃，一切虚损。

干山药 牛膝酒浸 远志去心 山茱萸去核 白茯苓 五味子烘 巴戟酒浸，去心 肉苁蓉酒浸，去甲 石菖蒲 楮实 杜仲姜汁酒炒，断丝 舶茴香各一两 枸杞子烘 熟地黄各二两

为末，炼蜜丸，如桐子大，每服三钱，温酒或盐汤下，日三服，久服令人悦颜，轻健不老。

酸枣仁汤 治心肾不交，怔忡恍惚，夜卧不安，精血虚耗，脾胃泄泻。

酸枣仁一钱五分 远志肉 黄芪蜜水炒 莲肉去心 人参 当归酒炒 白茯苓 茯神各一钱 陈皮 甘草炙，各五分

水二钟，姜三片，枣一枚，煎一钟，日三服。心热者，加黄连、生地黄、麦门冬、木通。

白术散 治脾胃虚寒，呕吐泄泻，食少胸满。

白术土炒 人参 草果 厚朴酒浸，炒 肉果面裹，煨透 陈皮 木香 麦芽炒，各一钱 甘草炙，五分

水二钟，姜五片，枣二枚，煎一钟服。

小甘露饮 治脾瘅实热，身黄咽痛。

黄芩一钱 升麻五分 茵陈一钱 山栀八分 桔梗炒，六分 生地黄一钱五分 石斛二钱 甘草四分

水钟半，姜五片，煎八分服。

温肺汤 治肺瘅虚寒，胸满冷痛。

人参一钱 甘草四分，炙 半夏 肉桂 橘红 干

姜炒，各八分　木香五分

水钟半，煎八分服。

凉肺汤　治肺痨实热，咳嗽喘急。

知母去毛，炒　贝母　天门冬去心　麦门冬各一钱半　黄芩　橘红各一钱　甘草五分　桑皮八分

水钟半，煎八分服。

温肾丸　治肾痨虚寒，腰痛足软，遗浊。

熟地黄酒煮，杵膏　杜仲炒，去丝　菟丝子　石斛去根　黄芪　续断　肉桂去皮　磁石煅，醋淬　牛膝去芦　沉香别研　五加皮　山药炒，各一两

上为末，用雄羊肾两对，葱、椒、酒煮烂，入酒及地黄膏为丸，如梧子大，每服五钱，空心酒下。

凉肾丸　治肾痨实热，腹胀耳聋。

生地黄三钱　赤茯苓一钱　玄参一钱　远志一钱，去木　知母八分，酒炒　黄柏六分，酒炒

水钟半，煎八分服。

人参养荣汤　治脾肺俱虚，发热恶寒，倦怠泄泻，种种虚证，勿论其脉，但用此汤。

白芍药一钱五分　人参　陈皮　黄芪蜜炙　桂心　当归　白术土炒　甘草炙，各一钱　熟地黄　五味子炒，杵　茯苓各八分　远志肉五分

水二钟，姜三片，枣二枚，煎服。

逍遥散　治血虚烦热，肢体疼痛，口干，盗汗，嗜卧，月水不调，寒热如疟，痰嗽骨蒸。

白茯苓　白术土炒　当归　白芍药酒炒　柴胡各一钱　甘草炙，五分

水钟半，姜三片，煎八分服。加山栀、牡丹皮，名加味逍遥散。

清骨散 治骨蒸热。

银柴胡一钱五分 胡黄连 秦艽 鳖甲醋炙 青蒿 地骨皮 知母各一钱 甘草五分

水二钟，煎一钟，食远服。

三才封髓丹 降心火，益肾水。

天门冬去心 熟地黄 人参各五两 黄柏酒炒 砂仁各三两 甘草一两五钱

为末，面糊丸，桐子大，每服五钱。肉苁蓉五钱，切片，酒一钟，煎二三沸，去渣，空心送下。

生脉散 治火旺金虚，倦怠烦渴。

人参二钱，去芦 麦门冬三钱，去心 五味子三分，杵

水一钟，煎八分服。

猪肚丸 肌体羸瘦，服之即肥，其效如神。

牡蛎煅 白术各四两 苦参三两

为细末，以猪肚一具，煮极烂，研如膏，和丸，如桐子大，每服三钱，米饮送下，日三服。

调中益气汤

黄芪炙，一钱 人参 甘草炙 当归 白术各五钱 五味子十五粒 柴胡 白芍药炒 升麻各三分 橘皮二分

水钟半，煎八分，食前温服。

苏子降气汤 治虚阳上攻，气不升降，痰涎壅盛，胸膈噎塞，并久年肺气至效。

苏子炒 半夏泡，各二钱五分 前胡去芦 甘草炙

厚朴姜汁炒　橘红去白，各一钱　当归去芦，一钱五分　沉香七分

水二钟，姜三片，煎一钟服。虚人加黄芪一钱，肉桂五分。

人参饮子　脾胃虚弱，气虚倦怠，衄血吐血。

人参去芦，二钱　五味子二十粒　黄芪去芦，炙　麦门冬去心　白芍药炒　当归身各一钱五分　甘草炙，一钱

水二钟，煎一钟，食远服。

四生丸　治吐血、衄血。

生荷叶　生艾叶　侧柏叶　生地黄各等分

捣烂，丸如鸡子，每服一丸，水煎，去渣服。

大阿胶丸　治嗽血、吐血。

阿胶微炒　卷柏　生地黄　大蓟独根者佳　鸡苏叶　五味子各一两　柏子仁另研　茯苓　百部　远志去木　人参　麦门冬去心　防风各一两五钱　干山药一两　熟地黄一两

为末，炼蜜丸，如弹子大，煎麦门冬汤，嚼一丸。

犀角地黄汤　治大热，血积胸中。

犀角　大黄各一钱　黄芩三钱　黄连二钱　生地黄四钱

水二钟，煎一钟，食后服。

茅花汤　治鼻衄不止。

茅花五钱

水一钟，煎六分服。

百花膏　治痨嗽吐血。

款冬花　百合蒸焙，等分

为末，蜜丸，龙眼大，每服一丸，临卧姜汤嚼下。

噙化丸 治痨嗽有效。

玉露霜 柿霜 贝母 百合各二两 白茯苓 海石各一两 甘草五钱 秋石二钱

入薄荷叶细末，白硼砂少许，炼蜜丸，如龙眼大，每噙化一丸。

新定清宁膏 润肺不伤脾，补脾不碍肺，余所新定者也。凡痨嗽吐血，必不可缺，极有效验。

麦门冬去心，十两 生地黄酒炒，十两 广橘红三两 桔梗二两 甘草二两 龙眼肉八两

煎成膏，加苡仁八两，淘净，炒热。川贝母二两，糯米拌炒，米熟去米。真苏州薄荷叶五钱，忌火，俱为细末，拌匀前膏，时时挑置口中，噙化。

肺痈神汤 肺痈者，劳伤气血，内有积热，外受风寒。胸中满急，隐隐痛，咽干口燥，时出浊唾腥臭，吐脓如米粥者死。脉滑数或实大。凡患者右胁按之必痛，但服此汤，未成即消，已成即溃，已溃即愈。此余新定，屡用屡验者也。

桔梗二钱 金银花一钱 薏苡仁五钱 甘草节一钱二分 黄芪一钱，炒 贝母一钱六分 甜葶苈八分，微炒 陈皮一钱二分 白及一钱

水二钟，姜一片，煎一钟，食后徐徐服。新起加防风一钱，去芪；溃后加人参一钱；久不敛加合欢皮一名夜合，即槿树皮。一钱。

十灰散 一切血证，用此止之。

大蓟 小蓟 荷叶 侧柏叶 茅根 茜根 棕榈皮

大黄　牡丹皮　山栀各等分

各烧灰存性，研细，碗盖于地一宿，藕汁调服。

白凤膏　治久痨积虚，咳嗽痰血，蒸热困倦。

黑嘴白鸭一只　大京枣二升　陈煮酒一瓶　参苓平胃散一升

将鸭缚定，量病人饮酒多少，以酒烫温，割开鸭项，滴血入酒饮之，直入肺经受补。将鸭去毛，于胁边开一孔，取去肠杂，拭净；次将枣去核，每个中纳参苓散，填满鸭腹中，麻线扎定，砂锅内用火慢煨，将酒三次添入，以干为度。但食其枣，参汤送之，或同鸭肉捣丸服。

芎归血余散　治传尸痨瘵，去鬼杀虫。

室女顶门生发一小团，皂角汤洗净，醋浸一宿，晒干，纸燃火烧存性。川芎五钱　当归三钱　木香　桃仁去皮炒，各二钱　安息香　雄黄各一钱　全蝎二枚　江上大鲤鱼生取头，醋炙

上为末，分四服，每服井水一大碗，净室中煎七分，入红硬降真香末五分，烧北斗符入药，月初五更空心向北仰天咒曰：瘵神瘵神，害我生人，吾奉帝敕，服药保身，急急如律令。咒五遍，面北服药毕，南面吸生气，入口腹中，烧降香置床下，午时又如前服药。

北斗符式敕　尻用黄纸一方。新笔净水，研透明朱砂书此符，书时念前北斗咒。

鳖甲生犀散　杀痨虫，取下恶物。

天灵盖一具。男者色不赤可用，女者色赤勿用。檀香煎汤候冷洗。咒曰：雷公灵，雷公圣，逢传尸，即须应。急急如

律令。咒七遍讫，次用酥炙黄　生鳖甲一枚，醋炙　虎长牙二枚，醋炙　安息香　桃仁去皮，炒　槟榔各五钱　生犀角　木香　甘遂　降真香　干漆炒，存性　阿魏酒浸研，各三钱　雷丸二钱　穿山甲取趾，醋炙　全蝎三个　蚯蚓十条，生研和药

上为末，每服五钱，先用豉心四十九粒，东向桃、李、桑、梅小梢各二茎，长七寸，生蓝青七叶，青蒿一小握，葱白连根洗五茎，石臼内同杵，用井水一碗半。煎取一盏，入童便一盏，内药末，煎取七分，入麝香一字，月初旬五更空心温服。即以被覆取汗，恐汗中有细虫，软绵拭之，即焚其帛。少时必泻，以净桶盛，急钳取虫，烈火焚之，并收入磁瓶中，雄黄盖之，以瓦油盏铁线扎定，泥固，埋深山中绝人行处。

《道藏经》曰：每值庚申日，其夜不睡，守之至晓，尸虫不能为害。三守庚申，三尸长绝。每夜叩齿三十六通，左手捧心，呼三尸之名：上尸彭琚出，中尸彭瓆出，下尸彭琢出。令不得为害。常以庚申去手甲，丑日去足甲，每年七月十六日，将所去手、足甲烧灰，和水服之，三尸九虫皆灭。

卷之七

云间李中梓士材父著
门人包时化象蕃父参
侄孙李廷芳蘅伯父订

水肿胀满

黄帝曰：脉之应于寸口，如何而胀？岐伯曰：其脉大坚以涩者，胀也。邪盛则大，邪实则坚，涩者气血虚而不流利也。洪大之脉，阴气必衰。坚强之脉，胃气必损，故大坚以涩，病当为胀。阴为脏，阳为腑。脉病在阴，则胀在脏；脉病在阳，则胀在腑。夫胀者，皆在于脏腑之外，排脏腑而郭胸胁，胀皮肤，故命曰胀。胸腹者，脏腑之郭也；膻中者，心主之宫城也；胃者，太仓也；咽喉小肠者，传送也。咽喉传送者，自上而入。小肠传送者，自下而出。胃之五窍者，闾里门户也。咽门、贲门、幽门、阑门、魄门，胃气之所行也。是为五窍。闾，巷门也；里，邻里也。《周礼》五家为比，五比为闾，盖二十五家也。五家为轨，十轨为里，盖五十家也。言胃之五窍，象如闾里门户。廉泉、玉英者，津液之道也。二穴俱任脉，玉英即玉堂。故五脏六腑者，各有畔界，其病各有形状。营气循脉，卫气逆为脉胀；清者为营，营行脉中。其气精专，未即致胀。浊者为卫，卫行脉外，其气慓疾，行于分肉之间。故必由卫气之逆，而后病及于营，则为脉胀。卫气并脉，循分为肤胀。卫气逆而并于脉，复循分肉之间，故为肤胀。

心胀者，烦心短气，卧不安。肺胀者，虚满而喘咳。肝胀者，胁下满而痛引小腹。脾胀者，善哕，四肢烦悗，音美。悗，闷乱也。体重不能胜衣，卧不安。肾胀者，腹满引背，央央然，腰髀痛。此五脏之胀也。

胃胀者，腹满，胃脘痛，鼻闻焦臭，妨于食，大便难。大肠胀者，肠鸣而痛濯濯，冬日重感于寒，则飧泄不化。小肠胀者，少腹䐜音嗔。胀，引腰而痛。膀胱胀者，少腹满而气癃。三焦胀者，气满于皮肤中，轻轻然而不坚。胆胀者，胁下痛胀，口中苦，善太息。此六腑之胀也。濯濯：肠鸣水声也。气癃者，膀胱气闭，小水不通也。

厥气在下，营卫留止，寒气逆上，真邪相攻，两气相搏，乃合为胀也。厥逆之气，自下而上，营卫失常。故真邪相攻，而合为胀也。

黄帝曰：水与肤胀、鼓胀、肠覃、石瘕、石水，何以别之？岐伯曰：水始起也，目窠上微肿，如新卧起之状，目下为窠。微肿者，形如卧蚕也。其颈脉动，时咳，颈脉，足阳明人迎也，阳明之脉，自人迎下循腹里，水邪乘之，故颈脉动，水之标在肺，故为时咳。阴股间寒，足胫瘇，即肿。腹乃大，其水已成矣。以手按其腹，随手而起。如裹水之状，此其候也。以上皆水肿之候也。

肤胀者，寒气客于皮肤之间，鼕鼕然不坚。腹大，身尽肿，皮厚，鼕鼕，鼓声也。寒气客于皮肤之间，阳气不行，病在气分，故有声如鼓。气本无形，故不坚。气无所不至，故腹大，身尽肿。若因于水，则有水处肿，无水处不肿。按其腹，窅而不起，腹色不变，此其候也。寒气在肤腠之间，按散则不能猝聚，故窅而不起，以其皮厚，故腹色不变也。按：此上两条，以按其腹随手而起者，属水。窅而不起者，属气。此固然也。然气亦有随手而起者，水亦有窅而不起者，未可以起与不起为的辨。但当察皮厚色苍，或一身尽肿，或自上而下者，多属气；若皮薄色泽，或肿有分界，或自下而上者，多属水。

鼓胀者，腹胀，身皆大，大与肤胀等也，色苍黄，腹筋起，此其候也。内伤脾肾，心腹胀满，旦食则不能暮食，中空无物，腹皮绷急，其象如鼓，故名鼓胀。其状与上文肤胀无异，但腹有筋起为别。肤胀属肺，鼓胀属脾。

肠覃者，寒气客于肠外，与卫气相搏，气不得荣，因有所系，癖而内著，恶气乃起，息肉乃生。覃，延布而深也。寒气与卫气相搏，则蓄积不行，留于肠外，有所系著，故癖积起，息肉生也。其始生也，大如鸡卵，稍以益大，至其成，如怀子之状，久者离岁，按之则坚，推之则移，月事以时下。此其候也。离岁，越岁也。寒邪客于肠外，不在胞中，故无妨于月事。其非血病，可知。盖由汁沫所聚而生也。

石瘕生于胞中，寒气客于子门，子门闭塞，寒气不得通，恶血当泻不泻，衃以留止，日以益大，状如怀子，月事不以时下，皆生于女子，可导而下。衃，凝败之血也。子门闭塞，则衃血留止，其坚如石，故曰石瘕。可以导血之剂下之也。

帝曰：其有不从毫毛生，病生于内。五脏阳以竭也。

津液充郭，其魄独居。孤精于内，气耗于外，形不可与衣相保，此四极急而动中，是气拒于内而形施于外，治之奈何？气为阳，阳竭则不能通调水通，故津液充满于皮郭，肺主气而魄藏焉，无气则魄独居，形体肿胀，不可与衣相保，四肢肿急，喘而动中，是气逆而拒于内，形大而施于外。岐伯曰：平治于权衡，去菀陈莝，微动四极，温衣，缪刺其处，以复其形。开鬼门，洁净府，精以时服，五阳以布，疏涤五脏，故精自生，形自盛，骨肉相保，巨气乃平。权衡阴阳，各得其平，菀者积也，陈者久也，莝者腐也。阴阳平治，水气自去。微动四极者，运动四肢也。温则水气易行。故须温衣。不拘隧穴，名曰缪刺。腠理谓之鬼门，膀胱谓之净腑。开者，发汗也。洁者，渗利也。阳气既和，阴精时服，由是五阳宣布，阴水尽涤，精血自生，形肉自盛，骨肉与衣相保，大气平矣。此章言脾土阳虚，不能制水溢之阴也。岐伯无石水之对，必有缺文。《阴阳别论》曰：阴阳结邪，多阴少阳曰石水，少腹肿，其脉当沉。

愚按：《内经》之论肿胀，五脏六腑，靡不有之。详考全经，如《脉要论》曰：胃脉实则胀。《病形篇》曰：胃病者，腹䐜胀。《本神篇》曰：（脾气）实则腹胀，泾溲不利。《应象论》曰：浊气在上，则生䐜胀。此四条皆实胀也。

《太阴阳明论》曰：饮食起居失节，入五脏则䐜满闭塞。《师传》篇曰：足太阴之别公孙，虚则鼓胀。此二条皆虚胀也。

《经脉》篇曰：胃中寒则胀满。《方宜论》曰：脏寒生满病。《风论》曰：（胃风）膈寒不通，失衣则䐜胀。此三条，皆寒胀也。

《六元正纪》、《至真要》等论有云：太阴所至为胕肿。及土郁之发，太阴之初气。太阴之胜复，皆湿胜之肿胀也。或曰水运太过，或曰寒胜则浮，或曰太阳司天，太阳胜复。皆寒胜之肿胀也。或曰少阴司天，少阴胜复，少阳司天，少阳胜复，或曰热胜则肿，皆火胜之肿胀也。或曰厥阴司天在泉，厥阴之复，或曰阳明之复。皆木邪侮土，及金气反胜之肿胀也。由是则五运六气，亦各有肿胀矣。

然经有提其纲者曰：诸湿肿满，皆属于脾。又曰：其本在肾，其末在肺，皆聚水也。又曰：肾者，胃之关也。关门不利，故聚水而从其类也。可见诸经虽皆有肿胀，无不由于脾、肺、肾者。盖脾土主运行，肺金主气血，肾水主五液。凡五气所化之液，悉属于肾；五液所行之气，悉属于肺；转输二脏，以制水生金者，悉属于脾。故肿胀不外此三经也。

但阴阳虚实，不可不辨。大抵阳证必热，热者多实；阴证必寒，寒者多虚。先胀于内而后肿于外者为实；先肿于外而后胀于里者为虚。小便赤黄，大便秘结为实；小便清白，大便溏泄为虚。滑数有力为实；弦浮微细为虚。色红气粗为实；色悴声短为虚。凡诸实证：或六淫外客，或饮食内伤，阳邪急速，其至必暴，每成于数日之间。若是虚证：或情志多劳，或酒色过度，日积月累，其来有渐，每成于经月之后。

然治实颇易，理虚恒难。虚人气胀者，脾虚气胀者，脾虚不能运气也；虚人水肿者，土虚不能制水也。水虽制于脾，实则统于肾，肾本水脏，而元阳寓焉。命门火衰，既不能自制阴寒，又不能温养脾土，则阴不从阳而精化为水，故水肿之证多属火衰也。丹溪以为湿热，宜养金以制木，使脾无贼邪之患；滋水以制火，使肺得清化之权。夫制火固可保金，独不虑其害土乎？惟属热者宜之。若阳虚者，岂不益其病哉？更有不明虚实，专守下则胀已之一法，虽得少宽于一时，真气愈衰，未几而肿胀再作，遂致不救，殊可叹也！

余以此证：察其实者，直清阳明，反掌收功；苟涉虚者，温补脾肾，渐次康复。其有不大实亦不大虚者，先以清利见功，继以补中调摄。又有标实而本虚者，泻之不可，补之无功，极为危险。

在病名有鼓胀与虫胀之殊。鼓胀者，中空无物，腹皮绷急，多属于气也；虫胀者，中实有物，腹形充大，非虫即血也。

在女科有气分与血分之殊。气分者，心胸坚大，而病发于上，先病水胀，而后经断；血分者，血结胞门，而病发于下，先因经断，而后水胀。

在治法：有理肺与理脾之殊，先喘而后胀者，治在肺；先胀而后喘者，治在脾。

以上诸法，此其大略也。若夫虚实混淆，阴阳疑似，贵在临证之顷，神而明之，其免于实实虚虚之害乎。四肢不肿，但腹胀者，名单腹胀。难愈。

死证

腹胀身热者死。腹胀寒热如疟者死。腹大胀、四肢清、脱形、泄甚为逆。腹胀便血，脉大时绝者死。以上胀满。唇黑或肿，肝伤；缺盆平，心伤；脐突，脾伤；足心平，肾伤；背平，肺伤。五伤者死。阴囊及茎肿腐者死。泻后腹胀而有青筋者死。大便滑泄，水肿不消者死。水肿先起于腹，后散四肢者可治；先起于四肢，后归于腹者死。以上水肿。

脉法

盛而紧，大坚以涩，迟而滑，皆胀满。沉而滑，浮而迟，弦而紧，皆水肿。二者之脉，实大者可治，虚微者难治。

医　案

太学何宗鲁，夏月好饮水。一日太宗师发放，自早起候至未申，为炎威所逼，饮水计十余碗，归寓便胀闷不能食，越旬日，腹如抱瓮，气高而喘。求治于余，余曰：皮薄而光，水停不化也。且六脉坚实，其病暴成，法当利之。遂以舟车丸每服三钱，香薷汤送，再剂而二便涌决如泉，复进一钱五分，腹减如故，用六君子十贴即愈。

徽州方太和，大怒之后复大醉，至明日，目下如卧蚕，居七日而肢体皆肿，不能转侧，二便不通，烦闷欲绝。余诊之。脉沉且坚，当逐其水，用疏凿饮子，一服而二便快，再服而四肢宽，更以五皮饮服三日随愈。以上二案，水肿实证。

武林文学钱赏之，酒色无度，秋初腹胀，冬杪遍体肿急，脐突背平。在法不治，迎余治之。举家叩首，求救哀迫。余曰：我非有起死金丹，但当尽心力而图之耳。即用金匮肾气丸料，大剂煎服，兼进理中汤，服五日无效。余欲辞归矣。其家曰：自知必死，但活一日则求一日之药，即使不起，安敢归咎乎？勉用人参一两，生附子三钱，牛膝、茯苓各五钱。三日之间，小便解下约有四十余碗，腹有皱纹，举家拜曰，皆再造之恩也。约服人参四斤，附子一斤，姜、桂各一斤余，半载而瘥。此水肿之虚者。

都宪李来吴，积劳多郁，肢体胀满，以自知医，辄用胃苓汤加枳壳。三月以来，转加痞闷，余诊其脉，沉涩而软，视其色，黄白而枯，此虚证也。宜大温大补，始犹不信，争之甚力，仅用参二钱，稍觉宽舒；欲加桂、附，执不肯从。余曰：证坐虚寒，喜行攻伐，己见既坚，良言不纳，虽有扁仓，岂能救耶？越两月果殁。此气胀之虚者。

锦衣太傅徐澹宁，禀畀素壮，病余肥甘过度，腹胀气粗。余诊之，脉盛而滑，按之不甚虚，宜以利气之剂，少佐参、术。惑于多歧之说，旦暮更医。余复诊曰：即畏参不用，攻击之剂。决不可投也。后与他医商之，仍用理脾疏气之剂而安。此气胀之不实，亦不大虚者。

光禄卿吴伯玉夫人，患腹满而痛，喘急异常，大便不通，饮食不进，医者用理气利水之剂，二十日不效。余诊之，脉大而数，右尺为甚。令人按腹，手不可近。余曰：此大肠痈也。脉数为脓已成。用黄芪、皂刺、白芷之类，加葵根一两。煎一碗，顿服之，未申痛甚，至夜半而脓血大下，昏晕不支，即与独参汤稍安，更与十全大补，一月而愈。此似胀而实非者。

五皮饮 治脾、肺不能运行，气满皮肤，水停不利。

大腹皮洗 赤茯苓皮 生姜皮 陈皮 桑白皮炒，各一钱五分

水钟半，煎八分，日进三服。

胃苓汤方见泄泻。

香苏散 治水气虚肿，小便赤涩。

橘红去白，二钱 防己 木通 紫苏叶各一钱

水钟半，姜三片，煎八分服。

实脾饮 治阴水发肿，用以实脾。

厚朴姜汁炒 白术炒 木瓜 大腹皮 附子炮 木香忌火 草果 白茯苓 干姜炒，各一钱

水钟半，姜五片，煎七分服。

复元丹 治脾肾俱虚，遍身水肿，小便不通。

附子炮，二两 木香煨 茴香炒 川椒炒出汗 厚朴姜汁炒 独活 白术炒 橘红 吴茱萸炒 桂心各一两 泽泻二两 肉果煨 槟榔各五钱

为末，糊丸，桐子大，每服三钱，紫苏汤送下。

金匮肾气丸 治肺、脾、肾俱虚，遍身肿胀，小便不利，痰气喘急，非此药不救。

白茯苓四两　附子炮，七钱　川牛膝　肉桂去皮　泽泻去皮　车前子　山茱萸去核　山药　牡丹皮各一两　熟地黄四两，酒浸，杵膏

蜜丸，桐子大，每服四五钱，空心白汤下。

补中益气汤方见类中风。

理中汤方见伤寒。

导水茯苓汤　治遍身水肿，喘满，小便闭涩，诸药不效者，用此即愈。

赤茯苓　麦门冬去心　泽泻　白术各三两　桑白皮　紫苏　槟榔　木瓜各一两　大腹皮　陈皮　砂仁　木香各七钱半

上为粗末，每服五钱，水二钟，灯草二十五根，煎八分服，连进三服，小水渐利。

沉香琥珀丸　治水肿小便闭。

琥珀　杏仁去皮尖，炒　紫苏　赤茯苓　泽泻各五钱　葶苈炒　郁李仁去皮　沉香各一两五钱　陈皮去白　防己各七钱五分

为末，蜜丸，梧子大，以麝香为衣，每服二钱五分，加至五钱，空心人参汤送下。

疏凿饮子　治通身水肿，喘呼气急，烦躁多渴，大小便不通，服热药不得者。

泽泻　商陆　赤小豆炒　羌活去芦　大腹皮　椒目　木通　秦艽去芦　茯苓皮　槟榔各一钱

水钟半，姜五片，煎九分服。

敷药　治腹满如石，或阴囊肿大，先用甘草嚼，后用此。

大戟　芫花　甘遂　海藻各等分

上为细末，用酽醋调面和药，摊绵纸上，覆贴肿处，以软绵裹住。

小胃丹

芫花醋拌一宿，瓦器内炒黑，不可焦　甘遂长流水浸半日，煮，晒干　大戟长流水煮，再用水洗，晒，各五钱　大黄湿纸裹煨，切，酒炒，一两五钱　黄柏炒，三两

上为细末，以白术膏丸，如萝卜子大，临卧白汤送下，每服一钱，欲利，空心服。

十枣汤见伤寒。

舟车神佑丸　去一切水湿、痰饮如神。

甘遂　芫花　大戟各一两，俱醋炒　大黄二两　轻粉一钱　黑牵牛头末，四两　青皮　陈皮　木香　槟榔各五钱

为细末，水丸，椒目大。空心服五丸，日三服。痞闷者，多服反烦满，宜初服二丸，每服加二丸，快利为度。戴人每令病者先服百余粒，继以浚川等药投之，五更当下，种种病出，轻者一、二度，重者五、六度方愈。药虽峻急，为效极神，弱者，当依河间渐次进；实者，依戴人治之。

大圣浚川散

大黄煨　牵牛取头末　郁李仁各一两　木香三钱　芒硝三钱　甘遂五分

评曰：诸湿为土，火热能生湿土，故夏热则湿，秋凉则燥。尝考戴人治法，假令肝木乘脾土，土不胜木，求救于子，已土能生庚金，味辛者为金，大加生姜，使

伐肝木，然不开脾土，无由行也。先以舟车丸，通其闭塞之路，泻其所不胜；后以姜汁调浚川散大下之，是泻其所胜也。戴人每言：导水丸必用禹功散继之，舟车丸必以浚川散继之。

神芎导水丸 治一切因热积聚。

黄芩一两 黄连 川芎 薄荷各五钱 大黄二两 滑石 黑丑头末，各四两

为末，水丸。有血积者，加桂五钱。

加味枳术汤 治气为痰饮所隔，心下坚胀，名曰气分。

枳壳麸炒 官桂去皮 紫苏 陈皮 槟榔 桔梗 白术炒 五灵脂炒 木香各八分 半夏姜制 茯苓 甘草各四分

水二钟，生姜三片，煎一钟服。

椒仁丸 治先因经水断绝，后至四肢浮肿，小便不通，血化为水。

椒仁 甘遂 续随子去皮，研 附子炮 郁李仁 黑牵牛炒 五灵脂研 当归 吴茱萸 玄胡索各五钱 芫花醋浸，一钱 蚖青十枚，去头、翅、足，米炒 斑蝥十枚，制同蚖青 胆矾 信砒各一钱 石膏二钱

为末，糊丸，鸡豆大，每服一丸，橘皮汤下。药虽峻厉，所用不多，畏而不服，有养病害身之患。

鸡矢醴法

羯鸡矢八合，炒微焦

无灰好酒二碗。煎至碗半，滤取汁，五更热饮，则腹鸣，辰巳时行二、三次黑水，次日足有皱纹；又饮一

次，渐皱至膝上而愈。

鸡金散 鸡内金一具，焙 真沉香二钱 砂仁三钱 陈香橼去白，五钱

为末，每用一钱五分，姜汤下，虚者参汤下。

中满分消丸 治中满热胀，有寒者忌服。

黄芩去腐，炒，一两 黄连炒，五钱 姜黄 白术炒 人参去芦 甘草炙 猪苓去皮，各一钱 白茯苓去皮 干生姜 砂仁各二钱 枳实炒 半夏泡，各五钱 厚朴姜炒，一两 知母炒，四钱 泽泻 陈皮各三钱

为末，蒸饼丸，如桐子大，每服百丸。白汤下。

中满分消汤 治中满寒胀，热者忌用。

黄芪炒 吴茱萸炒 厚朴姜制 草豆蔻 黄柏各五分 益智仁 半夏制 茯苓 木香 升麻各三分 人参 青皮炒 当归 黄连炒 泽泻 生姜 麻黄不去节 柴胡 干姜炒 川乌 荜澄茄各二分

水二钟，煎一钟服。

禹余粮丸 许学士、朱丹溪皆赞此方为水胀之圣药。

蛇含石大者三两，铁铫盛，烧通红，钳取出，倾入醋中，候冷取出，研极细。 禹余粮石三两 真针砂五两，淘净。炒干，用醋二钟，同禹粮铫内煮干，更用铫并药烧红，倾净砖地上候冷，研极细。 羌活 木香 茯苓 川芎 牛膝酒浸 桂心 白豆蔻 大茴香炒 蓬术炮 附子炮 干姜炮 青皮 京三棱炮 白蒺藜 当归酒浸，各五钱

为末，入前三味拌匀，蒸饼丸如桐子大。食前白汤下三十丸至五十丸。前三味，非甘遂、芫花之比，又有

各项药扶持，虚人、老人，亦可服也。最忌盐，一毫入口，发疾愈甚。服药后即于小便内旋去，不动脏腑。每日三服，更以温补之药助之，真神方也。

土狗一名蝼蛄焙干为末，用上半节即消上身之水，下半身即消下身之水；左可清左，右可消右。方士以此为神奇。

积聚

《灵枢》曰：喜怒不节，则伤脏，脏伤则病起于阴也；清湿袭虚，病起于下；风雨袭虚，病起于上。喜怒不节，内伤于脏，故起于阴；清湿袭虚，阴邪之在表也，故起于下；风雨袭虚，阳邪之在表也，故起于上。

虚邪之中人也，始于皮肤，腠理开，邪从毛发入，着孙络之脉。往来移行肠胃之间，濯濯有音，寒则胀满雷引，故时切痛。孙络，脉之细者。有水则濯濯有声，动而得也；有寒则雷鸣相引，不动亦得也。

著阳明之经，夹脐而居，饱则大，饥则小。胃受水谷，故饱则大，饥则小也。著于缓筋，饱则痛，饥则安。缓筋在肌肉之间，故与阳明之积同。著于肠胃之募原，痛而外连于缓筋，饱则安，饥则痛。募原者，皮里膜外也。著于伏冲之脉，揣之应手而动，发手则热气下于两股，如汤沃之状。伏冲，即冲脉之在脊者，以其最深，故曰伏冲。其上行者，循背里，络于督脉。其下行者，注少阴之大络，出于气街，循阴股内廉，入腘中，故揣按则应手而动，起手则热气下行也。著于膂筋，在肠后者，饥则积见，饱则不见，按之不得。膂筋在脊内，故居肠胃之后，饥则肠空，故积可见；饱则肠满蔽之，故积不可见也。著于输之脉者，闭塞不通，津液不下，孔窍干壅。凡诸输穴，皆经气聚会之处，所以通血气，若不通则津液干壅。

此以上谓风雨袭阴之虚，病起于上而积生也。积之始生，得寒乃生，厥乃成积也。厥气生足悗，足悗生胫寒，胫寒则血脉凝涩。寒气上入于肠胃则䐜胀，䐜胀则肠外之汁沫迫聚不得散，日以成积。厥者，逆也。寒逆于下，故生足悗，言肢节痛而不利也。血受寒则凝涩，渐入肠胃，则阳气不化，故为䐜胀，肠外汁沫不散，则日以成积。

卒然多食饮则肠满，起居不节，用力过度，则络脉伤；阳络伤则血外溢，血外溢则衄血；阴络伤，则血内溢，血内溢则后血。肠胃之络伤，则血溢于肠外，肠外有寒，汁沫与血相搏，则并合凝聚，不得散而积成矣。食伤肠胃，汁溢膜外，与血相搏，乃成食积。又或用力伤阴阳之络，以动其血，血得寒沫，相聚肠外，乃成血积。贪口腹，妄作劳者多有之。

卒然外中于寒，若内伤于忧怒，则气上逆，六输不通，温气不行，凝血蕴裹而不散，津液涩渗，著而不去，而积皆成矣。寒邪中于外，喜怒伤其内，气因寒逆，则六经之输不通，温暖之气不行，阴血凝聚，血因气逆而成积，此性情乖戾者多有之。积之始生节，寒气下逆而成积，卒然多食节，饮食起居而成积，卒然外中节，情志外伤夹寒成积。合三节而言，总是清湿袭阴之虚，病起于下而成积也。

《难经》曰：积者，五脏所生。其始发有常处，其痛不离其部，上下有所终始，左右有所穷处。聚者，六腑所成。其始发无根本，上下无所留止，其痛无常处。

肝之积，名曰肥气，在左胁下如覆杯。令人呕逆，或两胁痛引小腹，足寒转筋。肺之积，名曰息贲，在右胁下，如覆杯。气逆背痛，久则喘咳。心之积，名曰伏梁，起脐上，大如臂，上至心下，久则令人烦心。脾之积，名曰痞气，在胃脘，大如覆杯，痞蹇吐泄，久则饮食不为肌肤。肾之积，名曰奔豚，发于少腹，上至心，若豚状，上下无时，久则喘逆，骨痿少气。

癥者，按之应手，亦如五积之不移。瘕者，假物成形，如血鳖、石瘕之类。痃，皮厚也，在肌肉之间而可见者也。癖者僻也，内结于隐僻，外不可见也。

愚按：积之成也，正气不足，而后邪气踞之，如小人在朝，由君子之衰也。正气与邪气势不两立，若低昂然，一胜则一负。邪气日昌，正气日削，不攻去之，丧亡从及矣。然攻之太急，正气转伤，初、中、末之三法，不可不讲也。初者，病邪初起，正气尚强，邪气尚浅，则任受攻；中者，受病渐久，邪气较深，正气较弱，任受且攻且补；末者，病魔经久，邪气侵凌，正气消残，则任受补。盖积之为义，日积月累，匪朝伊夕，所以去之，亦当有渐，太亟则伤正气，正气伤则不能运化，而邪反固矣。

余尝制阴阳二积之剂，药品稍峻，用之有度，补中数日，然后攻伐，不问其积去多少，又与补中，待其神壮，则复攻之，屡攻屡补，以平为期。此余独得之诀，百发百中者也。经曰：大积大聚，其可犯也，衰其半而已。故去积及半，纯与甘温调养，使脾土健运，则破残之余积，不攻自走；必欲攻之无余，其不遗人夭殃者鲜矣。经曰：壮者气行即愈，怯者著而为病。洁古云：壮盛人无积，虚人则有之，故当养正则邪自除。譬如满座皆君子，一二小人自无容身之地。虽然，此为轻浅者言耳，若大积大聚，不搜而逐之，日进补汤无益也。审知何经受病，何为成疾，见之既确，发直入之兵以讨之，何患其不愈？《兵法》云：善攻者，敌不知其所守。是亦医中之良将也夫！

脉候

坚强者生，虚弱者死。细沉附骨者，积脉也，沉而有力为积，脉沉紧者有寒积，脉浮而牢积聚也。

医　案

襄阳郡守于鉴如，在白下时，每酒后腹痛，渐至坚硬，得食辄痛。余诊之曰：脉浮大而长，脾有大积矣。然两尺按之软，不可峻攻，令服四君子汤七日，投以自制攻积丸三钱，但微下，更以四钱服之，下积十余次，皆黑而韧者。察其形不倦，又进四钱，于是腹大痛，而所下甚多，服四君子汤十日，又进丸药四钱，去积三次，又进二钱，而积下遂至六七碗许，脉大而虚，按之关部豁如矣。乃以补中益气调补，一月全愈。

亲家，工部王汉梁，郁怒成痞，形坚而甚痛，攻下太多，遂泄泻不止，一昼夜计下一百余次。一月之间，肌体骨立，神气昏乱，舌不能言，已治终事，待毙而已。余诊之曰：在证虽无活理，在脉犹有生机，以真脏脉不见也。举家喜曰：诸医皆曰必死，何法之治而可再起耶？余曰：大虚之候，法当大温大补，一面用枯矾、龙骨、粟壳、樗根之类以固其肠；一面用人参二两、熟附五钱，以救其气。三日之间，服参半斤，进附二两，泻遂减半，舌转能言。更以补中益气加生附子、干姜，并五贴为一剂，一日饮尽。如是者一百日，精旺食进，泻减十九，然每日夜犹下四五行，两足痿废。用仙茅、巴戟、丁、附等为丸，参附汤并进。计一百四十日，而步履如常，痞泻悉愈。向使委信不专，有一人参以他说，有片语畏多参、附，安得有再生之日哉？详书之，以为信医不专者之药石！

社友姚元长之内，久患痞积，两年之间，凡攻击之剂无遗用矣，而积未尽除，形体尪羸。余闻之而告其友曰：积消其半，不可伐已，但用补汤，元气一复，病祟全祛耳。元长信之，遂作补丸，服毕而痞果全消。逾三年，调理失宜，胸腹痛甚，医者以痛无补法，用理气化痰之药，痛不少衰。余诊之，大而无力，此气虚也，投以归脾汤加人参二钱，其痛立止。

给谏侯启东，腹中嘈痛。余按其左胁，手不可近，凡饮食到口，喉间若有一物接之者然。余曰：脉大而数，腹痛呕涎，面色萎黄，此虚而有湿，湿热相兼，虫乃生焉。当煎人参汤送槟榔丸，以下虫积，虫若不去，虽服补汤，竟何益乎？豫瞻先生，畏谨之至，不敢轻投，终莫能起。

倒仓法　肥嫩牝黄牛肉三十斤，切小块，去筋膜，长流水煮烂，滤去滓，取汁入锅中，慢火熬至琥珀色，则成矣。先令病人断欲食淡，前一日不食夜饭，设一室，明快而不通风，置秽桶瓦盆，贮吐下之物，另一磁盆盛所出之溺。病者入室，饮汁，积至一二十杯，寒则重汤温而饮之。饮急则吐多，饮缓则下多，先急后缓，吐利俱多，因病之上下，而为之，活法也，以去尽病根为度。吐下后必渴，不得与汤，以自出之溺饮之，非惟止渴，抑且浣濯余垢。倦睡觉饥，先与稠米汤，次与淡稀粥，三日后方少与菜羹，次与厚粥调养，一月沉疴悉安。以后忌牛肉数年。积久形成，依附肠胃回转曲折处，自非刮肠剖骨之神，可以丸散犯其藩墙乎？肉液充满流行，有如洪水泛涨，浮槎陈朽，皆顺流而下，不可停留，凡属凝滞，一洗而空。

新制阴阳攻积丸　治五积、六聚、七癥、八瘕，痃癖、虫积、痰食，不问阴阳皆效。

吴茱萸泡　干姜炒　官桂去皮　川乌炮，各一两　黄连炒　半夏洗　橘红　茯苓　槟榔　厚朴炒　枳实炒　菖蒲忌铁　玄胡索炒　人参去芦　沉香　琥珀另研　桔梗各八钱　巴霜另研，五钱

为细末，皂角六两，煎汁，泛为丸，如绿豆大，每服八分，渐加一钱五分，生姜汤送下。

千金硝石丸

硝石六两　大黄八两　人参　甘草各三两

为细末，用三年苦酒三升，置器中，以竹片作准，每入一升，刻一痕，先入大黄，不住手搅，使微沸，尽一刻，乃下余药，又尽一刻，微火熬丸，梧子大，每服三十丸。忌风冷，宜软粥将息。

肥气丸 治肝之积在左胁下。春、夏加黄连五钱。

柴胡二两 黄连七钱 厚朴五钱 椒去闭口者，炒，四钱 甘草炙，三钱 广莪炮 昆布 人参各二钱半 皂角去皮弦子，煨 茯苓各一钱半 川乌炮，一钱二分 干姜 巴霜各五分

除茯苓、皂角、巴豆为细末，另研茯苓、皂角为末和匀，方入巴豆，蜜丸桐子大，初服二丸，一日加一丸，二日加二丸，渐加至大便微溏，再从两丸加服，积去大半，勿服。

息贲丸 治肺之积，在右胁下。

厚朴姜炒，八钱 黄连炒，一两三钱 人参去芦，二钱 干姜炮 茯苓另末 川椒炒，去汗 紫菀去苗，一钱五分 桂枝 桔梗 京三棱炮 天门冬 陈皮 川乌炮 白豆蔻各一钱 青皮五分 巴霜四分

丸法、服法，俱同肥气丸。

伏梁丸 治心之积，起脐上。

黄连一两五钱 人参 厚朴姜制，各五钱 黄芩三钱 肉桂 茯神 丹参炒，各一钱 川乌炮 干姜炮 红豆 菖蒲 巴豆霜各五分

丸服法，同肥气丸。

痞气丸 治脾之积，在胃脘。

厚朴姜炒，五钱 黄连八钱 吴茱萸炮，三钱 黄芩

白术各二钱　茵陈酒炒　砂仁　干姜炒，各一钱五分　茯苓另末　人参　泽泻各一钱　川乌炮　川椒各五分　巴霜另研　桂各四分

丸服法，同肥气丸。

奔豚丸　治肾之积，发于小腹，上至心下。

厚朴姜制，七钱　黄连炒，五钱　苦楝子酒煮，三钱　茯苓另末　泽泻　菖蒲各二钱　玄胡索一钱五分　附子　全蝎　独活各一钱　乌头炮　丁香各五分　巴霜四分　肉桂二分

丸服法，同肥气丸。秋、冬另加厚朴五钱。

三圣膏

石灰十两，筛过极细，炒红

用好醋熬成膏，入大黄末一两，官桂末五钱，搅匀，瓦器封贮，纸摊，烘暖贴患处。

补中益气汤方见类中风。

四君子汤见真中风

归脾汤方见健忘。

大全大补汤方见虚痨。

酒积

轻者，葛根、神曲、黄连、白豆蔻；甚者，甘遂、牵牛。

气积

轻者，木香、枳壳、厚朴、橘红；甚者，枳实、牵牛。

血积

轻者，干漆、桃仁、牡丹、归尾、赤芍药、红花；甚者，大黄、虻虫、水蛭、穿山甲、花蕊石。

痰积

轻者，半夏、瓜蒌；甚者，滚痰丸；老痰，海石、瓦楞子；痰在皮里膜外，白芥子。

水积

轻者，五苓散；甚者，商陆、甘遂、芫花。

茶积

轻者，姜黄、芝麻；甚者，茱萸、椒、姜。

癖积

轻者，三棱、蓬术；甚者，巴霜、大黄。

谷积

轻者，麦芽、谷芽、神曲、砂仁；甚者，鸡内金。

肉积

轻者，山楂、阿魏；甚者，硇砂、硝石。

蛋积

白豆蔻、橘红、豆豉、姜汁。

菜积

丁香、肉桂、麝香。

面积

萝卜子、姜，酒煎。

鱼鳖积

紫苏、橘皮、木香、姜汁。白马尿治鳖积。

狗肉积

杏仁、山楂。

虫积

雄黄、锡灰、槟榔、雷丸、芜荑、榧子、使君子。

疟积

鳖甲、草果。

反胃噎塞

噎塞者，食不得入，是有火也；反胃者，食入反出，是无火也。

《内经》曰：三阳结，谓之膈。三阳者，大肠、小肠、膀胱也。结者，结热也。小肠结热则血脉燥，大肠结热则后不固，膀胱结热则津液涸。三阳俱结，前后秘涩，下既不通，必反上行，此所以噎食不下，从下而复出也。

《黄帝针经》云：胃病者膈咽不通，饮食不下。咽者，咽物之门户。膈者，心肺之分野。不通者，浊气在上，肾、肝吸入之阴气，不得下而反在上也，病在于胃。

愚按：反胃噎膈，总是血液衰耗，胃脘干槁。槁在上者，水饮可行，食物难入，名曰噎塞；槁在下者，食虽可入，良久复出，名曰反胃。二证总名为膈，故《内经》止有三阳结谓之膈一语。洁古分吐证为三端：上焦吐者，皆从于气，食则暴吐；中焦吐者，皆从于积，或先吐而痛，或先痛而吐；下焦吐者，皆从于寒，朝食暮吐，暮食朝吐。巢氏浪分五噎十膈，支派繁多，惑人滋甚。惟张鸡峰以为神思间病，法当内观静养，斯言深中病情。

大抵气血亏损，复因悲思忧恚，则脾胃受伤，血液渐耗，郁气生痰，痰则塞而不通，气则上而不下，妨碍道路，饮食难进，噎塞所由成也。脾胃虚伤，运行失职，不能熟腐五谷，变化精微，朝食暮吐，暮食朝吐，食虽入胃，复反而出，反胃所由成也。二者皆在膈间受病，故通名为膈也。

噎塞之吐，即洁古之上焦吐；反胃之吐，即洁古之下焦吐。王太仆云：食不得入，是有火也；食入反出，是无火也。噎塞大都属热，反胃大都属寒，然亦不可拘也。脉大有力，当作热治；脉小无力，当作寒医。色之黄白而枯者为虚寒，色之红赤而泽者为实热。以脉合证，以色合脉，庶乎无误。经曰：能合色脉，可以万全。

此证之所以疑难者：方欲健脾理痰，恐燥剂有妨于津液；方欲养血生津，恐润剂有碍于中州。审其阴伤火旺者，当以养血为亟；脾伤阴盛者，当以温补为先。更有忧恚盘礴，火郁闭结，神不大衰，脉犹有力，当以仓公、河间之法下之。小小汤丸，累累加用，关扃自透，膈间痰盛，微微涌出，因而治下，药势易行，设或不行，蜜盐下导，始终勾引，自然宣通，此皆虚实阴阳之辨，临证之权衡也。或泥于《金匮》、《局方》，偏主辛温；或泥于《玉机》、《心法》，偏主清润。凡若是者，皆赖病合法耳，岂云法治病乎？

死证

年满六旬者，难治。禀厚，善守禁忌，尊信医药，亦有生者。粪如羊屎者，不治。口吐白沫者，不治。胸腹嘈痛如刀割者，死。

脉候

紧而滑者，吐逆。小弱而涩者，反胃。沉缓无力，或大而弱，为气虚。数而无力，或涩小，为血虚。弦为痰，滑为痰。寸紧尺涩，胸满不能食而吐。《难经》曰：脉革则吐逆。

医　案

邑宰张孟端夫人，忧怒之余，得食辄噎。胸中隐隐痛。余诊之曰：脉紧且滑，痰在上脘，用二陈加姜汁、竹沥。长公伯元曰：半夏燥乎？余曰：湿痰满中，非此不治，遂用四剂，病尚不减，改大半夏汤。服四帖，胸痛乃止，又四帖而噎亦减，服二十剂而安。若泥半夏为燥，而以他药代之，岂能愈乎？惟痰不盛，形不肥者，不宜与服也。

江右太学方春和，年近五旬，多欲善怒，患噎三月，日进粉饮一钟，腐浆半钟，且吐其半。六脉细软，此虚寒之候也。用理中汤加人乳、姜汁、白蜜、半夏。一剂便减，十剂而日进糜粥。更以十全大补加竹沥、姜汁，四十帖，诸证皆愈。

南都徐奉诚，膈噎不通，渣质之物不能下咽，惟用人乳、醇酒数杯，吐沫不已，求治于余。余曰：口吐白沫，法在不治，脉犹未败，姑冀万一。用人参、黄芪、当归、白术、陈皮、桃仁、牛乳、白蜜、姜汁，连进十剂，白沫渐少，倍用参、术。三月全安。

嘉定钱远之,二十五岁,以鼓盆之戚,悲哀过度,不能食饭,又十余日,粥亦不能食,随食随吐,二便闭涩,自谓必死。求余诊。余曰:脉按有力,非死证也。以酒蒸大黄加桃仁、当归、砂仁、陈皮,蜜丸与服,凡五服而下燥屎干血甚多,病若失矣。数日之间,能食倍常。

大半夏汤　治肥人痰盛，胃反呕吐。

半夏汤洗，五钱　人参三钱　白蜜三钱

水三钟，和蜜扬之二百四十遍，煎至八分服。

香砂宽中汤　治气滞胸痞，胃寒噎塞。

木香磨　白术炒　陈皮　香附各一钱五分　白豆蔻

砂仁　青皮　槟榔　半夏曲　茯苓各一钱　厚朴姜制，一钱二分　甘草三分

水二钟，姜三片，煎一杯，入蜜少许，食前服。

补气运脾丸　治脾虚噎塞。

人参二钱　白术三钱　橘红　茯苓各一钱五分　黄芪一钱，蜜炙　砂仁八分　甘草四分，炙　半夏一钱，无痰去之

水二钟，姜三片，枣一枚，煎一钟，食远服。

滋血润肠汤　治血枯及死血在膈，大便燥结。

当归酒洗三钱　芍药煨　生地黄各一钱五分　红花酒洗　桃仁去皮尖，炒　大黄酒煨　枳壳炒，各一钱

水钟半，煎七分，入韭汁半酒钟，食前服。

人参利膈丸　治血少便燥，膈气之圣药也。

木香　槟榔各七钱半　人参　当归酒洗　藿香　甘草　枳实炒，各一两　大黄酒蒸　厚朴姜制，各二两

为末，水为丸，桐子大，每服三钱，白汤下。

丁沉透膈汤　治虚寒呕吐，噎塞不通。

白术二钱，炒　香附炒　砂仁　人参各一钱　丁香　麦芽　木香　肉果　白豆蔻　青皮各五分　沉香　厚朴姜制　藿香　陈皮各七分半　甘草炙，一钱五分　半夏汤洗七次　神曲炒　草果各二分半

水二钟，姜三片，枣一枚，煎八分服。

秦川剪红丸　治虫血成膈气。

雄黄别研　木香各五分　槟榔　三棱煨　蓬术煨　贯仲去毛　干漆炒烟尽　陈皮各一两　大黄一两五钱

为末，面糊丸，桐子大，每服五十丸，米饮下。

四生丸 治一切结热。

北大黄去皮，酒浸，一两 黑丑净取头末，一两 皂角去皮，生用一两 芒硝五钱

为末，水丸，梧子大，每服二三十丸，白汤下。

昆布丸 治噎塞妨碍，饮食不下。

昆布洗出咸水 麦门冬去心 天门冬去心 诃黎勒各一两半 木通 大黄微炒 朴硝 郁李仁去皮尖，炒 桂心 百合各一两 羚羊角 杏仁去皮尖，炒 苏子炒 射干各五钱 柴胡 陈皮去白 槟榔各二钱半

为末，蜜丸，桐子大，每服三十丸，姜汤下。

柿饼 烧灰存性，酒服一钱，数服即效。

白水牛喉 去两头节并筋膜，节节取下，米醋一碗，炙至醋尽，为末，每服一钱，米饮下。

甘蔗汁二碗 姜汁一碗 每服一碗，日三服，即不吐。

驴尿 热服半钟，日服二次，便不吐。

雄猪肚 烘干为末，每服三钱，酒下。

猫胞一具 焙干为末，水调服即效。

千叶白槿花 阴干为末，老米汤调送一钱，日服三四次，颇有效。

芦根五两 水二杯，煎一杯，温服，时时呷之，尤效。

杵头糠 布包，时时拭齿，另煎汤，时时呷之效。

补中益气汤见类中风。

理中汤见伤寒。

凡反胃证得药而愈者，切不可便与粥饭，惟以人参

五钱、陈皮二钱、老黄米一两，作汤细啜，旬日之后，方可食粥。仓廪未固，不宜便进米谷，常致不救。

疟　疾

黄帝曰：痎疟皆生于风，其蓄作有时者，何也？凡疟皆名痎，昔人之解多非也。蓄者伏也，作者发也。岐伯对曰：疟之始发也，先起于毫毛，伸欠乃作，寒栗鼓颔，腰脊俱痛，寒去则内外皆热，头痛如破，渴欲冷饮。起于毫毛者，发寒毛竖也。伸欠者，呵欠也。阴阳上下交争，虚实更作，阴阳相移也。阳虚则外寒，阴虚则内热，阳盛则外热，阴盛则内寒。邪入于阴，则阴实阳虚；邪入于阳，则阳实阴虚。故虚实更作者，阴阳相移易也。阳并于阴，则阴实而阳虚，阳明虚则寒栗鼓颔也，巨阳虚则腰背头项痛。三阳俱虚，则阴气盛，骨寒而痛；寒生于内，故中外皆寒。阳盛则外热，阴虚则内热，内外皆热则喘而渴，故欲冷饮也。皆得之夏伤于暑，热气盛，藏于皮肤之内，肠胃之外，此营气之所舍也。令人汗空疏，腠理开。因得秋气，汗出遇风，及得之以浴，水气舍于皮肤之内，与卫气并居。阳暑伤气，其证多汗，感而即发，邪不能留；阴暑无汗，故留藏也。疟必因于盛暑贪凉，不避风寒，或浴凉水，或食生冷，壮者邪不能干，怯者舍于营卫，但外感于寒者多为疟，内伤于冷者多为痢也。卫气者，日行于阳，夜行于阴，此气得阳而外出，得阴而内薄，内外相薄，是以日作。其气之舍深，内薄于阴，阳气独发，阴邪内著，阴与阳争不得出，是以间日而作也。其气之舍深，则邪在脏矣。在腑者其行速，在脏者其行迟，故间日而作也。邪气客于风府，循膂而下，卫气一日一夜，大会于风府，日下一节，故其作也晏。此先客于脊背也，每至于风府，则腠理开，邪气入则病作，以此日作稍益晏也。其出于风府，日下一节，二十五日下至骶骨，二十六日入于脊内，注于伏膂之内，项骨三节，脊骨二十一节，共二十四节。邪气自风府日下一节，二十五日下至尾骶，复自后而前，故二十六日入于脊内，以注伏膂之脉。其气上行九日出于缺盆之中。其气日高，故作日益早也。邪在伏膂，循脊而上，无关节之阻，故九日而出缺盆，其气日高，则自阴就阳，其邪日退，故作渐早也。邪气内薄于五脏，横连募原，其道远，其气深，其行迟，不能与卫气俱行，不得皆出，故间日乃作也。此重申上文未尽之义也。

夏伤于暑，其汗大出，腠理开发，因凄沧之水寒，藏于皮肤之中，秋伤于风，则病成矣。水寒者，浴水乘凉也。因暑受寒，汗不得出，寒邪先伏于皮肤，得秋风而病发矣。夫寒者，阴气也；风者，阳气也。先伤于寒，而后伤于风，故先寒而后热也。病以时作，名曰寒疟。

先伤于风，而后伤于寒，故先热而后寒也，亦以时作，名曰温疟。但热而不寒者，阴气先绝，阳气独发，则少气烦冤，手足热而欲呕，名曰瘅疟。

其间二日者，邪气与卫气客于六腑，而有时相失，不能相得，故休数日乃作也。客，犹会也。邪在六腑，则气远会希，故间二日，或休数日也。观此则丹溪所渭子、午、卯、酉日为少阴疟，寅、申、巳、亥为厥阴疟，辰、戌、丑、未为太阴疟，非矣。子午虽曰少阴，而卯酉则阳明矣；巳亥虽曰厥阴，而寅申则少阳矣；丑未虽曰太阴，而辰戌则太阳矣。三日发者，犹可以此为言，四日作者，又将何以辨之？殊属牵强。按此施治，未必无误，不可以为训也。

帝曰：夏伤于暑，秋必病疟，今疟不必应者，何也？岐伯曰：此应四时者也，其病异形者，反四时也。秋疟应四时者也。春、夏、冬之疟，病形多异，四时皆能为疟。秋病者寒盛，冬病者寒不甚，阳气伏于内也。春病者恶风，夏病者多汗。

温疟者，得之冬中于风。寒，伤寒门有温疟。气藏于骨髓，至春则阳气大发，邪气不能自出，因遇大暑，脑髓烁，肌肉消，腠理发泄，或有所用力，邪气与汗皆出，此病藏于肾，其气先自内出之于外也。如是者，阴虚而阳盛，阳盛则热矣，衰则气复返入，入则阳虚。阳虚则寒矣；故先热而后寒。

瘅疟者，肺素有热，气盛于身，厥逆上冲，中气实而不外泄，有所用力，腠理开，风寒舍于皮肤之内，分肉之间而发。发则阳气盛。其气不及于阴，故但热而不寒。

愚按：经言：夏伤于暑，秋为痎疟。又言：痎疟皆生于风。又言：风寒之气不常。又言：汗出遇风，及得之以浴。此皆以风、寒、暑、湿为言也。语温疟则曰：风寒中肾。语瘅疟则曰：肺素有热。夫冬寒既可以中肾，则心、肝、脾、肺四脏，独无令气之邪可以入客乎？肺热既可以成疟，则肝、脾、心、肾之气，郁而为热者，独不可以成疟乎？然语六气者，道其常；语五脏者，尽其变也。须知风与暑，阳邪也；寒与水，阴邪也。风者，阳中之凉气也，暑者，热中之寒气也，由是则四者皆属于寒。

夫夏伤于暑，汗出腠开，当风浴水，凄沧之寒，伏于皮肤，及遇秋风，新凉束之，表邪不能外越，阴欲入而阳拒之，阳欲出而阴遏之，阴阳相薄，而疟作矣。浅者病在三阳，随卫气以为出入，而一日一作；深者病在三阴，邪气不能与卫气并出，或间日，或三四日而作。作愈迟者，病愈深也。经之论疟，无漏义矣。而仁斋、丹溪又分痰与食，饮与血，瘴与劳与牝，此不过疟之兼证耳，非因而成疟者也。

故治疟者，察其邪之浅深，证之阴阳，令其自脏而腑，散而越之，邪去则安。古法：有汗欲其无汗，养正为先；无汗欲其有汗，散邪为急。然邪在阳者，取汗易；邪在阴者取汗难。必使由阴而阳，由晏而早，乃得之也。又热多者，凉药为君；寒多者，温药为主。至于痰、食、血、饮、瘴、劳与牝之七证，各随其甚者而兼理之。世俗又有鬼疟之名，此为时行疫气，投平胃散无不截者。

总之，脉实、证实者，攻邪以治标；脉虚、证虚者，补正以治本。久疟必虚，惟人参、生姜各一两，连投二服于未发之前，莫不应手取效。贫困者，白术可代，血亏者，当归可代。近世不明表、里、虚、实，辄用知母、石膏、芩、连、栀、柏，若表未解而得此寒凉，则寒邪愈固；或用常山、草果、巴豆、砒、雄，若正已虚而得此克伐，则元气转虚。故夫绵延不已者，皆医之罪耳，岂病之咎耶？

发散

疟疾多因风、寒、暑、湿，天之邪气所伤，当分经络而发汗，其七情、痰、食、血、水，皆兼见之候，随证治之。

风疟

恶寒自汗，烦躁头疼，必先热后寒，宜柴胡、苏叶、细辛、白芷、羌活、生姜之类。

温疟

受冬月之寒，复因暑风而发，亦先热后寒。如热多者，小柴胡汤；寒多者，小柴胡汤加桂。

寒疟

纳凉之风寒，淋浴之水寒，先受于腠中，复因秋风凉肃而发，先寒后热，宜羌活、紫苏、生姜之类，散其太阳之邪，次用柴胡汤。近来不问何经，但用柴胡者，非也。

瘅疟

肺素有热，阴气先绝，阳气独发，少气烦冤，手足热而呕，此但热而不寒，盛暑发者，人参白虎汤；秋凉发者，小柴胡汤。

湿疟

汗出澡浴，或冒雨，或湿袭，其证身体重而痛，呕逆胀满，胃苓汤加羌活、紫苏。

牝疟

阳气素虚，当盛暑时，乘凉饮冷，阴盛阳虚，故但寒而不热也。柴胡姜桂汤。

食疟

或肥甘无度，或生冷受伤，食滞痰生，其证饥而不能食，食则胀满，呕吐腹痛，青皮、草果、豆蔻、砂仁、神曲、山楂之类。

瘴疟

岭南地方，天气炎，山气湿，多有岚瘴之毒。发时迷闷，甚则狂妄，亦有不能言者，皆由血瘀于心，涎聚于脾，须疏通大府，凉膈散或小柴胡加大黄、木香。

痨疟

或素有弱证,或因疟成痨,十全大补汤,有热者,去桂。

疟母

治之失宜，营卫亏损，邪伏肝经，胁下有块，此证当以补虚为主，每见急攻块者，多致不救，六君子汤加木香、肉桂、蓬术、鳖甲。

鬼疟

俗以夜发为鬼疟，非也。邪入阴分，发于六阴，宜四物汤加知母、红花、升麻、柴胡。提起阳分，方可截之。惟时行不正之气，真鬼疟也，平胃散加雄黄、桃仁。

截疟法

疟发四五遍后，曾经发散者，方可截之，何首乌散、常山饮、独蒜丸。久疟大虚者，人参一两、生姜一两，连进三服。若病初起，未经发散，遽用酸收劫止之剂，必致绵延难愈，或变成他证，不可不谨也。

脉候

疟脉自弦，弦数多热，弦迟多寒。弦而浮大，可吐之。微则为虚，代散者死。

医　案

太史杨方壶，疟发间日，脉见弦紧，两发后，苦不可支，且不能忌口，便恳截之。余曰：邪未尽而强截之，未必获效，即使截住，必变他证，不若治法得所，一二剂间，令其自止。升麻、柴胡各二钱，提阳气上升，使远于阴而寒可止；黄芩、知母各一钱五分，引阴气下降，使远于阳而热自已；以生姜三钱，劫邪归正，甘草五分，和其阴阳。一剂而减半，再剂而竟止矣。

新安程武修患疟，每日一发，自巳、午时起，直至次日寅、卯而热退。不逾一时，则又发矣。已及一月，困顿哀苦，命两郎君叩首无算，以求速愈。余曰：头痛恶寒，脉浮而大，表证方张，此非失汗，必误截也。武修云：寒家素有截疟丸，百发百中，弟服之病势增剧，何也？余曰：邪未解而剧止之，邪不能伏，请以八剂四日服尽，决效耳。石膏、黄芩各三钱，抑阳明之热，使其退就太阴；白豆蔻三钱、生姜五钱，救太阴之寒，使其退就阳明；脾胃为夫妻，使之和合，则无阴阳乖乱之愆。半夏、槟榔各一钱五分，去胸中之痰；苏叶二钱，发越太阳之邪；干葛一钱，断入阳明之路。甫三剂而疟止。改用小柴胡倍人参，服四剂，补中益气服十剂而瘥。

相国沈铭缜，丙辰秋患疟，吐蛔。闷不思食，六脉沉细。余曰：疟伤太阴，中寒蛔动也。用理中汤加乌梅三个、黄连五分，进四剂后，胸中豁然，寒热亦减，蛔亦不吐。去黄连，加黄芪二钱，生姜五钱，五剂而疟止。以手书谢云：早年攻苦，即有寒中之患。医者但明疏气，不解扶阳，积困于今。虽当盛暑，寒冷不敢沾唇。此独不肖自知之耳，疟发蛔动，几为性命之忧！幸老年侄隔垣之视，一匕回春，岂第超迈庸俦，直当上参和、扁。嗣此有生，讵非慈造！镌之焦府，与日偕长矣。

清脾饮　治疟疾脉来弦数，或但热不寒，或热多寒少，口苦咽干，小便赤涩。

青皮炒　厚朴姜制　白术炒黄　黄芩　草果各八分　柴胡　茯苓　半夏各一钱半　甘草五分，炙

水二钟，生姜五片，煎一钟服。近来不问虚实，概用此汤，过矣。

白虎加桂枝汤　治但热不寒，及有汗者。

知母一钱二分　桂枝五分　甘草五分　粳米一钱　石膏五钱

水钟半，煎八分服。

参苏饮方见伤风。

小柴胡汤方见伤寒。

补中益气汤方见类中风。

凉膈散方见真中风。

理中汤方见伤寒。

十全大补汤方见虚痨。

六君子汤方见真中风。

香薷饮方见中暑。

二术柴胡汤　诸疟必用。

白术炒焦　苍术炒　柴胡　陈皮各七分　甘草四分

水钟半,生姜五片,煎八分服。一日一发,乃午前发,邪在阳分,加枯芩、茯苓、半夏;热甚口渴,加石膏、麦门冬。间日或三四日发,或午后及夜发者,邪在阴分,加四物汤、酒炒黄芪、红花,提起阳分,方可截之。脉虚神倦,加人参、黄芪;伤食加神曲、麦芽、山楂、黄连;痰多加生姜、半夏;要截,加槟榔、常山、乌梅。

常山饮　治疟痰在胸，用此吐之。若用砒霜之类，即使疟愈，脾胃受伤，须用此汤为稳。

常山一两，酒炒

水二钟，煎一钟，空心服。苦酒浸一宿，多炒透熟，即不吐。

露姜饮　治痰疟、寒疟。

生姜四两

连皮捣汁一碗，露一宿，空心服。

交加双解饮子 治瘴疟神效。

肉豆蔻二大枚 草豆蔻二枚 厚朴五钱 甘草四钱 生姜四钱

水二钟，煎一钟，空心服。五药俱一半生，一半熟。

疟母丸 元气不甚虚者宜此。

青皮 桃仁 红花 麦芽各二两 鳖甲四两，醋炙 海粉 香附 三棱 蓬术各一两半

十味俱用醋煮，神曲糊丸，桐子大，每服三钱，姜汤送下。

祛疟饮 三发后可用，因其衰而减之，立效。

知母去毛，酒炒，五钱 贝母去心，九分 柴胡去芦，七分 槟榔八分 陈皮去白 山楂肉 枳实各一钱五分 甘草去皮，炙，三分 紫苏一钱

水二钟，煎一钟，渣用水二钟，煎八分，俱露一宿，临发日，五更服头煎，未发前一时服二煎。

截疟饮 虚人久疟不止，此极见效。

黄芪酒炙，二钱 人参 白术炒 茯苓各一钱五分 甘草六分 砂仁 草果 橘红各一钱 五味子八分 乌梅三枚

水二钟，生姜十大片，枣二枚，煎一钟服。

何首乌，忌铁，为末，酒调下三钱，临发先服，或煎汤服。

独蒜十二枚，煨熟 桃仁一百粒，去皮尖，炒，捣烂，入黄丹丸，如绿豆大，每服九丸，发日五更，面东酒送下。

桃仁一味，研烂，不犯水，加黄丹丸，五月五日合。

常山末二钱，酒浸炒透，即不发吐。

乌梅肉四枚，研烂为丸，此截疟必效之方，世俗畏常山发吐，不知其有神功，但炒透即不吐耳。

生鳖甲不见汤煮者　醋炙黄，为末，乌梅肉为丸，每服三钱，必效。

痢疾 经名肠澼，古称滞下

帝曰：肠澼便血，何如？岐伯曰：身热则死，寒则生。肠中下痢曰肠澼，便血者，赤痢也。阳胜阴衰则身热，故死；营气不伤则身不热，故生。帝曰：肠澼下白沫何如？岐伯曰：脉沉则生，脉浮则死。白沫者，白痢也。病属阴而见阴脉为顺，故沉则生；阳脉为逆，故浮则死；有属热者，不拘此例。帝曰：肠澼下脓血，何如？岐伯曰：脉悬绝则死，滑大则生。脓血者，赤白兼下也。悬绝者，脉至如丝悬悬欲绝也。邪实正虚故死，滑因血盛气未伤故生。帝曰：身不热，脉不悬绝，何如？岐伯曰：滑大者曰生，悬涩者曰死，以脏期之。身不热，脉不悬绝，皆非死候也。若不滑而涩，不大而小，乃死证也。故滑大为生，涩小为死也。以脏期之者，肝见庚辛死，心见壬癸死，肺见丙丁死，脾见甲乙死，肾见戊己死也。

愚按：痢之为证，多本脾肾，脾司仓廪，土为万物之母，肾主蛰藏，水为万物之元，二脏根本之地，投治少差，冤沉幽冥，究其疵误，皆寒热未明，虚实不辨也。晚近不足论，即在前贤，颇有偏僻，如《局方》与复庵，例行辛热，河间与丹溪，专用苦寒，何其执而不圆，相去天壤耶？

夫痢起夏秋，湿蒸热郁，本乎天也；因热求凉，过吞生冷，由于人也。气壮而伤于天者，郁热居多；气弱而伤于人者，阴寒为甚。湿土寄旺四时，或从于火，则阳土有余，而湿热为病，经所谓敦阜是也；或从于水，则阴土不足，而寒湿为病，经所谓卑监是也。言热者遗寒，言寒者废热，岂非立言之过乎？

至以赤为热，白为寒，亦非确论，果尔，则赤白相兼者，岂真寒热同病乎？必以见证，与色脉辨之，而后寒热不淆也。须知寒者必虚，热者必实，更以虚实细详之，而寒热愈明耳。胀满恶食，急痛惧按者，实也；烦渴引饮，喜冷畏热者，热也；脉强而实者，实也；脉数而滑者，热也；外此则靡非虚寒矣。

而相似之际，尤当审察。如以口渴为实热似矣，不知凡系泻痢，必亡津液，液亡于下，则津涸于上，安得不渴？更当以喜热喜冷，分虚实也。以腹痛为实热似矣，不知痢出于脏，肠胃必伤，脓血剥肤，安得不痛？更当以痛之缓急，按之可否，脏之阴阳，腹之胀与不胀，脉之有力无力，分虚实也。以小便之黄赤短少为实热似矣，不知水从痢去，溲必不长，液以阴亡，溺因色变，更当以便之热与不热，液之固与不固，色之泽与不泽，分虚实也。以里急后重为实热似矣，不知气陷则仓廪不藏，阴亡则门户不闭，更当以病之新久，质之强弱，脉之盛衰，分虚实也。

至于治法，须求何邪所伤，何脏受病。如因于湿热者，去其湿热；因于积滞者，去其积滞；因于气者调之，因于血者和之。新感而实者，可以通因通用；久病而虚者，可以塞因塞用。是皆常法，无待言矣。

独怪世之病痢者，十有九虚。而医之治痢者，百无一补。气本下陷，而再行其气，后重不益甚乎？中本虚衰，而复攻其积，元气不愈竭乎？湿热伤血者，自宜调血，若过行推荡，血不转伤乎？津亡作渴者，自宜止泄，若但与渗利，津不转耗乎？世有庸工，专守痛无补法，且曰：直待痛止，方可补耳，不知因虚而痛者，愈攻则愈虚愈痛矣。此皆本末未明，但据现在者，为有形之疾病，不思可虑者，在无形之元气也。请以宜补之证悉言之：脉来微弱者可补，形色虚薄者可补，疾后而痢者可补，因攻而剧者可补。然而尤有至要者，则在脾肾两脏，如先泻而后痢者，脾传肾为贼邪难疗，先痢而后泻者，肾传脾为微邪易医。是知在脾者病浅，在肾者病深，肾为胃关，开窍于二阴，未有久痢而肾不损者。故治痢不知补肾，非其治也。

凡四君、归脾、十全、补中皆补脾虚，未尝不善，若病在火衰，土位无母，设非桂、附，大补命门，以复肾中之阳，以救脾家之母，则饮食何由而进，门户何由而固，真元何由而复耶？若畏热不前，仅以参、术补土，多致不起，大可伤矣！

积分新旧

旧积者，湿热食痰也，法当下之；新积者，下后又生者也，或调或补，不可轻攻。若因虚而痢者，虽旧积亦不可下，但用异功散，虚回而痢自止。丹溪有先用参、术，补完胃气而后下者，亦一妙法也，虚者宜之。

色黑有二

焦黑者，热极反兼胜己之化，芍药汤；黑如漆之光者，瘀血也，桃仁承气汤。

里急

里急而不得便者，火也，重者承气汤；轻者芍药汤，里急频见污衣者，虚也，补中益气汤去当归，加肉果。

后重

邪迫而后重者，至圊稍减，未几复甚，芍药汤。虚滑而后重者，圊后不减，以得解愈虚故也，真人养脏汤。下后仍后重者，当甘草缓之，升麻举之。

虚坐努责

虚坐而不得大便，血虚故里急，宜归身、地黄、芍药、陈皮之属。

噤口

食不得入，到口即吐，有邪在上膈、火气冲逆者，黄连、木香、桔梗、橘红、茯苓、菖蒲。有胃虚呕逆者，治中汤。有阳气不足，宿食未消者，理中汤加砂仁、陈皮、木香、豆蔻。有肝气呕逆者，木香、黄连、吴茱萸、青皮、芍药之类。有水饮停聚者，轻者五苓散，重者加甘遂。有积秽在下，恶气熏蒸者，承气汤，石莲为末，陈米汤调下。石莲即莲子之老者，市中皆木莲，不可用。丹溪用人参、黄连煎浓，加姜汁细细呷之，如吐再吃，但得一呷下咽便开。

休息痢

屡止屡发，久不愈者，名曰休息。多因兜涩太早，积热未清，香连丸加参、术、甘草、茯苓、枳实。有调理失宜者，随证治之。有虚滑甚者，椿根白皮，东引者，水浸一日，去黄皮，每两配人参一两、煨木香二钱、粳米三钱，煎汤饮之。或大断下丸。

腹痛

因肺金之气郁在大肠之间，宜桔梗开之，白芍药、甘草、陈皮、木香、当归为主。恶寒加干姜，恶热加黄连。

肛门痛

热留于下，宜槐花、木香。夹寒，理中汤。

蛲虫痢

其形极细，九虫之一也。胃弱肠虚，则蛲虫乘之，或痒，或从谷道中溢出，雄黄锐散，方见伤寒。内服桃仁、槐子、芜荑。

死证

下纯血者死，如屋漏水者死，大孔如有筒者死，唇若涂朱者死，发热不休者死，色如鱼脑，或如猪肝者，皆半生半死。脉细、皮寒、气少、泄利前后，饮食不入，是谓五虚，死。惟用参、附，十可救一。

脉候

沉、小、细、微者吉，洪、大、滑、数者凶。仲景云：沉弦者重。脉大者为未止，微弱者为欲自止，虽发热不死。

医　案

屯院孙潇湘夫人，下痢四十日，口干发热，饮食不进，腹中胀闷，完谷不化，尚有谓其邪热不杀谷者，计服香、连、枳壳、豆蔻、厚朴等三十余剂，绝谷五日，命在须臾。迎余诊之，脉大而数，按之豁然，询得腹痛而喜手按，小便清利，此火衰不能生土，内真寒而外假热也。亟煎附子理中汤，冰冷与服，一剂而痛止，六剂而热退食进，兼服八味丸二十余日，霍然起矣。

淮安郡侯许同生令爱，痢疾腹痛，脉微而软。余曰：此气虚不能运化精微。其窘迫后重者，乃下陷耳。用升阳散火汤一剂，继用补中益气汤十剂，即愈。

文学顾伟男之内，痢疾一月，诸药无功。余诊之曰：气血两虚，但当大补，痢家药品一切停废，以十全大补连投十剂，兼进补中益气加姜、桂，二十余剂而安。

兵尊张纲庵，秋间患痢。凡香、连、枳、朴等剂，用之两月而病不衰。余诊之，滑而有力，失下之故也。用香、连、归、芍、陈皮、枳壳，加大黄三钱，下秽物颇多，诊其脉尚有力，仍用前方，出积滞如鱼肠者约数碗，调理十余日而痊。

抚台毛孺初，痢如鱼脑，肠鸣切痛，闻食则呕，所服皆芩、连、木香、菖蒲、藿香、橘红、芍药而已。后有进四君子汤者，疑而未果。飞艇相招，兼夜而往。诊得脉虽洪大，按之无力，候至右尺，倍觉濡软。余曰：命门火衰，不能生土，亟须参、附，可以回阳。孺翁曰：但用参、术可得愈否？余曰：若无桂、附，虽进参、术，无益于病，且脾土大虚，虚则补母，非补火乎？遂用人参五钱，熟附一钱半，炮姜一钱，白术三钱。连进三剂，吐止食粥。再以补中益气加姜、附十四剂后，即能视事。

大黄汤 治脓血稠粘，里急后重，腹痛脉实。

锦纹大黄一两

好酒二钟，浸半日，煎至钟半，去渣，分二次服。

芍药汤 经曰：溲而便脓血，知气行而血止也。行血则便脓自愈，调气则后重自除。

芍药一钱五分　当归　黄连　黄芩各八分　大黄一钱　桂五分　甘草炒　槟榔各四分　木香五分

水二钟，煎一钟服，痢不减，渐加大黄。

白术黄芩汤 服前药，痢虽除，更宜调和。

白术三钱，土炒 黄芩二钱 甘草一钱

水钟半，姜三片，煎八分服。

承气汤见伤寒。

藿香正气散见真中风。

苏合香丸见真中风。

黄连丸

干姜炮 黄连炒 砂仁炒 川芎 阿胶蛤粉炒 白术各一两 乳香另研，三钱 枳壳麸炒，五钱

为末，盐梅三个，取肉少入醋丸如桐子大，每服二钱，白汤送下，食前服。

苍术地榆汤 治脾经受湿，下血痢。

苍术六钱 炒地榆二钱

水二钟，煎一钟服。

郁金散 治热毒痢，下血不止。

真郁金 槐花炒，各五钱 甘草炙，二钱五分

上为细末，每服二钱，食前豆豉汤调下。

芍药黄芩汤

黄芩 芍药各二钱 甘草一钱

水钟半，煎八分服。

香连丸

黄连二十两 吴茱萸十两，水拌，同炒令赤，去茱萸 木香四两八钱八分

上为细末，醋糊丸，桐子大，每服三钱，空心米汤送下。

导气汤

木香　槟榔　黄连各六分　大黄　黄芩各一钱五分　枳壳一钱，炒　芍药六钱　当归三钱

分二服。水二钟，煎一钟，食前服。

真人养脏汤　治虚寒痢疾，久而不愈。

人参　白术炒　当归各六钱　白芍药一两六钱　木香一两四钱　甘草炙　肉桂各八钱　肉果面裹，煨，五钱　粟壳蜜炙，三两六钱　诃子肉一两二钱

水二钟，煎一钟，食前温服。

理中汤见伤寒。

治中汤即理中汤加陈皮、青皮。

补中益气汤见类中风。

异功散　**四君子汤**见真中风。

十全大补汤方见虚痨。

归脾汤方见健忘。

仓廪汤　治噤口痢，乃热毒冲心。

人参　茯苓　甘草炙　前胡　川芎　羌活　独活　桔梗　柴胡　枳壳　陈仓米各八分

水二钟，生姜三片，煎一钟服。

诃黎勒丸　治休息痢。

樗白皮二两　诃子五钱，去核　母丁香三十粒

为末糊丸，梧子大，每服三钱，陈米汤入醋少许送下，日三服。

芜荑丸　治久痢，及下部有虫。

芜荑炒　黄连各二两　蚺蛇胆五钱

为末，蜜丸，梧子大，每服二钱，食前杏仁汤下。

瓜蒌散　治五色痢久不愈。

瓜蒌一枚，黄色者，炭火煨存性，盖地上一宿，出火毒

上研细末，作一服，温酒调下。

大断下丸 治脏寒久痢。

高良姜一两五钱 干姜炮，一两五钱 细辛一两五钱 龙骨研 枯矾 赤石脂 肉豆蔻面煨 诃子肉各一两 牡蛎煅，一两 附子制，一两 石榴皮醋浸，炒黄

上为细末，醋糊丸，桐子大，每服三钱，米汤下。

泄泻

经曰：春伤于风，夏生飧泄，邪气留连，乃为洞泄。肝应于春，属木主风，春伤于风，肝受邪也。木旺则贼土，夏令助其湿则生飧泄。飧泄者，下利清谷也。邪气久而不去。脾土大虚，水来侮之，则仓廪不藏而为洞泄。洞泄者，下利清水也。又曰：清气在下，则生飧泄。清气本上升，虚则下陷，陷下则不能收而飧泄。又曰：湿胜则濡泄。土强制水，湿邪不干，肠胃自固，土虚湿胜，濡泄至矣。又曰：暴注下迫，皆属于热。暴注者，卒暴注泄也。肠胃有热，传化失常，火性疾速，故如是也。下迫者，后重里急也。火性急速而能燥物，故也。诸病水液，澄澈清冷，皆属于寒。水谷不化，澄澈清冷，皆得寒水之化，如秋冬寒凉，水必澄清也。夫火热之证，必以暴至；寒水之证，必以渐成。故曰：暴泄非阴，久泄非阳也。

愚按：《内经》之论泄泻，或言风，或言湿，或言热，或言寒，此明四气皆能为泄也。又言：清气在下，

则生飧泄。此明脾虚下陷之泄也。统而论之，脾土强者，自能胜湿，无湿则不泄，故曰：湿多成五泄。若土虚不能制湿，则风寒与热，皆得干之而为病。治法有九：一曰淡渗，使湿从小便而去，如农人治涝，导其下流，虽处卑隘，不忧巨浸。经云：治湿不利小便，非其治也。又云：在下者，引而竭之是也。一曰升提，气属于阳，性本上升，胃气注迫，辄尔下陷，升柴羌葛之类，鼓舞胃气上腾，则注下自止。又如地上淖泽，风之即干，故风药多燥，且湿为土病，风为木药，木可胜土，风亦胜湿，所谓下者举之是也。一曰清凉，热淫所至，暴注下迫，苦寒诸剂，用涤燔蒸，犹当溽暑伊郁之时，而商飚飒然倏动，则炎熇如失矣，所谓热者清之是也；一曰疏利，痰凝气滞，食积水停，皆令人泻，随证祛逐，勿使稽留。经云：实者泻之。又云：通因通用是也。一曰甘缓，泻利不已，急而下趋，愈趋愈下，泄何由止？甘能缓中，善禁急速，且稼穑作甘，甘为土味，所谓急者缓之是也；一曰酸收，泻下有日，则气散而不收，无能统摄，注泄何时而已？酸之一味，能助收肃之权。经云散者收之是也；一曰燥脾，土德无惭，水邪不滥，故泻皆成于土湿，湿皆本于脾虚，仓廪得职，水谷善分，虚而不培。湿淫转甚，经云：虚者补之是也；一曰温肾，肾主二便，封藏之本，况虽属水，真阳寓焉！少火生气，火为土母，此火一衰，何以运行三焦。熟腐五谷乎？故积虚者必夹寒，脾虚者必补母。经曰：寒者温之是也；一曰固涩，注泄日久，幽门道滑，虽投温补，未克奏功，须行涩剂，则变化不愆，揆度合节，所谓滑者涩之是也。

夫是九者，治泻之大法，业无遗蕴。至如先后缓急之权，岂能预设？须临证之顷，圆机灵变，可以胥天下于寿域矣！

《难经》五泄

胃泄，饮食不化，色黄，承气汤。脾泄，腹胀满，泄注，食即呕吐，建中汤，理中汤。大肠泄，食已窘迫，大便色白，肠鸣切痛，干姜附子汤。小肠泄，溲而便脓血，少腹痛，承气汤。大瘕泄，里急后重，数至圊而不能便，茎中痛，承气汤。

肾泄

五更溏泄，久而不愈，是肾虚失闭藏之职也，五味子散。亦有食积者，香砂枳术丸。寒积，理中汤，宜夜饭前进。酒积，葛花解酲汤。

鹜泄

中寒，糟粕不化，色如鸭粪，澄澈清冷，小便清白，附子理中汤。

飧泄

水谷不化而完出也，《史记》名回风。风邪入胃，木来贼土，清气在下，升阳除湿汤。

洞泄

一名濡泄，泻下多水也，胃苓汤。水液去多，甚而转筋，血伤，故筋急也，升阳除湿汤。

痰泄

痰留于肺，大肠不固，脉必弦滑，以药探吐。其人神志不瘁，色必不衰，或二陈汤加苍术、木香。

火泄

腹痛，泻水，肠鸣，痛一阵泻一阵，火也，黄芩芍药汤。张长沙谓之协热自利。

直肠泄

食方入口而即下，极为难治，大断下丸。

脉候

胃脉虚则泄；脉滑按之虚者必下利；肾脉小甚为洞泄；肺脉小甚为痰泄，泄脉洪大者逆。下利日十余行，脉反实者死；腹鸣而满，四肢清泄，其脉大者，十五日死；腹大胀，四末清，脱形，泄甚，不及一时死；下则泄泻，上则吐痰，皆不已，为上下俱脱，死。

医　案

大宗伯董玄宰，夏初水泄，完谷不化，曾服胃苓汤及四君子汤，不效。余曰：经云，春伤于风，夏生飧泄。谓完谷也。用升阳除湿汤加人参二钱，三剂顿止。

大司寇姚岱芝，吐痰泄泻，见食则恶，面色痿黄，神情困倦，自秋及春，无剂弗投，经久不愈。比余诊之，口不能言，亟以补中益气去当归，加肉果二钱、熟附一钱、炮姜一钱、半夏二钱、人参四钱。日进二剂，四日而泻止，但痰不减耳。余曰：肾虚水泛为痰，非八味丸不可，应与补中汤并进。凡四十日服人参一斤，饮食大进，痰亦不吐，又半月而酬对如常矣。

胃苓汤 一名对金饮子，即五苓散、平胃散二方合用也。治暑湿停饮，泄泻，小便不利。

苍术制，一钱五分 厚朴制 陈皮各一钱 甘草五分 白术八分，炒 茯苓一钱二分 泽泻一钱 肉桂三分 猪苓一钱

水二钟，姜三片，枣二枚，煎八分服。

薷苓汤 治夏月暑泻，欲成痢疾。

香薷一钱五分 黄连姜汁炒 厚朴姜汁炒 扁豆炒，各一钱 猪苓 泽泻各一钱二分 白术炒 茯苓各八分 甘草五分

水二钟，姜三片，煎八分服。

六一散 一名益元散。治伤暑水泻。加红曲名青六丸，加姜末名温六丸。

滑石水飞，六两 甘草末一两

新汲水调服。

戊己丸

黄连酒炒，四两 白芍药三两 吴茱萸泡，炒，二钱

为末，神曲和丸，桐子大，米饮送二钱。

升阳除湿汤 治受风飧泄，及虚弱不思食，小便黄赤，四肢困倦。

苍术一钱 柴胡 羌活 防风 神曲 泽泻 猪苓

各六分　陈皮　麦芽　甘草炙，各三分　升麻五分

水钟半，姜三片，煎七分服。

浆水散　治暴泻如水，一身尽冷，汗出，脉弱，气少不能言，甚者呕吐，此为急病。

半夏二两，姜制　良姜二钱五分　干姜炮　肉桂　甘草炙　附子炮，各五钱

上为细末，每服四钱，水二钟，煎一钟服。

连理汤　即理中汤加黄连、茯苓。

人参　白术各一钱五分　干姜二钱，炒　甘草炙，五分　茯苓一钱五分　黄连一钱，炒

水二杯，煎一杯，食远服。

茱萸断下丸　治脏腑虚寒，腹痛泄泻，大效。

吴茱萸二两，炒　赤石脂　干姜各一两五钱　艾叶炒　缩砂仁　肉豆蔻　附子制，各一两

为末，面糊丸，每服三钱，米饮送下。

大断下丸方见痢疾。

固肠丸

樗皮四两，醋炙　滑石二两，水飞

为末，粥丸。此丸性燥，滞气未尽者勿服。

补中益气汤见类中风。

四君子汤　**六君子汤**　**异功散**见虚痨。

承气汤　**理中汤**见伤寒。

金匮肾气丸见水肿胀满。

八味丸见虚痨。

四神丸　治脾肾虚寒，大便不实，饮食不思。

肉果面煨，二两　补骨脂四两　五味子二两　吴茱萸

浸炒，一两

上为末，生姜八两，红枣一百枚，煮熟，取枣肉去皮和丸，如桐子大。每服四钱，空心米饮下。

葛花解酲汤 治酒伤吐泻。

青皮三钱 木香五分 橘红 人参 猪苓去皮 茯苓各一钱五分 神曲炒 泽泻 干姜炒 白术各二钱 白豆蔻 葛花 砂仁各五钱

上为细末，每服三钱，白汤调服。得汗即愈。

枳术丸 消食止泻。

枳实去瓤麸炒，一两 白术二两，土炒

上为末。荷叶裹烧饭为丸，如桐子大，每服三钱，白汤下。用白术者，令胃强不复伤也。加木香一两，砂仁一两，名香砂枳实丸。

卷之八

云间李中梓士材父著
门人李玄度公超父参
侄孙李廷芳蘅伯父订

头痛

经曰：风气循风府而上，则为脑风。新沐中风，则为首风。首风之状，头面多汗恶风，当先风一日则病甚，头痛不可以出内，至其风日，则病少愈。风府者，督脉穴，入项发际一寸。太阳之脉，连于风府，太阳受风，则脑痛而为脑风也。濯首曰沐，沐则腠开风客，乃为首风。风伤卫则汗出而恶风，风为阳邪，故先风一日则病发，先甚者亦先衰，故至其风日则病少愈也。头痛数岁不已，当犯大寒，内至骨髓，髓以脑为主，脑逆故头痛齿亦痛，名曰厥逆。髓以脑为主者，诸髓皆属于脑也。大寒入髓则脑痛，其邪深，故数岁不已。髓为骨之充，齿者骨之余也，故头痛齿亦痛。是邪逆于上，故名厥逆。头痛巅疾，下虚上实，过在足少阴、巨阳。头痛，巨阳病也。太阳之脉交巅上。其支别者，从巅至耳上角，故直行者，从巅入络脑。下虚，少阴肾虚也；上实，巨阳膀胱实也。肾虚不能摄巨阳之气，故虚邪上行而为头痛也。头痛耳鸣，九窍不利，肠胃之所生。耳者，肾之外候，肾气虚故耳鸣也。九窍不利者，气虚不能达也。肠胃者，七冲门之道路，气之所以往来者也。气虚则不能上升于巅顶，故头痛。头痛甚则脑尽痛，手足寒至节，死不治。三阳受邪，伏而不去，久则阳气败绝，故手足之寒上至于节也。

愚按：经之论头痛，风也、寒也、虚也。运气论头痛十条，伤寒论太阳头痛一条，皆六气相侵，与真气相搏，经气逆上，干于清道，不得运行，壅遏而痛也。头为天象，六腑清阳之气，五脏精华之血，皆会于此。故天气六淫之邪，人气五贼之变，皆能相害。或蔽覆其清明，或瘀塞其经络，与气相薄，郁而成热，脉满而痛。若邪气稽留，脉满而气血乱，则痛乃甚，此实痛也。寒湿所侵，真气虚弱，虽不相薄成热，然邪客于脉外，则血泣脉寒，卷缩紧急，外引小络而痛，得温则痛止，此虚痛也。因风痛者，抽掣恶风；因热痛者，烦心恶热；因湿痛者，头重而天阴转甚；因痰痛者，昏重而欲吐不休；因寒痛者，绌急而恶寒战栗；气虚痛者，恶劳动，其脉大；血虚痛者，善惊惕，其脉芤。

头痛自有多因，而古方每用风药何也？高巅之上，惟风可到；味之薄者，阴中之阳，自地升天者也。在风寒湿者，固为正用，即虚与热者亦假引经。须知新而暴者，但名头痛；深而久者，名为头风。头风必害眼者，经所谓东风生于春，病在肝，目者肝之窍，肝风动则邪害空窍也。察内外之因，分虚实之证，胸中洞然，则手到病去矣。

风湿夹热头痛

上壅损目及脑痛。偏正头痛，年深不愈，并以清空膏主之，痛甚加细辛。痰厥头痛，太阴脉缓，清空膏去羌活、防风，加半夏、天麻。阳明头痛，发热恶热而渴，白虎汤加白芷。肾厥头痛，即经所谓下虚上实，其脉举之则弦，按之则坚，玉真丸、来复丹。伤食头痛，胸满咽酸，噫败卵臭，恶食，虽发热而身不痛，香砂枳术丸。伤酒头痛，葛花解酲汤。怒气伤肝，沉香降气散、苏子降气散。头痛九窍不利，属气虚，补中益气汤加芍药、川芎、细辛。眉尖后近发际曰鱼尾，鱼尾上攻头痛，属血虚，四物汤加薄荷。动作头痛，胃热也，酒炒大黄五钱，浓茶煎服。心烦头痛，清空膏加麦门冬、丹参。上热头痛，目赤下寒，足骱为甚，大便微秘，既济解毒汤。

偏头风

半边头痛。左为血虚，右属气热。蓖麻子五钱，去壳，大枣十五枚，去核，共捣研如泥，涂绵纸上，用箸一只卷之，去箸纳鼻中，良久取下，清涕即止。生萝卜汁仰卧注鼻中，左痛注右，右痛注左。芎犀丸极效。

雷头风

头痛面起核块，或头中如雷鸣。震为雷，震仰盂，用青荷叶者，象震之形与色也，清震汤。有因痰火，耳如雷鸣，熟半夏一两，大黄煨二两，天麻、黄芩各六钱，薄荷叶三钱，甘草三钱，水泛绿豆大，临卧茶吞二钱，痰利为度。

真头痛

手足青至节，旦发夕死，夕发旦死。脑为髓海，受邪则死。灸百会穴，猛进大剂参、附，亦有生者。

大头痛

头大如斗，此天行时疫也。感天地非时之气，甚而溃裂出脓，此客邪上焦，普济消毒饮子。轻者名发颐，肿在两耳前后，甘桔汤加薄荷、荆芥、鼠粘子、连翘、黄芩。

眉棱骨痛

外夹风寒，内成郁热，上攻头脑，下注目睛，眉骨作痛。有属心肝壅热者，有风痰上攻者，有湿气内郁者，选奇汤神效。戴元礼云：眼眶痛有二证，俱属肝经，肝虚见光则痛，生熟地黄丸。肝经停饮，痛不可开，昼静夜剧，导痰汤。

脉候

寸口紧急，或短，或弦，或浮，皆头痛。浮滑为风痰，易治；短涩为虚，难治。浮弦为风，浮洪为火，细或缓为湿。

医　案

少宰蒋恬庵，头痛如破，昏重不宁，风药、血药、痰药，久治无功。余曰：尺微寸滑，肾虚水泛为痰也。

地黄四钱，山药、丹皮、泽泻各一钱，茯苓三钱，沉香八分，日服四帖。两日辄减六七，更以七味丸人参汤送，五日其痛若失。

清空膏 丹溪曰：东垣清空膏，诸般头痛皆治，惟血虚头痛，从鱼尾相连者勿用。太阳厥阴巅顶痛，宜来复丹等，亦非此药所能治。

羌活 防风各一两 柴胡七钱 川芎五钱 甘草炙，一两半 黄连炒，一两 黄芩三两，一半生用，一半酒炒

为细末，每服三钱，茶调如膏，抹在口中，少用白汤，临卧送下。

白虎汤 见暑中。

安神丸 治郁热头痛。

黄芪 羌活 黄柏酒炒，各一两 防风二钱五分 知母酒炒 生地黄酒润 柴胡 升麻各五分 炙甘草三钱 生甘草三钱

每服五钱，水二钟，煎至钟半。加蔓荆子五分、川芎三分，煎至一钟，临卧热服。

透顶散 治新久偏正头风及夹脑风。

细辛表白者三茎 瓜蒂七个 丁香三粒 糯米七粒 冰片 麝香各一分半

将冰、麝研细，将前味研匀，另自治为末，然后入乳钵内，与冰、麝和匀，磁瓶密固，用一大豆许，随患人左右搐之，良久出涎碗许则安。

大川芎丸 治风寒痰饮，偏正头痛。

川芎一斤 天麻四两

为末，蜜丸，每丸一钱。每服一丸，食后茶、

酒下。

玉壶丸 治风痰吐逆，头痛目眩，胸满吐涎。

南星生 半夏生，各一两 天麻半两 白面三两

为末，水丸，桐子大，每服三十丸，用水一碗，先煎沸，下药煮，候药浮即熟，漉起，生姜汤下。

玉真丸 肾虚逆上头痛，谓之肾厥。

硫黄二两 石膏煅赤，研 半夏汤洗 硝石研，各一两

为末，生姜汁丸，桐子大，阴干，每服二十丸，姜汤下。灸关元百壮。寒甚者去石膏，用钟乳粉。

来复丹 见真中风。

葛花解酲汤 见泄泻。

沉香降气散 治气壅痞塞头痛。

沉香二钱八分 砂仁七钱五分 甘草炙，五钱五分 香附盐水炒，去毛，六两二钱半

为极细末，每服二钱，淡姜汤下。

苏子降气汤 虚阳上攻，气不升降，痰涎壅盛。

苏子炒，研 半夏汤泡，各二钱半 前胡去芦 甘草炙 厚朴姜制 陈皮去白，各一钱 当归去芦，一钱半 沉香七分

水二钟，生姜三片，煎一钟服。虚寒者加桂五分、黄芪一钱。

既济解毒汤 治上热，头目赤肿而痛，烦闷不得安卧，下体寒，足胻尤甚，大便微秘。

大黄便通者勿用 黄连酒炒 黄芪酒炒 甘草炙 桔梗各二钱 柴胡 升麻 连翘 当归身各一钱

水二钟，煎一钟。食后服。

神芎散 治风热上攻，头痛鼻塞。

青黛二钱五分 蔓荆子 川芎各一钱二分 郁金 芒硝各一钱 石膏一钱三分 细辛根一钱 薄荷叶二钱 红豆一粒

为细末，搐鼻。

茶调散 治风热上攻，头目昏痛。

黄芩酒浸炒，二两 川芎一两 细茶三钱 白芷五钱 薄荷三钱 荆芥穗四钱

为细末，每服三钱，茶送下。巅顶及脑痛加细辛、藁本、蔓荆子各三钱。

菊花散 治风热头痛。

甘菊花去蒂 旋覆花去梗 防风 枳壳去瓤，面炒 羌活 蔓荆子 石膏 甘草炙，各一钱五分

水二钟，姜五片，煎一钟服。

芎犀丸 治偏正头痛，鼻流臭涕，服他药不效者，服此决效。

川芎 朱砂水飞 石膏研 片脑各四两 人参 茯苓 甘草炙 细辛各二两 犀角 栀子各一两 麦门冬去心，三两 阿胶炒，一两半

为细末，蜜丸，弹子大，每服一丸，食后茶送。

清震汤 治头面疙瘩，或闻雷声。

青荷叶一个，全用 升麻四钱 苍术泔浸，四钱

水二钟，煎八分，食后服。

黑锡丹 治真头痛。

沉香 附子制 胡芦巴 肉桂各五钱 茴香 破故

纸　肉豆蔻　金铃子　木香各一两　黑锡　硫黄与黑锡结砂子，各一两

为末，研匀，酒煮面糊丸，桐子大，阴干，每服五钱，空心姜盐汤送下。一方有阳起石五钱、巴戟一两。

普济消毒饮子　治大头瘟，肿甚者，宜砭刺之。

黄芩　黄连各八分　人参五分　橘红　玄参　甘草生，各四分　马屁勃　牛蒡子　板蓝根　连翘　白僵蚕炒　升麻各二分　柴胡　桔梗各五分　薄荷六分

水二钟，煎一钟服。便秘加酒煨大黄一钱。

选奇汤　治眉棱骨痛。

防风　羌活各三钱　黄芩酒炒，一钱　甘草三钱，夏生冬炙

每服三钱，水煎热服。

生熟地黄丸　治肝虚头痛，目暗。

生地黄　熟地黄各一斤半　甘菊去蒂，一斤　石斛　枳壳　防风　牛膝各六两　羌活　杏仁各四两

为末，蜜丸，桐子大，每服三钱，以黑豆三升，炒令烟尽，淬好酒六升，每用半钟。食前送下。

导痰汤　治痰饮头痛。

半夏熟，四两　天南星炮，去皮　赤茯苓去皮　枳实麸炒　橘红各一两　甘草炙，五钱

每服四钱，水一钟，姜十片，煎八分，食后服。

心腹诸痛 心痛 胃脘痛 胸痛 腹痛 少腹痛 胁痛

经曰：厥心痛，与背相控，善瘛，如从后触其心，伛偻者，肾心痛也。腹胀胸满，心痛尤甚，胃心痛也。如以锥针刺其心，心痛甚者，脾心痛也。色苍苍如死状，终日不得太息，肝心痛也。卧若徒居，心痛间，动作痛益甚，色不变，肺心痛也。阳明有余，上归于心，滑则病心疝。心痛，引少腹满，上下无定处，溲便难者，取足厥阴。心痛，腹胀啬然，大便不利，取足太阴。心痛，气短不足以息，取手太阴。心痛，引背不得息，取足少阴。两章论心痛凡十种，皆他脏病干之而痛，非本经自病也。

愚按：《内经》之论心痛，未有不兼五脏为病者，独详于心而略于胸腹，举一以例其余也。心为君主，义不受邪，受邪则本经自病，名真心痛，必死不治。然经有云：邪在心则心痛，喜悲，时眩仆，此言胞络受邪，在腑不在脏也。又云：手少阴之脉动，则病嗌干，心痛，渴而欲饮，此言别络受邪，在络不在经也。其络与腑之受邪，皆因怵惕思虑，伤神涸血，是以受如持虚。而方论复分九种：曰饮、曰食、曰热、曰冷、曰气、曰血、曰悸、曰虫、曰疰，苟不能遍识病因，将何以为治耶？

胃属湿土，列处中焦，为水谷之海，五脏六腑，十二经脉，皆受气于此。壮者邪不能干，弱者着而为病，偏热偏寒，水停食积，皆与真气相搏而痛。肝木相乘为贼邪，肾寒厥逆为微邪。夹他脏而见证，当与心痛相同。但或满，或胀，或呕吐，或不能食，或吞酸，或大便难，或泻利面浮而黄，本病与客邪必参杂而见也。

胸痛即膈痛，其与心痛别者，心痛在歧骨陷处，胸痛则横满胸间也。其与胃脘痛别者，胃脘在心之下，胸痛在心之上也。经曰：南风生于夏，病在心，俞在胸胁。此以胸属心也。肝虚则胸痛引背胁，肝实则胸痛不得转侧，此又以胸属肝也。夫胸中实肺家之分野，其言心者，以心之脉从心系却上肺也。其言肝者，以肝之脉贯膈上注肺也。

胁痛旧从肝治，不知肝固内舍胠胁，何以异于心肺内舍膺胁哉？若谓肝经所过而痛，何以异于足少阳、手心主所过而痛者哉？若谓经脉夹邪而痛，何以异于经筋所过而痛者哉？故非审色按脉，熟察各经气变，卒不能万举万当也。且左右肺肝，气血阴阳，亦有不可尽拘，而临证者可无详察耶？

腹痛分为三部，脐以上痛者为太阴脾，当脐而痛者为少阴肾，少腹痛者为厥阴肝，及冲、任、大、小肠。每部各有五贼之变，七情之发，六气之害，五运之邪，至纷至博，苟能辨气血虚实，内伤外感，而为之调剂，无不切中病情矣。

心痛

有停饮则恶心烦闷，时吐黄水，甚则摇之作水声。

小胃丹或胃苓汤。食积则饱闷，噫气如败卵，得食辄甚，香砂枳术丸加神曲、莪术。火痛忽增忽减，口渴便秘，清中汤。外受寒，内食冷，草豆蔻丸。虚寒者，归脾汤加姜、桂、菖蒲。气壅攻刺而痛，沉香降气散。死血脉必涩。饮下作呃，手拈散，甚者桃仁承气汤。心痛而烦，发热动悸，此为虚伤，妙香散。虫痛面上白斑，唇红能食，或食后即痛，或痛后即能食，或口中沫出，上半月虫头向上易治，下半月虫头向下难治，先以鸡肉汁，或蜜糖饮之，引虫头向上。随服剪红丸。蛔虫啮心，痛有休止，或吐蛔虫，蛔动则恶心呕吐，乌梅丸、芜荑散。鬼疰心痛，昏愦妄言，苏合香丸。热厥心痛，金铃子散。寒厥心痛，术附汤。

胃脘痛

治法与心痛相仿，但有食积，按之满痛者，下之，大柴胡汤。虚寒者，理中汤。

胸痛

肝虚者，痛引背胁，补肝汤。肝实者，不得转侧，喜太息，柴胡疏肝散。有痰，二陈汤加姜汁。

胁痛

左痛多留血，代抵当汤。右痛多痰气，痰，二陈汤；气，推气散。左为肝邪，枳芎散。右为肝移邪于肺，推气散。夹寒，理中汤加枳壳。死血日轻夜重，或午后热，脉涩或芤，桃仁承气汤，加枳壳、鳖甲。痰饮，导痰汤加白芥子。食积，有一条扛起者是也，枳术丸加吴茱萸、黄连、神曲、山楂。肝火盛，龙荟丸。虚冷，理中汤送黑锡丹。肝脉软，补肝汤。惊伤胁痛，桂枝散。

腹痛

芍药甘草汤主之。稼穑作甘，甘者己也；曲直作酸，酸者甲也；甲己化土，此仲景妙方也。脉缓伤水，加桂枝、生姜；脉洪伤金，加黄芩、大枣；脉涩伤血，加当归；脉弦伤气，加芍药；脉迟伤火，加干姜。绵绵痛而无增减，欲得热手按，及喜热饮食，其脉迟者，寒也，香砂理中汤。冷痛，用温药不效，大便秘者，当微利之，藿香正气散加官桂、木香、大黄。时痛时止，热手按而不散，脉大而数者，热也，大金花丸，或黄连解毒汤。暑痛，十味香薷饮。湿痛，小便不利，大便溏，脉必细缓，胃苓汤。痰痛，或眩晕，或吐冷涎，或下白积，或小便不利，或得辛辣热汤则暂止，脉必滑，轻者二陈汤加枳壳、姜汁，重者用礞石滚痰丸。食积痛甚，大便后减，其脉弦，或沉滑，平胃散加枳实、山楂、麦芽、砂仁、木香，甚者加大黄。酒积痛，葛花解醒汤加三棱、莪术、茵陈。气滞必腹胀，脉沉，木香顺气散。死血作痛，痛有定在而不移，脉涩或芤，虚者，四物汤料加大黄蜜丸服。实者，桃仁承气汤，或用丹皮、香附、穿山甲、降香、红花、苏木、玄胡索、当归尾、桃仁，加童便、韭汁、酒。虫痛，心腹懊侬，往来上下，痛有休止，或有块根起，腹热善渴，面色乍青、乍白、乍赤，吐清水者，虫也，或鸡汁吞万应丸下之，或椒汤吞乌梅丸安之。干霍乱一名搅肠痧，疝痛内痛，皆腹痛，各详具本门。

愚再按：近世治痛，有以诸痛属实，痛无补法者；有以通则不痛，痛则不通者；有以痛随利减者。互相传授，以为不易之法。不知形实病实，便闭不通者，乃为相宜；或形虚脉弱，食少便泄者，岂容混治。经曰：实实虚虚，损不足而益有余。如此死者，医杀之耳。须知痛而胀闭者多实，不胀不闭者多虚；拒按者为实，可按者为虚；喜寒者多实，爱热者多虚；饱则甚者多实，饥则甚者多虚；脉实气粗者多实，脉虚气少者多虚；新病年壮者多实，久病年衰者多虚；补而不效者多实，攻而愈剧者多虚。痛在经者脉多弦大，痛在脏者脉多沉微。必以望、闻、问、切，四者详辨，则虚实灼然。实者固可通利，虚者安可通利乎？故表虚而痛者，阳不足也，非温经不可；里虚而痛者，阴不足也，非养营不可；上虚而痛者，以脾伤也，非补中不可；下虚而痛者，脾肾败也，非温补命门不可。亦泥痛无补法，则杀人惨于利器矣！

脉候

弦为痛为食，涩为痛，短数为痛，大为病久，痛甚者脉必伏。细小沉迟者生；实大浮长滑数者死，大痛而喘，人中黑者死。寸口脉弦，胁下拘急而痛，其人恶寒。

医　　案

给谏章鲁斋，暑月自京口归邑，心中大痛，吴门医者令服香薷饮，痛势转增。余曰：寸口弦急，痰食交结也。服香砂二陈汤二帖，痛虽略减，困苦烦闷，更以胃苓汤加半夏二钱，大黄三钱，下黑屎数枚，痛减三四。仍以前汤用大黄四钱，下胶痰十数碗，始安。

孝廉李长蘅，吴门舟次，忽发胃脘痛，用顺气化食之剂弗效。余诊之曰：脉沉而迟，客寒犯胃也。以苏参饮加草豆蔻二钱，煎就，加生姜自然汁半碗，一服而减，二服而瘥。

县令章生公，在南都应试，时八月初五，心口痛甚，至不能饮食。余诊之，寸口涩而软，与大剂归脾汤，加人参三钱、官桂一钱。生公云：痛而骤补，实所不敢，得无与场期碍乎？余曰：第能信而服之，可以无碍，恐反投破气之药，其碍也必矣。遂服之，不逾时而痛减，更进一剂，连饮独参汤两日而愈，场事获竣。

海上太学乔宪卿，郁怒之余，胸腹胀痛，先服消痰疏气化食之剂不效，服大黄下之不效，更以人参补之，又不效，迎余诊之，脉弦而数，此内有郁热，为寒凉饮食，壅之而痛，用黄连三钱，栀子一钱五分，橘红、白蔻各二钱，钩藤、木香各八分，官桂二钱，煎成，加姜汁半钟，二剂痛止，四剂之后加干姜、人参而霍然。

太史焦漪园，当脐切痛，作气、食疗之无功，余诊之曰：当脐者，少阴肾之部位也，况脉沉而弱，与气、食有何干涉？非徒无益，反害真元。以八味丸料煎饮，不十日而健复如常。

京卿胡慕东，名忻，少腹作痛，连于两胁，服疏肝之剂，一月以来，日甚一日，余诊之，左关尺俱沉迟，治以理中汤加吴茱萸。一剂知，十剂起矣。

加味七气汤 治七情郁结，心腹作痛。

蓬术 青皮 香附醋炒，各一钱半 玄胡索一钱 姜黄一钱 草豆蔻八分 三棱炮，七分 桂心五分 益智仁七分 陈皮八分 藿香七分 炙甘草四分

水二钟，煎一钟，食前服。死血，加桃仁、红花。

手拈散 治血滞，心腹作痛。

玄胡索醋炒 五灵脂醋炒 草果 没药各等分

为细末，每服三钱，热酒调下。

桃仁承气汤 见伤寒。

小胃丹 见水肿胀满。

胃苓汤 见泄泻。

代抵当汤 行瘀血。如血老而甚者，去归、地，加蓬术。

生地黄 当归尾 穿山甲各三钱 降香一钱五分 肉桂去皮，一钱 桃仁去皮尖，炒，二钱 大黄去皮，三钱 芒硝八分

水二钟，煎一钟。血在上食后服，血在下食前服。

清中汤 治火痛。

黄连 栀子炒，各二钱 陈皮 茯苓各一钱半 熟半夏一钱 草豆蔻 甘草炙，各七分

水二钟，姜三片，煎八分，食前服。

草豆蔻丸 治客寒犯胃，心腹作痛。热者亦可服。

草豆蔻一钱半，煨 吴茱萸 益智仁 僵蚕炒，各八分 当归身 青皮各六分 神曲 姜黄各四分 生甘草三分 桃仁七个，去皮 熟半夏一钱 泽泻一钱 麦芽炒，

一钱半　炙甘草六分　柴胡四分　人参　黄芪　陈皮各八分

为末，水丸，每服三钱，食远白汤下。

大柴胡汤　见伤寒。

加味归脾汤　治心虚悸动而痛。

人参　黄芪炙　白术炒　当归　茯苓　酸枣仁各一钱半　远志肉八分　木香　甘草炙，各五分　龙眼肉二钱　大枣二枚　煨姜三片　菖蒲八分　桂心五分

水二钟，煎一钟，食后服，亦有加柴胡、山栀者。

沉香降气散　见头痛。

二陈汤　见真中风。

理中汤　见伤寒。

妙香散　治心气不足，恍惚虚烦，盗汗不寐，跳动不宁。

山药姜汁炒　茯苓去皮　茯神去皮木　远志去心，炒　黄芪各一两　人参　桔梗　甘草炙，各五钱　木香煨，二钱半　辰砂三钱，另研　麝香一钱，另研

为细末，每服三钱，或汤或酒调下。

金铃子散　治热厥心痛，或作或止。

金铃子　玄胡索各二两

为末，每服三钱，酒调下。痛止，与香砂枳术丸。

术附汤　治寒厥心痛，脉微气弱。

附子炮，一两　白术炒，四两　甘草炙，一两

为末，每服三钱，用水一钟半，姜五片，枣一枚，煎一钟，食前服。

芜荑散　虫咬心痛，贯心则杀人，宜亟服之。

芜荑　雷丸各五分　干漆炒至烟尽，一两

为末，每服三钱，温水调服。

乌梅丸　见伤寒。

剪红丸　见反胃。

苏合香丸　见中风。

补肝汤

山茱萸　甘草　桂心各三两　桃仁　细辛　柏子仁　茯苓　防风各一两　大枣二十四枚

水九碗，煎四碗，分三服。

柴胡疏肝散

柴胡　陈皮醋炒，各二钱　川芎　芍药　枳壳麸炒，各一钱半　甘草炙，五分　香附一钱五分

水二钟，煎八分，食前服。

推气散　治右胁疼痛，胀满不食。

片姜黄　枳壳麸炒　桂心忌火，各五钱　甘草炙，二钱

为细末，每服三钱，姜汤调下。

枳芎散　治左胁刺痛。

枳实　川芎各五钱　甘草炙，二钱

为细末，每服三钱，姜汤下。

导痰汤　治痰饮，痞塞为痛。

熟半夏四两　天南星炮，去皮　枳实麸炒，去瓤　赤茯苓去皮　橘红各一两　甘草炙，五钱

每服四钱，水一碗，姜十片，煎八分，食远服。

龙荟丸

当归　龙胆草　栀子　黄连　黄柏　黄芩各一两

大黄　芦荟　青黛各五钱　木香二钱五分　麝香五分，另研

为细末，蜜丸，如绿豆大，每服三钱，生姜汤下。

黑锡丹　见头痛。

葛花解酲汤　见泄泻。

桂枝散　惊气伤肝，胁中疼痛。

枳壳二两　桂枝一两

细末，每服二钱，姜枣汤调下。

芍药甘草汤一名戊己汤　治腹痛如神。

芍药四钱　甘草二钱

水二杯，煎一杯服。酸以收之，甘以缓之。

藿香正气散　方见真中风。

十味香薷饮　方见类中风。

大金花丸加栀子，去大黄，名黄连解毒汤，又名栀子金花丸。

黄连　黄柏　黄芩　大黄各等分

为末，水丸，每服二钱白汤下。

木香顺气散　治气滞腹痛。

木香　香附　槟榔　青皮醋炒　陈皮　厚朴姜制　苍术泔浸，炒　枳壳麸炒　砂仁各一钱　甘草炙，五分

水二钟，姜三片，煎一杯，食前服。

万应丸　取虫积如神。

黑丑取头末　大黄　槟榔各八两　雷丸醋煮　木香各一两　沉香五钱

将黑丑、大黄、槟榔同为末，大皂角、苦楝皮各四两，煎汤泛为丸，绿豆大，雷丸、木香、沉香为衣。每

服三钱，五更用砂糖水下。

腰痛

《内经》云：太阳所至为腰痛。足太阳膀胱之脉所过，还出别下项，循肩膊内，夹脊抵腰中，故为病。项如拔，夹脊痛，腰似折，髀不可以曲，是经虚则邪客之，痛病生矣。邪有风、热、湿、燥、寒，皆能为病，大抵寒湿多而风热少也。又云：腰者，肾之府，转摇不能，肾将惫矣。此言房室劳伤，肾虚腰痛，是阳气虚弱，不能运动故也。惫，犹言败也。

愚按：《内经》言太阳腰痛者，外感六气也；言肾经腰痛者，内伤房欲也。假令作强伎巧之官，谨其闭蛰封藏之本，则州都之地，真气布护，虽六气苛毒，弗之能害。惟以欲竭其精，以耗散其真，则肾脏虚伤，膀胱之府，安能独足？于是六气乘虚侵犯太阳，故分别施治。有寒，有湿，有风，有热，有挫闪，有瘀血，有滞气，有痰积，皆标也，肾虚其本也。标急则从标，本重则从本，标本不失，病无遁状矣。

寒

感寒而痛，其脉必紧，腰间如冰，得热则减，得寒则增。五积散去桔梗，加吴茱萸，或姜附汤，加肉桂、杜仲，外用摩腰膏。兼寒湿者，五积散加苍术、麻黄。

湿

伤湿如坐水中，肾属水，久坐水湿，或伤雨露，两水相得，以致腰痛身重，脉缓，天阴必发，渗湿汤、肾着汤。兼风湿者，独活寄生汤。

风

有风脉浮，痛无常处，牵引两足，五积散加防风、全蝎，或小续命汤。杜仲、姜汁炒为末，每服一钱，酒送，治肾气腰痛，兼治风冷。或牛膝酒。

热

脉洪数，发渴便秘，甘豆汤加续断、天麻。

闪挫

或跌仆损伤，乳香趁痛散，及黑神散和复元通气散，酒调下。不效，必有恶血，四物汤加桃仁、穿山甲、大黄。劳役负重而痛，十补汤下青娥丸。

瘀血

脉涩，转动若锥刀之刺，大便黑，小便或黄或黑，日轻夜重，调荣活络饮。或桃仁酒调黑神散。

气滞

脉沉，人参顺气散，或乌药顺气散加五加皮、木香。或用降香、檀香、沉香各三钱三分，煎汤，空心服。

痰积

脉滑，二陈汤加南星、香附、乌药、枳壳。脉有力者，二陈汤加大黄。

肾虚

腰肢痿弱，脚膝痠软，脉或大或细，按之无力，痛亦攸攸隐隐而不甚，分寒热二候。脉细而软，力怯短气，小便清利，肾气丸、茴香丸、鹿茸、羊肾之类。脉大而软，小便黄，虚火炎，六味丸，封髓丸。丹溪云：久腰痛，必用官桂开之方止。

五积散见伤寒。

小续命汤见真中风。

独活寄生汤　治肾虚受风受湿，腰腿拘急，筋骨挛痛，行步艰难。

独活　桑寄生　杜仲炒，去丝　牛膝　细辛　秦艽　茯苓　桂心　防风　芎䓖　人参各一钱半　甘草　当归　芍药　地黄各一钱

水二钟，生姜五片，煎八分，食前服。如无寄生，续断代之。

牛膝酒

牛膝　川芎　羌活　地骨皮　五加皮　薏苡仁　甘草各一两　海桐皮二两　生地黄十两

上为粗末，绢袋盛，入好酒二斗，浸二七日，每服一杯，日三四杯。令酒气不绝为佳。

肾着汤　治肾虚伤湿，腰中如带五千钱，腰冷如坐

水中，不渴，小便自利，此证名为肾着。

干姜炒　茯苓　甘草炙　白术各二两

每服四钱，水一钟，煎七分，空心温服。

渗湿汤　治寒湿所伤，身体重着，如坐水中，小便赤涩，大便溏泄。

苍术炒　白术炒　甘草炙，各一两　茯苓去皮　干姜炮，各一两　橘红　丁香各二钱半

每服四钱，水一钟，枣一枚，姜三片，煎七分服。

摩腰膏　治老人腰痛，女人白带。

附子尖　乌头尖　南星各二钱半　朱砂　雄黄　樟脑　丁香各一钱半　干姜一钱　麝香五分

为细末，蜜丸，龙眼大，每用一丸，生姜汁化开，如厚粥，火上烘热，放掌上摩腰中，候药尽，即烘棉衣裹紧，腰热如火，间二日用一丸。

甘豆汤　治风热腰痛，二便不通。

黑豆二合　甘草二钱

水二钟，生姜七片，煎服，间服败毒散。

败毒散　风热证通用。

羌活　独活　前胡　柴胡　人参　茯苓　甘草炒　枳壳炒　桔梗　芎䓖各等分

每服三钱，生姜五片，煎服。

乳香趁痛散　治打坠腰痛。

虎胫骨酒炙黄　败龟酒炙，各二两　麒麟竭　赤芍药　当归　没药　防风　自然铜煅，醋淬，研　白附子炮　辣桂　白芷　苍耳子微炒　骨碎补炒，各三两　牛膝　天麻　槟榔　五加皮　羌活各一两

为末，每服一钱，酒调下。加全蝎更妙，脚气通用。

黑神散

黑豆炒、去皮，半升　熟地黄酒浸　当归酒润　肉桂　干姜炒黑　甘草炙　芍药　蒲黄各四两

为细末，每服二钱，童便半钟，酒少许，煎服。

复元通气散　治一切气滞，及闪挫腰痛。

大茴香炒　穿山甲炒，各二两　玄胡索　白牵牛炒　橘红　甘草炙，各一两　木香忌火，一两五钱

为细末，每服二钱，热酒调下。

十全大补汤即十补汤见虚痨。

青娥丸　治肾虚腰痛。

补骨脂四两，炒　杜仲姜汁炒，四两

上为末，胡桃肉三十个，研膏，入熟蜜少许，丸如桐子大，每服四钱，酒送下。

橘核酒　治跌打损伤，瘀血作痛。

橘核炒，去皮

研细末，每服二钱，酒调下。

调荣活络饮　治失力腰闪，或跌扑瘀血。

大黄　当归　牛膝酒洗　杏仁去皮，炒，各二钱　赤芍药　红花　羌活　生地酒洗，各一钱　川芎一钱五分　桂枝三分

水钟半，煎八分，食前服。

人参顺气散　治气滞腰痛。

人参　川芎　桔梗　白术　白芷　陈皮　枳壳　麻黄去节　乌药　白姜　甘草各一钱

水二钟，煎一钟服。

乌药顺气散

白术　茯苓　青皮　白芷　陈皮　乌药　人参各一两　甘草五钱

为末，每服三钱，水一钟，煎七分服。

二陈汤　见真中风。

无比山药丸　治肾虚腰痛。

赤石脂煅　茯神去皮木　山茱萸去核　熟地黄酒煮　巴戟去心　牛膝酒浸　泽泻各二两　杜仲姜汁炒　菟丝子酒浸　山药各三两　北五味六两　肉苁蓉酒浸，四两

为末，蜜丸，桐子大，每服三钱。酒下。

六味丸　**八味丸**　见虚痨。

补阴丸

龟板酒炙　黄柏酒炒　知母　侧柏叶　枸杞子　五味子　杜仲姜汁炒　砂仁各五钱　甘草二两半

猪脊髓、地黄膏为丸，每服五钱，淡盐汤下。

疝气

《内经》曰：任脉为病，男子内结七疝，女子带下瘕聚。任脉起于中极之下。以上毛际，循腹里，上关元，总诸阴之会。故诸种疝证，无不由任脉为之原，诸经为之派耳。七疝详列于后。瘕聚者，女子之疝也。从少腹上冲心而痛，不得前后，为冲疝。既上冲心，又不得大小便，能上而不能下。肝所生病为狐疝。卧则入腹，立则出腹入囊，似狐之昼

出穴而溺，夜入穴而不溺，故名狐疝也。盖环阴器，上抵少腹者，乃肝经之部分，是受疝之处也。一切疝证，非肝木受邪，即肝木自病。此言狐疝，乃肝木自病也。三阳为病发寒热，其传为㿗疝。三阳者，手太阳小肠、足太阳膀胱、足少阳胆也。小肠、膀胱，皆在下部，胆与肝为夫妇，且支脉出气街，绕毛际，故三阳皆能病疝也。㿗者顽痹不仁，睾丸肿大，如升如斗者是也。黄脉之至也，大而虚，积气在腹中，有厥气，名曰厥疝。黄脉，土脉也，肝木乘脾，故大而虚也。厥者，逆也，言厥逆上升也。肝部应春，于象为木，皆主上升，怒则气上，故为厥疝。脾传之肾，病名疝瘕，少腹冤热而痛，出白。脾受所不胜之邪，传于所胜，则脾失运化之常，又遇寒水之脏，则稽留成有形之瘕，瘕者即方书所云，状如黄瓜者是也。有气不得伸，曰冤，气聚而痛，白精自出。经曰：寸口脉沉而弱，疝瘕，少腹痛。又曰：脉急者，疝瘕少腹痛。足阳明之筋，病㿉疝，腹筋急。又曰：肝脉滑甚为㿉疝。既曰足阳明病㿉疝，又曰肝滑为㿉疝，则知此证肝木乘胃也。㿉者里大脓血，甚则下脓血也。脾脉微大为疝气，滑甚为㿉癃。又曰：肾脉滑甚为㿉癃。内则里脓血，外则小便闭，名曰㿉癃疝，此亦脾邪传肾也。

愚按：《内经》所谓任脉为病，内结七疝，合言疝证之原也。所谓冲疝、狐疝、㿗疝、厥疝、瘕疝、㿉疝、㿉癃疝，分言七疝之状也。巢氏不能详考《内经》原具七疝，乃强分厥、癥、寒、气、盘、胕、狼，自附于《内经》之七疝，不亦妄乎？宜张子和非之曰：此俗工所立谬名似矣，及其立论，但辨阴器与小肠、膀胱、肾，了不相干，专属肝经受病，竟不知任脉为七疝之原，亦不知经文自有七疝，散见于各论之中，又添寒、水、筋、血、气、狐、㿗之七种，此其疵谬与巢氏未有以异也。若言疝为筋病，皆夹肝邪则可，若言止在厥阴一经，不亦与《内经》相戾耶！且执病在下者，引而竭之，不问虚实，概与攻下。其祸有不可胜言者，岂待下后始补，而可回其生乎？学者但当以《内经》为正，不当惑于多歧。丹溪以为疝证皆始于湿热，盖大劳则火起于筋，醉饱则火起于胃，房劳则火起于肾，大怒则火起于肝。火郁之久，湿气便盛，浊液凝聚，并入血隧，流于厥阴，肝性急速，为寒所束，宜其痛甚，此亦补前人未备之一端，不可守为揆度也。

故夫治法，寒则多痛，热则多纵，湿则肿坠，虚者亦肿坠，在血分者不移，在气分者多动。盖睾丸有两，左丸属水，水生肝木，木生心火，三部皆司血。统纳左之血者肝也；右丸属火，火生脾土，土生肺金，三部皆司气，统纳右之气者肺也。是故诸寒收引，则血泣而归肝，下注于左丸；诸气膹郁，则湿聚而归肺，下注于右丸。且睾丸所络之筋，非尽由厥阴，而太阴、阳明之筋亦入络也。故患左丸者，痛多肿少；患右丸者，痛少肿多，此确然者耳。

冲疝

气上冲心，二便不通，巢氏狼疝略似，治法：木香散。

狐疝

卧则入小腹，立则出腹，子和亦有狐疝。仲景治狐疝时上时下者，蜘蛛散。或用牡蛎六两，盐泥固济，炭三斤煅至火尽，取二两；干姜一两，焙为细末，二味和匀，水调得所，涂痛处，小便大利即愈。

㿗疝

阴囊肿大，如升如斗，甚而如栲栳大者，三层茴香丸、荔枝散、宣胞丸、地黄膏子丸。木肾不痛，南星、半夏、黄柏、苍术、枳实、山楂、白芷、神曲、滑石、茱萸、昆布、酒糊丸，空心盐汤下。雄楮叶，不结子者。晒干为末，酒糊丸，盐汤下。用马鞭草捣涂效。张子和亦有㿗疝。

厥疝

脾受肝邪，气逆有积，巢氏亦有厥疝，但增吐饮食。肝邪甚者，当归四逆汤、川苦楝散、木香楝子散。

瘕疝

脾传肾，少腹热痛，出白，即巢氏之癥疝，子和之筋疝也。丹溪所谓内郁湿热者，与此疝相似。乌头栀子汤，或加橘核、桃仁、吴茱萸。丹溪云：阳明受湿热，传入太阳，发热恶寒，小腹闷痛，栀子、桃仁、枳实、山楂，等分同煎，加生姜汁。

㿉疝

足阳明筋病，内有脓血，即巢氏之胕疝，子和之血疝也。宜用桃仁、玄胡索、甘草、茯苓、白术、枳壳、山楂、橘核、荔枝核。

㿉癃疝

内有脓血，小便不通，加味通心散，或五苓散加桃仁、山楂。

巢氏七疝

厥，厥逆心痛，吐食。癥，气乍满，心下痛，气积如臂。寒，寒饮食胁腹尽痛。气，乍满乍减而痛。盘，脐旁作痛。胻，脐下有积者。狼，小腹与阴相引痛，大便难。

子和七疝

寒，囊冷硬如石，阴茎不举，或连睾丸痛，得之寒及使内过劳。水，囊肿阴汗出，或按小腹作水声。筋，阴筋肿胀，或溃脓，或痛而里急，筋缩，或茎中痛，梃纵不收，白物随溲而下。血，小腹两旁状如黄瓜，血渗脬囊，结成痈肿，脓少血多。气，上连肾，下及囊，或因怒哭则气胀。怒哭罢则气散。狐，卧则入小腹，立则归囊中，出入上下，与狐相似也。㿗，囊大如升斗，不痛不痒，湿证也。

小肠疝

小肠之病，小腹引睾丸，必连腰脊而痛，小肠虚则风冷乘间而入，邪气既入，则厥而上冲肝肺，控引睾丸，上而不下。茴香、楝实、吴茱萸、陈皮、马兰花、醋炒各一两，芫花醋炒五钱，醋糊丸，每服一钱，加至二钱，酒送。又方益智、蓬术各五钱，大茴、山茱萸、牛膝、续断、川芎、胡芦巴、防风、牵牛炒、甘草各二钱半，为细末，每服三钱，水煎，空心连滓服，白汤调下亦得。

膀胱气

小腹肿痛，不得小便是也。五苓散一两，分三服。葱白一茎，茴香一钱，盐八分，水一钟，煎七分服。三服尽，当下小便如墨汁，续用硇砂丸。

脉候

弦急搏皆疝脉，视在何部而知其脏，尺部脉滑为寒疝。东垣曰：滑脉寸上见者为大热，阳与阳并也。尺部见滑为大寒，丙丁不胜壬癸，从寒水之化也。

医　案

常州尹文辉，嗜火酒，能饮五斤。五月间入闽中，溪水骤涨，涉水至七里，觉腹痛之甚，半月后右丸肿大，渐如斗形。闽中医者皆与肝经之剂，及温热之品，半载无功，归而就商于余。余曰：嗜火酒则湿热满中，涉大水则湿寒外束，今病在右，正是脾肺之湿下注睾丸，以胃苓汤加栀子、枳壳、黄柏、茴香，十剂而略减，即以为丸，服至十八斤全安。经今十五年不再发。

文学骆元宾，十年患疝，形容枯槁，余视之，左胁有形，其大如臂，以热手握之，沥沥有声，甚至上攻于心，闷绝者久之，以热醋熏炙方苏。余曰：此经所谓厥疝也，用当归四逆汤。半月积形衰小，更以八味丸间服。喜其遵信余言，半载无间，积块尽消，嗣后不复患矣。

木香散　治肝邪上厥，痛闷欲绝。

木香　陈皮　良姜　诃子　干姜　枳实各一钱半　草豆蔻　黑牵牛　川芎各一钱

水二钟，煎一钟，空心服。

蜘蛛散　仲景以之治狐疝。

蜘蛛十四枚，微炒　桂五分

上为末，每服一钱。雷公云：蜘蛛勿用五色者，身上有刺毛者，薄小者；须用屋西南有网，身小尻大，腹内有苍黄脓者佳。去头足，微炒研。

三层茴香丸　治一切疝如神，癞疝尤为要药。

第一料：大茴香拌盐五钱，炒，和盐秤　川楝子去核炒　沙参　木香各一两

上为细末，水煮米糊为丸，桐子大，每服二钱，空心盐汤下，日三服。

才完，便接第二料：照前方加荜茇一两，槟榔五钱，共前药六味，重五两半。为末糊丸，服法如前。

若未愈，服第三料：照前二方加白茯苓四两，附子制，一两，共前八味，重十两，糊丸，服法同前，但每服三钱。虽三十年之久，大如栲栳者，皆可除根。

荔枝散　治阴丸肿大，痛不可忍。

荔枝核十四枚，烧灰存性，用新者　大茴香炒　沉香　木香　青盐　食盐各一钱　川楝肉　小茴香各二钱

为末，每服三钱，空心热酒调服。

宣胞丸　治外肾肿痛。

黑丑半生半熟　木通　青木香斑蝥七枚，同炒

为末，酒糊丸，桐子大，每服二钱，盐汤下。

地黄膏子丸　治男妇奔豚气块，小腹控睾而痛，上冲心腹。

血竭　沉香　木香　广茂炮　玄胡索　人参　蛤蚧　当归　川芎　川楝子麸炒　续断　白术炒　全蝎　茴香

炒　柴胡　吴茱萸　没药　青皮　肉桂已上分两无定数，随证加减用。

上为细末，地黄膏子丸如桐子大，空心温酒下二十丸，日加一丸，至三十丸。

当归四逆汤

当归尾七分　附子炮　官桂　茴香　柴胡各五分　芍药四分　玄胡索　川楝子　茯苓各三分　泽泻二分

水二钟，煎一钟，空心服。

川苦楝散

木香　川楝巴豆拌炒，去豆　茴香盐炒，去盐

等分为末，每服二钱，空心食前酒调下。

木香楝子散　疝气久不愈者，服此神效。

石菖蒲一两，炒　青木香一两，炒　萆薢五钱　荔枝核二十枚，炒　川楝子三十个，巴豆二十枚同炒黄赤色，去巴豆不用

为细末，每服二钱，入麝香少许，空心炒茴香盐酒调下。

乌头栀子汤　治内有郁热，外有寒束。

川乌头炮　栀子仁炒，各三钱

水二钟，煎一钟，空心服。

加味通心汤　治㿉癃疝，内有脓血，小便不通。

瞿麦穗　木通去皮　栀子去壳　黄芩　连翘　甘草　枳壳去穰　川楝子去核　归尾　桃仁去皮尖，炒　山楂

等分为末，每服三钱，灯心二十茎、车前草五茎，煎汤，空心调服。

五苓散见伤寒。

硇砂丸

木香　沉香　巴豆肉各一两　青皮二两　铜青五钱，研　硇砂一钱，研

上二香及青皮三味，同巴豆慢火炒紫色，去巴豆为末，入硇砂，青铜，同研匀，蒸饼和丸，桐子大，每服七丸至十丸，盐汤空心下，日二服。

羊肉汤　治寒疝腹痛里急。

当归三两　生姜五两，寒者加用　羊肉一斤

水八碗，煮取三碗，温服一碗，一日饮尽。

淋证 即癃证也，小便不通谓之闭，小便淋沥谓之癃

《内经》曰：脾受积湿之气，小便黄赤，甚则淋。此言湿传膀胱而成淋也。土受湿侵，积久则郁而为热，脾者主转输水谷，湿热输于膀胱，淋证乃作。风火郁于上而热，其病淋。此言热传膀胱而成淋也。少阳甲胆为相火，主风，曰郁于上者，火邪类归心经，心移热于膀胱，而淋证作矣。

愚按：《内经》言淋，湿与热两端而已。《病源论》谓膀胱与肾为表里，俱主水，水入小肠与胞，行于阴为溲便也。若饮食不节，喜怒不时，虚实不调，脏腑不和，致肾虚而膀胱热。肾虚则小便数，膀胱热则水下涩；数而且涩，则淋沥不宣，小腹弦急，痛引于脐，分石淋、劳淋、血淋、气淋、膏淋、冷淋六种。石淋者，

有如沙石。膀胱蓄热而成，正如汤瓶久在火中，底结白碱也。劳淋者，因劳倦而成，多属脾虚。血淋者，心主血，心遗热于小肠，搏于血脉，血入胞中，与溲俱下。气淋者，肺主气，气化不及州都，胞中气胀，少腹满坚，溺有余沥。膏淋者，滴下肥液，极类脂膏。冷淋者，寒客下焦，水道不快，先见寒战，然后成淋。更有过服金石，入房太甚，败精强闭，流入胞中；亦有湿痰日久，注渗成淋。由是则致淋之故，殆有多端，若不求其本，无有获痊者也。

石淋

清其积热，涤去沙石，则水道自利，宜神效琥珀散，如圣散、独圣散，随证选用。

劳淋

有脾劳、肾劳之分。多思多虑，负重远行，应酬纷扰，劳于脾也，宜补中益气汤，与五苓散分进；专因思虑者，归脾汤；若强力入房，或施泄无度，劳于肾也，宜生地黄丸或黄芪汤；肾虚而寒者，金匮肾气丸。

血淋

有血瘀、血虚、血冷、血热之分。小腹硬满，茎中作痛欲死，血瘀也，一味牛膝煎膏，酒服大效，但虚人能损胃耳，宜四物汤加桃仁、通草、红花、牛膝、丹皮。血虚者，六味丸加侧柏叶、车前子、白芍药，或八珍汤送益元散。血色鲜红，心与小肠实热，脉必数而有力，柿蒂、侧柏、黄连、黄柏、生地黄、牡丹皮、白芍药、木通、泽泻、茯苓。血色黑黯，面色枯白，尺脉沉迟，下元虚冷也。金匮肾气丸，或用汉椒根四五钱，水煎冷服。然有内热过极，反兼水化而色黑者，未可便以为冷也，须以脉证详辨之。

气淋

有虚实之分。如气滞不通，脐下烦闷而痛者，沉香散、石苇散、瞿麦汤；气虚者，八珍汤加杜仲、牛膝、倍茯苓。

膏淋

似淋非淋，小便色如米泔，或如鼻涕，此精溺俱出，精塞溺道，故欲出不快而痛，鹿角霜丸、大沉香散、沉香丸、海金沙散、菟丝子丸，随证选用。

冷淋

多是肾虚，肉苁蓉丸、泽泻散、金匮肾气丸。

胞痹

膀胱者，州都之官，津液藏焉，气化则能出矣。风寒湿邪气客于胞中，则气不能化出，故胞满而水道不通。小腹、膀胱按之内痛，若沃以汤，涩于小便，以足太阳经其直行者，上交巅入络脑，下灌鼻则为清涕也。肾着汤、肾沥汤、巴戟丸。

脉候

少阴脉数，妇人则阴中生疮，男子则气淋。盛大而实者生，虚小而涩者死。

医　　案

邑宰严知非，患淋经年，痛如刀锥，凡清火疏利之剂，计三百帖，病势日盛，岁暮来就诊。余曰：两尺数而无力，是虚火也。从来医者皆泥痛无补法，愈疏通则愈虚，愈虚则虚火愈炽，遂以八味地黄丸料加车前、沉香、人参，服八剂痛减一二，而频数犹故。原医者进云：淋证作痛，定是实火，若多温补，恐数日后必将闷绝，不可救矣。知非疑惧，复来商之。余曰：若不宜温补，则服药后病势必增，今既减矣，复可疑乎？朝服补中益气汤，晚服八味丸，逾月而病去其九；更倍用参芪，十四日而霍然矣。

大司寇杜完三夫人，淋沥两载，靡药不尝，卒无少效。余诊之，见其两尺沉数，为有瘀血停留，法当攻下，因在高年，不敢轻投，但于补养气血之中，加琥珀、牛膝。此等缓剂，须以数十剂收功，而夫人躁急求功，再剂不效，辄欲更端，遂致痼疾。

神效琥珀散　治水道涩痛，频下沙石。

琥珀　桂心去皮　滑石水飞　大黄微炒　葵子　腻粉　木通　木香　磁石煅，酒淬七次，研

等分，为细末，每服二钱，灯心、葱白煎汤调服。

如圣散　治沙石淋。

马蔺花　麦门冬去心　白茅根　车前子　甜葶苈微炒　檀香　连翘各等分

上为末，每服四钱，水煎服。如渴者加黄芩同煎，入

烧盐少许服。

独圣散　治沙石淋。

黄蜀葵花子惧用，炒，一两。

为细末，每服一钱，食前米饮调服。

补中益气汤见虚痨。

五苓散见伤寒。

归脾汤方见健忘。

金匮肾气丸方见水肿胀满。

生地黄丸　治肾虚劳淋。

生地黄切焙　黄芪各一两半　防风去皮　远志去木　茯神去木　鹿茸去毛，醋炙　黄芩去朽心　瓜蒌各一两　人参一两二钱五分　石苇去毛　当归焙，各五钱　赤芍药　戎盐研　蒲黄　甘草炙，各七钱五分　车前子　滑石各二两

为末，蜜丸，梧子大，每服二钱，食前盐汤送下。

黄芪汤　治肾虚劳淋。

黄芪二两　人参　五味子　白茯苓　旱莲子　磁石煅，醋粹　滑石各一两　桑白皮七钱五分　枳壳麸炒　黄芩各半两

每服三钱，水一钟，煎七分服。

六味地黄丸见类中风。

八珍汤见真中风。

四物汤见虚痨。

沉香散　治气淋脐下妨闷，小便大痛。

沉香　石韦去毛　滑石　当归　王不留行　瞿麦各半两　葵子　赤芍药　白术各七钱半　甘草炙，二钱半

为末，每服二钱，大麦汤空心调服，以利为度。

石韦散

石韦去毛　赤芍药各五钱　白茅根　木通　瞿麦　芒硝　葵子　木香各一两　滑石二两

每服四钱，水一钟，煎六分服。

瞿麦汤

瞿麦穗　黄连去须　大黄蒸　枳壳　当归　羌活去芦　木通　牵木　延胡索　桔梗　大腹皮　射干各一两半　桂心去皮，五钱

每服四钱，水一钟半，生姜七片，煎八分服。

鹿角霜丸

鹿角霜　白茯苓　秋石各等分

为细末，糊丸，梧子大，每服五钱，米饮下。

大沉香散　治膏淋，脐下妨闷。

沉香　陈皮　黄芪各七钱半　瞿麦三两　榆白皮　韭子炒　滑石各一两　黄芩　甘草炙，各五钱

为末，每服二钱，食前米饮调服。

沉香丸

沉香　肉苁蓉酒浸，切焙　荆芥穗　磁石煅，醋淬七次　黄芪　滑石各一两

为末，蜜丸，梧子大，每服三钱，酒送下。

海金沙散

海金沙　滑石各一两　甘草二钱五分

研末，每服二钱，灯心汤调送。

菟丝子丸

菟丝子酒蒸，焙捣　桑螵蛸炙，各五钱　泽泻二钱五分

为末，蜜丸，梧子大，每服二钱，空心米饮下。

肉苁蓉丸

肉苁蓉酒蒸，焙　熟地黄酒煮，杵膏　山药炒黄　石斛去根　牛膝酒浸，焙　官桂去皮，忌火　槟榔各五钱　附子炮，去皮脐　黄芪各一两　黄连去须，七钱五分　细辛去苗、叶　甘草炙，各二钱五分

为末，蜜丸，梧子大，每服二钱。盐酒下。

泽泻散　治冷淋，胀满涩痛。

泽泻　鸡苏　石苇去毛，炙　赤茯苓　蒲黄　当归　琥珀另研　槟榔各一两　枳壳麸炒　桑螵蛸炒，各五钱　官桂七钱五分

为细末，每服二钱，木通汤调服。

肾着汤见腰痛。

肾沥汤见痹。

巴戟丸治胞痹。

巴戟去心，一两半　桑螵蛸切破，麸炒　杜仲去皮，酥炙　生地黄烘　附子炮，去皮脐　肉苁蓉酒浸，去甲　续断　山药各一两　远志去木，三钱　石斛去根　鹿茸酥炙　菟丝子酒浸，另捣　山茱萸去核　北五味　龙骨　官桂各七分半

为末，蜜丸，梧子大，每服三钱，空心酒下。

小便闭癃

经云：肝足厥阴之脉，过阴器，所生病者闭癃。又云：督脉者，女子入系廷孔。廷，正也，直也，言正中之

直孔，即溺窍也。其孔，溺孔之端也。女人溺孔在前阴，半横骨之下也。孔之上际为之端，乃督脉外起之所，此虽以女子为言，然男子溺孔亦在横骨下中央，但为宗筋所函，故不可见耳。其男子循茎下至篡，与女子等。此生病，不得前后。茎，阴茎也。不得前后，二便俱闭也。此虽督脉所生，而实亦冲任之病。盖此三脉，皆由阴中而上行，故其为病如此。又云：三焦下腧，在于足太阳之前，少阳之后，出于腘中外廉，名曰委阳，是足太阳络也。三焦者，足少阳太阴之所将，太阳之别也，上踝五寸，别入贯腨肠，出于委阳，并太阳之正，入络膀胱，约下焦。实则闭癃，虚则遗溺。此言三焦下腧之所行，与所主之病也。将，领也，三焦下腧，即足太阳之别络，故自踝上五寸间，别入腨肠，以出于委阳穴，并太阳之正脉，入络膀胱，以约束下焦，而其为病如此。又云：膀胱不利为癃，不约为遗溺。不约者，不能约束收摄也。

愚按：闭与癃，二证也。新病为溺闭，盖滴点难通也；久病为溺癃，盖屡出而短少也。闭癃之病，《内经》分肝与督脉、三焦与膀胱四经，然太阳膀胱但主藏溺，其主出溺者，皆肝经及督脉及三焦也。又考膀胱为州都之官，津液藏焉，气化则能出矣。夫主气化者，太阴肺经也，若使肺燥不能生水，则气化不及州都，法当清金润肺。车前、紫菀、麦门冬、茯苓、桑皮之类。如脾湿不运，而精不上升，故肺不能生水，法当燥脾健胃。苍术、白术、茯苓、半夏之类。如肾水燥热，膀胱不利，法当滋肾涤热。黄柏、知母、茯苓、泽泻、通草之类。夫滋肾泻膀胱，名为正治；清金润燥，名为隔二之治；健胃燥脾，名为隔三之治。又或有水液只渗大肠，小腑因而燥竭，宜以淡渗之品，茯苓、猪苓、通草、泽泻之类。分利而已。或有气滞，不能通调水道，下输膀胱者，顺气为急；枳壳、木通、橘红之类。有实热者，非与纯阴之剂，则阳无以化；上焦热者，栀子、黄芩；中焦热者，黄连、芍药；下焦热者，黄柏、知母。有大虚者，非与温补之剂，则水不能行。如金匮肾气丸及补中益气汤是也。如东垣治一人小便不通，目突腹胀，皮肤欲裂，服淡渗之药无效。东垣曰：疾急矣，非精思不能处，思至夜半，曰：吾得之矣！膀胱为津液之府，必气化而能出，服淡渗而病益甚，是气不化也。无阳则阴无以生，无阴则阳无以化。淡渗气薄，皆阳药也，孤阳无阴，欲化得乎？以滋肾丸群阴之剂，投之即愈。丹溪尝曰：吾以吐法通小便，譬如滴水之器，上窍闭则下窍无以自通，必上窍开而下窍之水出焉。气虚者，补中益气汤，先服后吐；血虚者，芎归汤，先服后吐；痰多者，二陈汤，先服后吐；气闭者，香附、木通探吐。更有瘀血而小便闭者，牛膝、桃仁为要药。《别录》云：小便不利，审是气虚，独参汤如神。由是观之，则受病之源，自非一途，若不从望、闻、问、切，察之明，审之当，而浪投药剂，几何不以人命为戏耶！

妊娠小便不通

孕妇胎满压胞，多致小便闭塞，宜升举其气，补中益气汤探吐。仲景用八味丸，酒服。或令稳婆手入产户，托起其胎，溺出如注。或令孕妇眠于榻上，将榻倒竖起，胎即不压而溺出，胜于手托多矣。或各有所因者，并依证施治。

产后小便不通

陈皮去白为末，空心酒调二钱，外用盐填脐中，却以葱白皮十余根作一缚，切作一指厚，安盐上，用大艾炷满葱饼上，以火灸之，觉热气入腹内即通。此唯气壅者宜之，若气虚源涸，或有他因者，更当审详也。

医　案

郡守王镜如，痰火喘嗽正甚时，忽然小便不通，自服车前、木通、茯苓、泽泻等药，小腹胀满，点滴不通。余曰：右寸数大，是金燥不能生水之故。惟用紫菀五钱、麦门冬三钱、北五味十粒、人参二钱，一剂而小便涌出如泉。若淡渗之药愈多，则反致燥急之苦，不可不察也。

先兄念山，谪官浙江按察，郁怒之余，又当盛夏，小便不通，气高而喘。以自知医，服胃苓汤四帖不效。余曰：六脉见结，此气滞也。但用枳壳八钱，生姜五片，急火煎服，一剂稍通，四剂霍然矣。

孝廉俞彦直，修府志劳神，忽然如丧神守，小便不通。余诊之曰：寸微而尺鼓，是水涸而神伤也。用地黄、知母各二钱，人参、丹参各三钱，茯苓一钱五分，黄柏一钱，二剂稍减，十剂而安。

八正散　治心经邪热，燥渴烦躁，小便不通。

瞿麦　萹蓄　车前子　滑石　甘草炙　山栀仁　木

通　大黄面裹煨，各等分

上为末，每服二钱，水一钟，入灯心煎至七分，食后临卧服之。

五苓散方见伤寒。

木通汤　治小便不通，小腹甚痛。

木通　滑石各五钱　牵牛取头末，二钱半

上作一服，水二钟，灯心十茎，葱白一茎，煎至一钟，食前服。

通心饮　治心经有热，唇焦面赤，小便不通。

木通　连翘各三钱

水钟半，灯心十茎，煎八分服。

牛膝汤　治血结小便闭，茎中痛。

牛膝五钱　当归三钱　黄芩二钱

水钟半，煎八分，日三服。

金匮肾气丸　治肾虚小便不通，或过服凉药而愈甚者。

每服三钱，淡盐汤送下。方见水肿胀满。

琥珀散　治老人虚人，心气闭塞，小便不通。

用琥珀为末，每服一钱，人参汤下，极效。

利气散　治老人气虚，小便不通。

黄芪炙　陈皮去白　甘草各一钱

水一钟，煎七分服。

参芪汤　治心虚客热，小便涩数。

赤茯苓一钱五分　生地黄　黄芪　桑螵蛸微炙　地骨皮各一钱　人参　菟丝子酒浸，研　甘草炙，各五分

水一钟，煎七分，入灯心二十一茎，一沸服。

清肺散 治渴而小便闭涩。

茯苓二钱 猪苓三钱 泽泻 瞿麦 琥珀各五分 灯心一分 萹蓄 木通各七分 通草二分 车前子一钱

水二碗，煎至一碗服。

滋肾丸 治阴虚小便闭。

黄柏酒洗，焙 知母酒炒，各二两 肉桂二钱

上为末，熟水为丸，如芡实大，每服百丸，加至二百丸，百沸汤空心服。

滋阴化气汤 治因服热药。小便不利，脐下痛。

黄连炒 黄柏炒 甘草各一钱半

水煎，食前服。未通加知母。

滑石散 治男妇转胞，小腹急痛，不得小便。

寒水石二两 葵子一合 滑石 乱发灰 车前子 木通去皮节，各一两

水十碗，煎至五碗，每服一碗，一日服尽，即利。

洗方 治胞转小便闭。

先用：良姜五钱 葱头二十一枚 紫苏二两 煎汤，密室内熏洗小腹、外肾、肛门、留汤再添。蘸绵洗，以手抚脐下，拭干。被中仰坐，垂脚自舒其气。

次用：蜀葵子二钱半 赤茯苓 赤芍药 白芍药各五钱

每服三钱，煎取清汁，调苏合丸三丸，并研细，青盐五分，食前温服。

又法 炒盐半斤，囊盛，熨小腹。

葱熨法 治小便闭，小肠胀，不急治，杀人。

用葱白三斤，切细炒熟，绢包分两袋，更替熨脐下

即通。

又法以自爪甲烧灰，水服。

涂脐方 治小便不通。

大蒜独颗者，一枚 栀子七枚 盐花少许

上捣烂，摊绵纸上贴脐，良久即通，未通，涂阴囊上立通。

又法 治小便闭，垂死者神效。

桃枝 柳枝 木通 川椒 白矾枯，各一两 葱白七个 灯心一握

水三十碗，煎至十五碗，用磁瓶热盛一半药汁，熏外肾，周回以被围绕，不令外风得入，良久便通如赤豆汁，若冷即易之，其效大奇。

小便黄赤

经曰：肝热病者，小便先黄。又云：胃气盛则身已前皆热，消谷善饥，溺色黄。又云：肺气虚则肩背痛寒，少气不足以息，溺色变。又云：冬脉不及，令人眇清脊痛，小便变。上二段言肝胃有实热，下二段言肺肾有虚寒，此四者皆能令人小便黄赤也。厥阴之胜，胠胁气并，化而为热，小便黄赤。此运气之属风者也。少阴司天，热淫所胜，病溺色变。又云：少阳之胜，溺赤善惊。又曰：阳明司天，燥气下临，暴热至，阳气郁发，小便变。此皆运气之属热者也。中气不足，溲便为之变。此言脾虚也。

愚按：小便黄赤，人皆以下焦有热，清之利之而已矣。宁知《内经》脏腑寒热之别，有如是耶？故一切证候，莫不有五脏六腑之分，虚实寒热之别，苟不详察，其不祸人者几希矣。

火府丹 治心肝有热，小便黄赤。

黄芩一钱五分 生地黄三钱 木通四钱

水二钟，煎一钟，空心时服。

凉胃散 脾胃有热，消谷善饥，溺色黄赤。

黄连一钱二分 甘草四分，生用 陈皮二钱，去白 茯苓四钱，去皮

水二杯，煎一杯，食远服。

加味补中益气汤 治脾肺虚，小便黄赤。

人参一钱 白术一钱，炒黄 黄芪一钱二分 甘草三分 当归五分 陈皮六分 升麻三分 柴胡二分 茯苓二钱 车前子一钱

水二钟，煨姜三片，枣二枚，煎八分服。

温肾汤 治尺脉虚涩，足胫逆冷，小便黄赤。

附子制熟，二钱 肉桂去皮，一钱 熟地二钱 茯苓一钱五分 牛膝一钱二分

水二杯，煨姜五片，煎一杯，空心服。

卷之九

云间李中梓士材父著
门人董尔正季方父参
侄孙李廷芳蘅伯父订

大便不通

经曰：北方黑色，入通于肾，开窍于二阴。肾主五液，津液盛则大便调和，若饥饱劳役，损伤胃气，及过于辛热厚味，则火邪伏于血中，耗散真阴，津液亏少，故大便燥结。又有年老气虚，津液不足而结者，肾恶燥，急食辛以润之是也。

愚按：《内经》之言，则知大便秘结，专责之少阴一经，证状虽殊，总之津液枯干，一言以蔽之也。分而言之，则有胃实、胃虚、热秘、冷秘、风秘、气秘之分。胃实而秘者，善饮食，小便赤，麻仁丸、七宣丸之类。胃虚而秘者，不能饮食，小便清利，厚朴汤。热秘者，面赤身热，六脉数实，肠胃胀闷，时欲得冷，或口舌生疮。四顺清凉饮、润肠丸、木香槟榔丸，实者承气汤。冷秘者，面白或黑，六脉沉迟，小便清白，喜热恶冷，藿香正气散加官桂、枳壳，吞半硫丸。气秘者，气不升降，谷气不行，其人多噫，苏子降气汤加枳壳，吞养正丹，未效，佐以木香槟榔丸。风秘者，风搏肺脏，传于大肠，小续命汤去附子，倍芍药，加竹沥，吞润肠丸，或活血润肠丸。更有老年津液干枯，妇人产后亡血，及发汗利小便，病后血气未复，皆能秘结，法当补养气血，使津液生则自通，误用硝、黄利药，多致不救，而巴豆、牵牛，其害更速。八珍汤加苏子、广橘红、杏仁、苁蓉，倍用当归。若病证虽属阴寒，而脉实微躁，宜温暖药中略加苦寒，以去热躁，躁止勿加。如阴躁欲坐井中者，两尺按之必虚，或沉细而迟，但煎理中汤，待极冷方服；或服药不应，不敢用峻猛之药者，宜蜜煎导之。用盐五分，皂角末五分，入蜜煎中，其功更捷。冷秘者，酱生姜导之。或于蜜煎中加草乌头末。有热者，猪胆汁导之。久虚者，如常饮食法，煮猪血脏汤，加酥食之，血仍润血，脏仍润脏，此妙法也。每见江湖方士，轻用硝黄者，十伤四五，轻用巴丑者，十伤七八，不可不谨也。或久而愈结，或变为肺痿吐脓血，或饮食不进而死。

医　　案

少宰蒋恬庵，服五加皮酒，遂患大便秘结，四日以来，腹中胀闷，服大黄一钱，通后复结。余曰：肾气衰少，津液不充，误行疏利，是助其燥矣。以六味丸煎成，加人乳一钟，白蜜五钱。二剂后即通，十日而康复矣。

文学顾以贞，素有风疾，大便秘结，经年不愈，始来求治。余曰：此名风秘，治风先治血，乃大法也。用十全大补汤加秦艽、麻仁、杏仁、防风、煨皂角仁，半月而效，三月以后，永不复患。以手书谢曰：不肖道力，僻处穷乡，日与庸人为伍，一旦婴非常之疾，困苦经年，靡剂不尝，反深沉痼。遂不远百里，就治神良，乍聆指教，肺腑快然，及饮佳方，如臭味之投，百日以来，沉疴顿释，今幸生归矣。凡仰事俯育，俦非意外之庆，则俦非台翁之赐哉！全家额首，尸祝湛恩，乞附名案之尾，以志感悰，幸甚。

麻仁丸 治肠胃热燥，大便秘结。

厚朴去皮、姜汁浸炒 芍药 枳实麸炒，各半斤 大黄蒸焙，一斤 麻仁别研，五两 杏仁去皮炒，五两半

上为末，炼蜜和丸，桐子大，每服二十丸，临卧温水下，大便通利即止。

七宣丸治风气结聚，实邪秘结。

桃仁去皮尖，炒，六两 柴胡 诃子皮 枳实麸炒 木香各五两 甘草炙，四两 大黄面裹，煨，十五两

上为末，炼蜜丸，如桐子大，每服二十丸，食前临卧各一服，米饮下，以利为度。

厚朴汤 治胃虚秘结。

厚朴姜汁浸，炒透 陈皮 甘草各三两 白术五两 半夏曲 枳实麸炒，各二两

上为细末，每服五钱，水一钟半，姜三片，枣一枚，煎至八分，食前大温服。

四顺清凉饮 治血燥内热，大便不通。

大黄蒸 甘草炙 当归酒洗 芍药各一钱

水钟半，薄荷十叶，煎至七分服。

润肠丸 治风结血秘，胃中伏火。

羌活 归尾 大黄煨，各五钱 桃仁去皮尖 麻仁各一两

上为末，除麻仁、桃仁另研如泥外，为细末，炼蜜丸，如桐子大，每服五十丸，空心白汤送下。

木香槟榔丸 疏导三焦，快气化痰，消食宽中。

木香 槟榔 枳壳麸炒 杏仁去皮尖，炒 青皮去穰，各一两 半夏曲 皂角酥炙 郁李仁各二两

上为末，另以皂角四两，用浆水一碗，搓揉熬膏，更入熟蜜少许和丸，桐子大，每服五十丸，食后姜汤下。

大承气汤

大黄 芒硝 厚朴去皮 枳实各二钱

水二钟，生姜三片，煎至九分，内硝煎服。

藿香正气散 **小续命汤** **养正丹** **八珍汤** 俱见真中风。

苏子降气汤 治气滞妨闷，痰盛便秘。

苏子炒 半夏汤泡，各二钱半 前胡 甘草炙 厚朴姜汁浸，炒 陈皮各一钱 当归一钱五分 沉香七分

水二钟，姜三片，煎一钟服。虚人加桂五分、黄芪一钱。

半硫丸 治老人、虚人冷秘。

熟半夏为细末 硫黄研极细，用柳木槌子杀过

以生姜自然汁同熬，入干蒸饼末搅和匀，入臼内杵数百下，丸如桐子大，每服十五丸至二十丸，温酒或姜汤下。妇人醋汤下，俱空心服。

橘杏汤 治脉浮气秘。若脉沉为血秘，以桃仁代杏仁。

杏仁汤泡，去皮尖，炒黄，五钱 橘红去白净，二钱半

水一钟，生姜三片，煎七分服。

益血润肠丸

熟地黄六两 杏仁去皮尖，炒 麻仁各三两，以上三味俱杵膏 枳壳麸炒 橘红各二两五钱 阿胶炒 肉苁蓉各一两半 苏子 荆芥各一两 当归三两

为末，以前三味膏，同杵千余下，仍加炼蜜丸，桐子大，每服六十丸，空心白汤下。

穿结药 治大实大满，心胸高起，便秘。

蟾酥 轻粉 麝香各一钱 巴豆五分，另研

研极细末，用孩儿茶、乳汁和丸，如黍米大，每服三丸，姜汤送下。

小便不禁

经曰：督脉生病为遗溺。又曰：肝所生病为遗溺。督与肝二经并循阴器，系廷孔，病则营卫不至，气血失常，莫能约束水道之窍，故遗失不禁。又曰：膀胱不约为遗溺。又曰：手太阴之别，名曰列缺，其病虚则欠故，小便遗数。由此二节观之，不独病在阴器、廷孔而已。三焦为决渎之官，失其常则遗溺，何也？三焦之脉，从缺盆，布膻中，下膈，循属三焦。膀胱之脉，从肩膊内夹脊抵腰中，入循膂，属膀胱。凡三焦虚则膀胱亦虚，故不约也。肺从上焦，通调水道，下输

膀胱，而肾又上连于肺，两脏为子母，母虚子亦虚，此言上、中、下三焦气虚，皆可以致溺也。

愚按：世俗之治小便不禁者，但知补涩而已，不知《内经》论肝、肾、膀胱之病，不知为何邪所干，则知七情六气皆能为病也。又言手太阴虚者，为子母相关之病，则知所生、所胜、所不胜之五邪，皆足以为病也。总其大要而言，肺者，主气以下降，生水以下输；膀胱者，津液藏焉，气化则能出。水泉不止者，膀胱不藏也。此两经者，实为总司。肺虚者为上虚，当补气，补中益气汤，不愈，当以黄柏、生地、麦门冬清其热。膀胱虚者为下虚，当涩脱。桑螵蛸、鸡膍胵之类。夹寒者，家韭子丸、固脬丸、白茯苓散、菟丝子散之类；滑脱者，牡蛎丸；夹热者，白薇散，或鸡肠散。更有睡则遗尿，皆责之虚，所以婴儿脬气未固，老人下元不足，多有此证。在婴儿夹热者，十居七八，在老人夹寒者，十居七八，此又不可不辨也，宜大菟丝子丸，猪脬炙研碎，煎汤送下，更须审寒热而为之活法。

妊娠尿出不知

用白矾、牡蛎为末，酒调服二钱。或鸡毛灰末酒，服一匕。或炙桑螵蛸、益智仁为末，米饮下。薛立斋云：此证若脬中有热，加味逍遥散；若脾肺气虚，补中益气汤加益智；若肝肾阴虚，六味丸。

产后小便不禁

此气血虚不能制故也。薛立斋云：若因稳婆损胞者，八珍汤兼进补脬饮。若膀胱气虚而小便频数，当补脾肺；若膀胱阴虚者，须补肺肾。

医　案

方伯张七泽夫人，患饮食不进，小便不禁。余曰：六脉沉迟，水泉不藏，是无火也。投以八味丸料，兼进六君子加益智、肉桂，二剂减，数剂而安。

文学俞玄倩，忧愤经旬，忽然小便不禁，医皆以固脬补肾之剂投之，凡一月而转甚。余谓之曰：六脉举之则软，按之则坚，此肾肝之阴有伏热也。用牡丹皮、白茯苓各二钱、苦参八分、甘草梢六分、黄连一钱，煎成，调黄鸡肠与服，六剂而安矣。适有吴门医者云：既愈当大补之。数日后仍复不禁。再来求治。余曰：肝家素有郁热，得温补而转炽，遂以龙胆泻肝汤加黄鸡肠服之，四剂即止，更以四君子加黄连、山栀，一月而愈。

家韭子丸　治遗溺梦遗白浊。

家韭子炒，六两　鹿茸四两，酥炙　肉苁蓉酒浸，去甲　牛膝酒浸　熟地黄　当归各二两　菟丝子酒浸　巴戟各一两五钱　杜仲炒　石斛去苗　桂心　干姜各一两

上为末，酒糊丸，桐子大，每服五十丸，加至百丸，空心食前，盐汤温酒送下。

固脬丸

菟丝子二两，制　茴香二两　附子炮，去皮脐　桑螵蛸炙，各五钱　戎盐三钱五分

上为细末，酒糊丸，梧子大，每服三十丸，空心米饮送下。

白茯苓散

白茯苓 龙骨 干姜炮 附子炮，去皮脐 续断 桂心 甘草炙，各一两 熟地黄 桑螵蛸微炒，各二两

上锉碎，每服四钱，水一盏，煎六分，食前服。

鹿茸散 治小便不禁，阴痿脚弱。

鹿茸二两，去毛酥炙 韭子微炒 羊踯躅酒拌，炒干 附子炮 泽泻 桂心各一两

为细末，每服二钱，食前粥饮调服。

菟丝子散 治小便不禁，或过多。

菟丝子二两，酒浸三日，晒干，另捣为细末 牡蛎 附子炮，去皮脐 五味子各一两 鸡膍去黄皮，微炒 肉苁蓉各二两

上为末，每服二钱，粥汤送下。

牡蛎丸

牡蛎白者三两，入磁瓶，盐泥固济，炭五斤，煅半日，取出研细 赤石脂三两，捣碎，醋拌匀湿，于生铁铫内，慢火炒令干，二味合研如粉

酒糊丸，桐子大，每服五十丸，空心盐汤下。

白薇散

白薇 白蔹 白芍药各等分

上为末，每服三钱，粥饮下。

鸡肠散

黄鸡肠雄者四具，切破洗净，炙令黄 黄连去须 肉苁蓉酒洗，切焙 赤石脂另研 白石脂另研 苦参各五两

上为末，每服二钱，食前酒下，日二夜一。

大菟丝子丸 治肾虚小便不禁。

菟丝子净洗，酒浸 泽泻 鹿茸去毛，酥炙 石龙芮

去土　肉桂去粗皮　附子炮去皮，各一两　石斛去根　熟地黄　白茯苓去皮　牛膝酒浸一宿，焙干　续断　山茱萸去核　肉苁蓉酒浸，切焙　防风去芦　杜仲去粗皮，炒去丝　补骨脂去衣，酒炒　荜澄茄　沉香　巴戟去心　茴香炒，各三两　五味子　桑螵蛸酒浸，炒　覆盆子去枝、叶、萼　芎䓖各半两

上为细末，酒煮，面糊丸，如桐子大，每眼二十丸，空心温酒或盐汤任下。

逍遥散　治血虚小便不禁。

白茯苓　白术土炒　当归身　白芍药酒炒　柴胡各一钱　甘草五分

水一钟，煨姜三片，煎至六分服。

补中益气汤见类中风。

八珍汤见真中风。

六味丸见类中风。

补脬饮　治产时伤脬，小便漏出。

生黄丝绢一尺，剪碎　白牡丹根皮，用七叶者　白及各一钱

上为末，水一碗，煮至绢烂如饴，空心顿服，服时不得作声，作声即不效。

桑螵蛸散　治阳气虚弱，小便不禁。

桑螵蛸三十个，炒　鹿茸酥炙　黄芪各三两　牡蛎煨　人参　赤石脂各二两

上为末，每服二钱，空心粥饮调服。

遗精 梦与女人交为梦遗，不因梦而自遗者为精滑

经曰：怵惕思虑者则伤神，神伤则恐惧，流淫而不止。怵，恐也。惕，惊也。流淫，谓流出淫精也。思虑而兼之以怵惕，则神伤而心怯，心怯则恐惧而伤肾，肾伤则精不固，此心肾不交，故不能收摄也。又曰：恐惧而不解则伤精，精伤则骨痠痿厥，精时自下。即上文之意而申言之也。又曰：五脏主藏精者也，伤则失守。此言五脏各主藏精，非肾之一脏独有精也。五脏一有所伤，则失其藏精之职，而不能身守，所以精不能固，时有遗漏之患也。又曰：肾者主水，受五脏六腑之精而藏之。食气入胃，散精于五脏，又水饮自脾肺而输之于肾，水精四布，五经并行，此水谷日生之精也。后天水谷之精，与先天生来之精，互化生成，总输于肾。故曰受五脏六腑之精而藏之。又曰：厥气客于阴器，则梦接内。阴器者，宗筋之所系也。足太阴、阳明、少阴、厥阴之筋，皆结聚于阴器，与冲、任、督三脉之所会。然厥阴主筋，故诸筋皆统属于厥阴也。肾为阴，主藏精，肝为阳，主疏泄，阴器乃泄精之窍，是故肾之阴虚，则精不藏，肝之阳强，则气不固。若遇阴邪客于其窍，与相火强阳相感，则梦寐之间，精气漏泄矣。

愚按：古今方论皆以遗精为肾气衰弱之病，若与他脏不相干涉。不知《内经》言五脏六腑各有精，肾则受而藏之，以不梦而自遗者，心肾之伤居多；梦而后遗者，相火之强为害。若夫五脏各得其职，则精藏而治，

苟一脏不得其正，甚则必害心肾之主精者焉。治之之法，独因肾病而遗者，治其肾，由他脏而致者，则他脏与肾两治之。如心病而遗者，必血脉空虚，本纵不收；肺病而遗者，必皮革毛焦，喘急不利；脾病而遗者，色黄肉消，四肢懈惰；肝病而遗者，色青而筋痿；肾病而遗者，色黑而髓空。更当以六脉参详，昭然可辨。然所因更自多端，有用心过度，心不摄肾而失精者，宜远志丸佐以灵砂丹。有色欲不遂而致精泄者，四七汤吞白丸子，甚者耳闻目见，其精即出，名曰白淫，妙香散吞玉华白丹。有色欲过度，精窍虚滑，正元散加牡蛎粉、肉苁蓉各半钱，吞灵妙丹，仍佐以鹿茸丸、山药丸、大菟丝子丸、固阳丸之类。有壮年久旷，精满而溢，清心丸。有饮酒厚味，痰火湿热扰动精府，苍术、白术、半夏、橘红、茯苓、甘草、升麻、柴胡，俾清升浊降，脾胃健运，则遗滑自止。有脾虚下陷者，补中益气汤。有肾虚不固者，五倍子二两，茯苓四两，为丸服之，神验。

然其证状亦复不同，或小便后出多不可禁者，或不小便而自出，或茎中痒痛，常如欲小便者，或梦女交者，并从前法分别施治。或实有鬼魅相感，其状不欲见人，如有对晤，时独言笑，时常悲泣，脉息乍大乍小，乍有乍无，及脉来绵绵，不知度数，而颜色不变，乃其候也。宜朱砂、雄黄、麝香、鬼箭、虎头骨之类，或但服苏合丸，神效。更有久旷之人，或纵欲之人，与女交合，泄而不止，谓之走阳。其女须抱定，勿使阴茎出户。急呵热气于口中，以指捻住尾闾即救矣。若女人惊而脱去者，十有九死，亟以童女接气，灌以大剂独参汤。亦有活者。总其大纲言之，精滑宜涩之，涩而不效，即泻心火，泻而不效，即以补中益气，用升麻、柴胡至一二钱，举其气上而不下，往往有功，讵可补之不效。涩之无灵，遂委之命也哉！

医　案

文学顾以功，科试劳神，南都归，即患精滑，小便后及梦寐间俱有遗失，自服金樱子膏，经月不验，问治于余。余曰：气虚而神动，非远志丸不可。服十日而减半，一月而痊愈。

武科张宁之，禀质素强，纵饮无度，忽小便毕有白精数点，自以为有余之疾，不宜医治，经三月以来，虽不小便，时有精出，觉头目眩晕。医者以固精涩脱之剂，治疗两月，略不见功，迎余治之。但见六脉滑大，此因酒味湿热下于精脏。遂以白术、茯苓、橘红、甘草、干葛、白蔻、加黄柏少许，两剂后即效，不十日而康复如常。

儒者钱用宾，色欲过度，梦遗滑精，先服清相火之剂，继服固涩之剂，皆无效。来求余，余以玉华白丹浓煎人参汤送二钱，两服后稍固，兼进六味地黄丸，加莲须、芡实、远志、五味子丸，一月愈。

远志丸　治心肾不足，梦遗精滑。

茯神去皮木　白茯苓去皮膜　人参　龙齿各一两　远志去木，姜汁浸　石菖蒲各二两

上为末，蜜丸桐子大，辰砂为衣，每服三十丸，空心热盐汤下。

灵砂丹　治上盛下虚，痰涎壅盛，最能镇坠，升降阴阳，调和五脏，补助元气。

水银一斤　硫黄四两

上二味用新铫内炒成砂子，入水火鼎煅炼为末，糯米糊丸，如麻子大，每服三丸，空心，枣汤、米汤、人参汤任下。忌猪羊血、绿豆粉、冷滑之物。

茯神汤　治欲心太炽，梦遗心悸。

茯神去皮木，一钱半　远志去心　酸枣仁炒，各一钱二分　石菖蒲　人参　白茯苓各一钱　黄连　生地黄各八分　当归酒洗，一钱　甘草四分

水二钟，莲子七粒，槌碎，煎八分，食前服。

四七汤　治七情郁结，痰气妨闷，呕吐恶心，神情不快。

半夏一钱五分　茯苓去皮，一钱二分　紫苏叶六分　厚朴姜制，九分

水一钟，姜七片，红枣二枚，煎八分服。

青州白丸子　治风痰壅盛，瘫痪，呕吐涎沫，气不舒畅，闷闷不宁。

半夏生，七两，水浸洗　南星生，二两　白附子生，二两　川乌生，半两，去皮脐

上为末，以生绢袋盛，于井花水内揉出滓，再研再揉，以尽为度。置磁盆中，日晒夜露，至晓，去旧水，别用井水搅，又晒，至来日早，再换新水搅。春五日，夏三日，秋七日，冬十日。去水晒干，以糯米粉煎粥清丸，绿豆大，姜汤下二十丸。

妙香散　安心神，闭精气。

龙骨五色者　益智仁　人参各一两　白茯苓去皮　远志去心　茯神去皮木，各半两　朱砂水飞　甘草炙，各二钱五分

上为末，每服二钱，空心温酒调服。

玉华白丹　清上实下，助养本元，最治二便不固、梦遗精滑等证。

钟乳粉炼成者，一两　白石脂净瓦上煅通红，研细，水飞　阳起石磁罐中煅令通红，取出酒淬，放阴地上令干，各半两　左顾牡蛎七钱，洗，用韭菜捣汁，盐泥同济，火煅取白者

上四味，各研令极细，拌和作一处，研一二日，以糯米粉煮糊为丸，如芡实大，入地坑出火毒一宿。每服一粒，空心浓煎人参汤，待冷送下。不僭不燥，可以久服，大补真元，最祛宿疾。妇人无妊者，当归、地黄浸酒送下。凡服药后。以少少白粥压之，忌猪羊血、绿豆粉。

正元散　治下元虚，脐腹胀痛，泄利呕吐，阳虚自汗，梦遗精滑，手足厥冷，一切虚寒。

红豆炒　干姜炮　陈皮去白，各三钱　茯苓去皮　人参　白术　炙甘草各二两　肉桂去粗皮　川乌炮去皮，各半两　附子炮，去皮尖　山药姜汁浸炒　川芎　乌药　干葛各一两　黄芪炙，一两五钱

上为细末，每服三钱。水一盏，姜三片，枣二枚，盐少许，煎七分，食前温服。

鹿茸益精丸　治心肾虚冷，漏精白浊。

鹿茸去毛，酥炙　桑螵蛸瓦上焙　肉苁蓉　巴戟去心

菟丝子酒浸　杜仲去皮，姜汁炒

益智仁　禹余粮火煅，醋淬　川楝子去皮核，焙　当归各三两　韭子微炒　补骨脂炒　山茱萸去核　赤石脂　龙骨另研，各五钱　滴乳香二钱五分

为末，酒煮糯米糊为丸，桐子大，每服七十丸，食前白茯苓煎汤送下。

山药丸　治诸虚百损，梦遗精滑。

赤石脂煅　茯神去皮木　山茱萸去核　熟地黄酒浸　巴戟去心　牛膝酒浸　泽泻各一两　杜仲去皮，姜汁炒　菟丝子酒浸　山药各三两　五味子六钱　肉苁蓉酒浸，四两

上为末，蜜丸，桐子大，每服三钱，盐汤送下。

大菟丝子丸　见小便不禁。

固阳丸

附子炮，三两　川乌头炮，二两　白龙骨二两　补骨脂　川楝子　舶上茴香各一两七钱

上为末，酒糊丸，桐子大，每服五十丸，空心酒下。

补中益气汤　方见类中风。

苏合香丸　方见真中风。

秘真丸　固精安肾。

龙骨一两　诃子皮五枚　砂仁五钱　朱砂一两，水飞

上为末，面糊丸，绿豆大。每服三钱，空心酒下。

金锁玉关丸　治遗精白浊，心虚不宁。

鸡头肉　莲子　莲须　藕节　白茯苓　白茯神　干山药各等分

为末，金樱子煎膏为丸，梧子大，每服三钱，米饮送下。

清心丸 治经络热，梦遗心悸。

黄柏皮一两，为末 生脑子一钱

同研匀，蜜丸桐子大，每服十丸。加至十五丸，浓煎麦门冬汤下。

赤白浊

经曰：思想无穷，所愿不得，意淫于外，入房太甚，宗筋弛纵，发为筋痿，及为白淫。此已见遗精条矣，兹复收者。为浊病仍在精窍，与淋病之在溺窍者不同也。每见时医治浊，多以淋法治之，五苓、八正，杂投不已，而病反增剧，不知经论只属精病也。

愚按：经文及细考前哲诸论，而知浊病即精病，非溺病也。故患浊者，茎中如刀割火灼，而溺自清，惟窍端时有秽物，如疮之脓，如目之眵，淋漓不断，与便溺绝不相混。大抵由精败而腐者，十之六七；由湿热流注与虚者，十之二三。其有赤白之分者，何也？精者，血之所化，浊去太多，精化不及，赤未变白，故成赤浊，此虚之甚也。所以少年天癸未至，强力行房，所泄半精半血；壮年施泄无度，亦多精血杂出，则知丹溪以赤属血，白属气者，未尽然也。又以赤为心虚有热，由思虑而得；白为肾虚有寒，因嗜欲而得，亦非确论。总之，心动于欲，肾伤于色，或强忍房事，或多服淫方，败精流溢，乃为白浊。虚滑者，血不及变，乃为赤浊，夹寒则脉来沉迟无力，小便清白，萆薢分清饮、八味丸、内补鹿茸丸之类。夹热则口渴便赤，脉必滑数有力，清心莲子饮、香苓散。有胃中湿痰流注，苍白二陈汤加升麻、柴胡。有属虚痨，六味地黄丸加莲须、芡实、菟丝、五味、龙骨、牡蛎。有因伏暑，四苓散加香薷、麦门冬、人参、石莲肉之类。有稠粘如胶，涩痛异常，乃精塞窍道，香苓散送八味丸，或金匮肾气丸；有热者萆薢分清饮，茯菟丸。有思想太过，心动烦扰，则精败下焦，加味清心饮、瑞莲丸之类。如上数端，此其大略也，若夫五脏之伤，六淫之变，难以枚举，临证之顷，慎无轻忽。

脉候

脉大而涩，按之无力，或微细，或沉紧而涩为虚。尺脉虚浮急疾者，皆难治；迟者易治。

医　案

归德郡侯李易斋，患白浊，服五苓散数剂无功。余诊之，两尺大而涩，是龙火虚炎，精瘀窍道，用牛膝、茯苓、黄柏、麦门冬、山药、远志、细辛、甘草，十剂而安。

光禄卿吴伯玉，闭精行房，时有文字之劳，患白浊，茎中痛如刀割，自服清火疏利之剂不效，改服补肾之剂又不效，商治于余。余曰：败精久蓄，已足为害，况劳心之余，水火不交，坎离顺用也。用萆薢分清饮，加茯神、远志、肉桂、黄连，四剂即效。兼服补中益气、六味地黄丸半月而安。后因劳复发，但服补中益气即愈。

清心莲子饮 治心虚有热，小便赤浊。

黄芩 麦门冬去心 地骨皮 车前子 甘草炙，各一钱五分 石莲肉 白茯苓 黄芪蜜炙 人参各七分半 远志 石菖蒲各一钱

水二钟，煎一钟，空心温服。发热加柴胡、薄荷。

萆薢分清饮 治真元不固，赤白二浊。

益智仁 川萆薢 石菖蒲 乌药各一钱

水一钟，入盐一捻，煎七分，食前服。一方加茯苓、甘草。

苍白二陈汤 治湿痰下注为白浊。

苍术糠炒 白术土炒，各一钱半 橘红一钱 半夏二钱 茯苓一钱二分 甘草四分

水二钟，姜三片，煎一钟服。

四苓散

茯苓去皮 猪苓去皮 白术土炒 泽泻各等分

上为细末，每服三钱，空心长流水调服。

玄菟丹 治三消渴利神药，禁止遗浊。

菟丝子酒浸通软，乘湿研，焙干，别取末，十两 五味子酒浸，别为末，净七两 白茯苓去皮 干莲肉各三两

上为末，别碾干山药末六两，将所浸酒，添酒煮糊搜丸如桐子大。每服五十丸，空心食前米饮下。

六味地黄丸 **八味地黄丸**方见虚痨

补中益气汤 方见类中风。

金匮肾气丸 见水肿胀满。

内补鹿茸丸 补益精气，善止白淫。

鹿茸酥炙 菟丝子酒浸，蒸焙 蒺藜炒 沙苑蒺藜 肉苁蓉 紫菀 蛇床子酒浸，蒸 黄芪 桑螵蛸 阳起石 附子炮 官桂各等分

上为细末，蜜丸桐子大，每服三十丸，食前温酒送下。

香苓散 即五苓散与辰砂妙香散合用。

山药姜汁炒 茯苓去皮 茯神去皮木 远志去心，炒 黄芪各一两 人参 桔梗去芦 甘草炙，各半两 木香煨，二钱五分 辰砂三钱，另研 麝香一钱，另研 猪苓去皮 白术土炒 泽泻各八分 肉桂二钱

上为末，每服二钱，天麦二冬去心煎汤，空心调服，日三服愈。

茯菟丸 治思虑太过，心肾虚伤，真阳不固，溺有余沥，小便白浊，梦寐频泄。

菟丝子酒浸，五两 石莲子去壳，二两 白茯苓去皮，三两

上为细末，酒糊丸，如桐子大。每服五十丸，空心盐汤下。

加味清心饮 治心中烦热，赤浊肥脂。

白茯苓去皮 石莲肉各一钱半 益智仁 麦门冬去心 人参去芦 远志去心，姜汁炒 石菖蒲 车前子 白术炒 泽泻 甘草炙，各一钱

水二钟，灯心二十茎，煎一钟，食前服。有热，加薄荷少许。

瑞莲丸 治思虑伤心，赤白二浊。

白茯苓去皮 石莲肉去心，炒 龙骨生用 天门冬去心 麦门冬去心 柏子仁炒，另研 紫石英火煅，研细 远志甘草水煮，去心 当归去芦，酒浸 酸枣仁炒 龙齿各一两 乳香半两，另研

上为细末，蜜丸梧子大，朱砂为衣，每服七十丸，空心温酒或枣汤送下。

远志丸 治赤浊如神。

远志八两，去心 茯神去皮木 益智仁各二两

上为细末，酒煮面糊丸，梧子大，每服五十丸，临卧枣汤送下。

锁精丸 治赤白浊。

补骨脂炒 青盐各四两 白茯苓 五倍子各二两

上为细末，酒煮糊丸，如梧子大，每服三十丸，空心盐汤送下。

水陆二仙丹 治赤白浊。

金樱子去子及毛净，蒸熟，慢火熬成膏 芡实肉研为细粉，各等分

上以前膏同酒糊为丸，梧子大，每服三十丸，食前温酒下。一方用乳汁丸，盐汤下。

赤脚道人龙骨丸 治白浊。

龙骨 牡蛎各半两

上研为末，入鲫鱼腹内。湿纸裹，入火内炮熟，取出去纸，将药同鱼肉丸如桐子大，每服三十丸，空心米饮下。鲫鱼不拘大小，只以着尽上件药为度。更加茯苓、远志各半两尤佳。

痰饮 稠浊者为痰，清稀者为饮

经曰：太阴在泉，湿淫所胜，民病饮积。又曰：岁土太过，雨湿流行，甚则饮发。又：土郁之发，太阴之复，皆病饮发。

按：痰之为病，十常六七，而《内经》叙痰饮四条，皆因湿土为害。故先哲云：脾为生痰之源。又曰：治痰不理脾胃，非其治也。夫饮入于胃，游溢精气，上输于脾，脾气散精，上归于肺，通调水道，下输膀胱，水精四布，五经并行，何痰之有？惟脾土虚湿，清者难升，浊者难降，留中滞膈，郁而成痰。故治痰先补脾，脾复健运之常，而痰自化矣。

析而言之，痰有五，饮亦有五，而治法因之而变。在脾经者名曰湿痰，脉缓面黄，肢体沉重，嗜卧不收，腹胀食滞，其痰滑而易出，二陈汤、白术丸，夹虚者六君子汤，酒伤者白蔻、干葛，夹食者保和丸，夹暑者清暑丸，惊者妙应丸；在肺经者名曰燥痰，又名气痰，脉涩面白，气上喘促，洒淅寒热，悲愁不乐，其痰涩而难出，利金汤、润肺饮；在肝经者名曰风痰，脉弦面青，四肢满闷，便溺秘涩。时有躁怒，其痰青而多泡，水煮金花丸、防风丸、川芎丸；在心经者名曰热痰，脉洪面赤，烦热心痛，口干唇燥，时多喜笑，其痰坚而成块，小黄丸、大黄丸；在肾经者名曰寒痰，脉沉面黑，小便急痛，足寒而逆，心多恐怖，其痰有黑点而多稀，姜桂丸、八味丸、胡椒理中丸。其人素盛今瘦，水走肠间，辘辘有声，名曰痰饮，心下冷极，以温药和之，桂苓术甘汤主之；饮后水流在胁下，咳吐引痛，名曰悬饮，十枣汤下之；饮水流于四肢，当汗不汗，身体疼重，名曰溢饮，大青龙汤汗之；咳逆倚息，短气不得卧，其形如肿，名曰支饮，五苓散、泽泻汤之类；膈满呕吐，喘咳寒热，腰背痛，目泪出。其人振振恶寒，身瞤惕者，名曰伏饮，倍术丸。更有一种，非痰非饮，时吐白沫，不甚稠粘，此脾虚不能约束津液，故涎沫自出，宜用六君子汤加益智仁以摄之。嗟乎！五痰五饮，证各不同，治法迥别，稍或不详，妄投药剂，非徒无益，而又害之。至于脾肺二家之痰，尤不可混，脾为湿土，喜温燥而恶寒润，故二术、星、夏为要药；肺为燥金，喜凉润而恶温燥，故二母、二冬、地黄、桔梗为要药。二者易治，解不危困。每见世俗恶半夏之燥，喜贝母之润，一见有痰，便以贝母投之，若是脾痰，则土气益伤，饮食忽减矣。即使肺痰，毋过于凉润，以伤中州，稍用脾药，以生肺金，方为善治。故曰：治痰不理脾胃，非其治也。信夫！

脉候

经曰：肝脉软而散色，泽者，当病溢饮。偏弦为饮，浮而滑为饮。沉而滑者悬饮。饮脉皆弦微沉滑。左右关脉实者，膈上有痰，可吐之。眼胞及眼下如烟煤者，痰也。痰得涩脉难愈。

医　案

刑部主政徐凌如，劳且怒后，神气昏倦，汗出如浴，语言错乱，危困之极，迎余疗之。诊其脉大而滑且软，此气虚有痰也。用补中益气汤料，并四帖为一剂，用参至一两，加熟附子一钱，熟半夏三钱，四日而稍苏，更以六君子加姜汁一钟，服数日，兼进八味丸，调理两月而康。

郡侯王敬如，患痰嗽，辄服清气化痰丸，渐至气促不能食。余曰：高年脾土不足，故有是证，若服前丸，则脾土益虚矣。投以六君子汤，加煨姜三钱、益智一钱五分，十剂而痰清。更以前方炼蜜为丸，约服一斤，饮食乃进。

翰林李集虚，劳而无度，醉而使内，汗出多痰，服宽膈化痰之药，转觉滞闷。诊其脉沉而涩，两尺尤甚，余谓其婿杨玄润曰：痰得涩脉，一时难愈，况尺中涩甚，精伤之象也，法在不治。玄润强之投剂，勉用补中益气加半夏、茯苓，两剂有小效。众皆喜。余曰：涩象不减，脉法无根，死期近矣，果十余日而殁。

文学朱文哉，遍体如虫螯，口舌糜烂，朝起必见二鬼，执盘飧以献，向余恸曰：余年未三十，高堂有垂白之亲，二鬼旦暮相侵，决无生理。倘邀如天之力，得以不死，即今日之秦越人矣。遂叩头流血。余诊其寸脉乍大乍小，意其为鬼祟，细察两关，弦滑且大，遂断定为痰饮之疴。投滚痰丸三钱，虽微有所下，而病患如旧，更以小胃丹二钱与之，复下痰积及水十余碗，遍体之痛减半。至明早，鬼亦不见矣。更以人参三钱、白术二钱煎汤，服小胃丹三钱，大泻十余行，约有二十碗，病若失矣。乃以六君子为丸，服四斤而痊。

白术丸 治湿痰咳嗽。

南星 半夏各一两，俱汤洗 白术一两五钱

上为细末，汤浸蒸饼为丸，梧子大，每服四钱，食后生姜汤下。

二陈汤 治脾胃不和，一切痰证。

半夏汤洗七次 橘红各五两 白茯苓三两 炙甘草一两五钱

每服五钱，水二钟，姜七片，乌梅一枚，煎八分，不拘时热服。

六君子汤

人参去芦 白术土炒 茯苓各一钱 半夏 橘红各一钱五分 炙甘草五分

水二钟，姜五片，煎至一钟，温服。

理中化痰丸 治虚寒呕吐泄泻，饮食难化。

人参 白术炒 茯苓 甘草 干姜 半夏姜制

等分为末，水丸桐子大，每服三钱。白汤送下。

八味丸方见虚痨。

补中益气汤方见类中风。

导痰汤 治痰涎壅盛，痞塞不通。

半夏汤洗七次，四两 南星炮，去皮 枳实去瓤，麸炒 赤茯苓去皮 橘红各一两 甘草炙，半两

每服四钱，水一钟，姜十片，煎八分，食后服。

保和丸 治食积酒积。

山楂肉二两　半夏姜制　橘红　神曲炒　麦芽炒　白茯苓各一两　连翘　莱菔子炒　黄连各半两

上为末，滴水为丸。加白术二两，名大安丸。

消暑丸　中暑为患，药下即苏，一切暑药皆不及此，人所未知。

半夏一斤，醋五碗，煮干　甘草生用　茯苓去皮，各半斤

上为末，姜汁煮糊丸，忌见生水，如桐子大，每服五十丸，热汤送下。有痰者生姜汤下，入夏后不可缺此。

妙应丸　一名控涎丹

甘遂去心　紫大戟去皮　白芥子各等分

上为末，煮糊丸，如桐子大，晒干。临卧淡姜汤下七丸至十丸。气实痰猛，加丸数不妨。加朱砂二钱，全蝎三钱，治惊痰极效。

利金汤新制　治气壅之痰。

桔梗炒　贝母姜汁炒，各三钱　陈皮去白，三钱　茯苓二钱　甘草五分　枳壳麸炒，一钱五分

水二钟，姜三片，煎一钟，不拘时服。

润肺饮新制

贝母糯米拌炒　天花粉各三钱　桔梗一钱　甘草五分　麦门冬去心　橘红去白　茯苓去皮，各一钱半　知母酒炒，七分　生地黄二钱半

水二钟，姜三片，煎至七分，食后服。

水煮金花丸

南星　半夏各一两，俱生用　天麻五钱　雄黄二钱

白曲三两

上为细末，滴水为丸，每服五十丸至百丸，先煎姜水令沸，下药，煮至药浮为度，漉出，淡浆水浸，另用生姜汤送下。

防风丸　治一切风痰。

防风　川芎　天麻酒浸二宿　甘草炙，各二两　朱砂半两，研，水飞

上为末，炼蜜丸，朱砂为衣，每服一丸，荆芥汤化服。

川芎丸　消风化痰，清上利膈。

川芎　薄荷叶焙干，各七两半　桔梗十两　甘草炙，三两半　防风去苗，二两半　细辛洗，五钱

上为细末，炼蜜丸，每丸重三分，每服一丸，食后临卧细茶嚼下。

小黄丸　治热痰咳嗽。

南星汤洗　半夏汤洗　黄芩各一两

上为末，姜汁浸，蒸饼为丸，桐子大，每服七十丸。食后生姜汤下。

天黄汤

天花粉　黄连各十两

竹叶汤为丸，绿豆大，每服三钱，姜汤下。

姜桂丸　治寒痰咳嗽。

南星洗　半夏洗　官桂去粗皮，各一两

上为末，蒸饼丸，桐子大，每服五十丸，食后生姜汤下。

胡椒理中丸　治虚寒痰多食少。

款冬花去梗　胡椒　甘草炙　荜茇　良姜　细辛去苗　陈皮去白　干姜各四两　白术五两

上为末，蜜丸，梧子大，每服三十丸，加至五十丸，米饮下，日二服。

桂苓术甘汤

茯苓四钱　桂枝　白术各三钱　甘草二钱

水二钟，煎一钟，温服。

十枣汤见伤寒。

小胃丹　神芎导水丸　舟车神佑丸　大圣浚川散俱见水肿胀满。

五苓散见伤寒。

青州白丸子见遗精。

大青龙汤

麻黄去节，六钱　桂枝去皮，二钱　甘草炙，二钱　杏仁去皮，一钱　生姜三钱　大枣三枚，去核　石膏二钱

水三钟，先煮麻黄减一钟，去上沫，内诸药，煮取一钟服。

泽泻汤

泽泻二两半　白术一两

水二钟，煎一钟服。

倍术丸　治五饮。

白术二两　桂心　干姜各一两

上为末，蜜丸，每服三十丸。米汤下。

滚痰丸　治一切痰，百种怪痰。

大黄蒸少顷，不可过　黄芩各八两　青礞石硝煅金色　沉香　百药煎各五钱

上为末，水丸梧子大，白汤空心服三钱。此药但取痰积，自肠次第而下，并不刮肠大泻，为痰家圣药。

茯苓丸 治痰满膈间，两臂抽痛如神。

半夏二两 茯苓一两 枳壳去瓤，麸炒，五钱 朴硝二钱五分，以硝散在竹盘中，少时盛水置当风处，即干如芒硝，刮取用。

上为末，生姜汁煮面糊丸，桐子大，每服三十丸，姜汤送下。

清气化痰丸 顺气消食化痰。

半夏 南星去皮脐 白矾 皂角 干姜各四两

上先将白矾等三味，用水五碗，煎三碗，却入半夏、南星浸两日，再煮至半夏、南星无白点，晒干。

萝卜子炒，另研 青皮去瓤 紫苏子炒 橘红 杏仁去皮尖，炒研 葛根 神曲炒 麦芽炒 山楂 香附各二两

上为末，蒸饼丸，桐子大，每服七十丸，食后茶汤下。薛新甫曰：有一人素厚味，胸满痰盛，内多积热，服之而愈。彼见有效，修合馈送，脾胃虚者，无不受害。

咳嗽 有声无痰曰咳，肺由火烁。有痰无声曰嗽，脾受湿侵。有痰有声曰咳嗽

黄帝问曰：肺之令人咳，何也？此言咳而不言嗽者，省文也。如秋伤于湿，见于二篇，一篇只有咳字，一篇兼有嗽字，则知此篇举咳而嗽在其中矣。岐伯对曰：五脏六腑，

皆令人咳，非独肺也。皮毛者，肺之合也。肺主皮毛。肺为内应，而皮毛为外合也。皮毛先受邪气，邪气以从其合也。其寒饮食入胃，从肺脉上至于肺，则肺寒。肺脉起于中焦，下络大肠，还循胃口，上膈属肺，故胃受寒，则从肺脉上至于肺也。肺寒则外内合邪，因而客之。则为肺咳。外则皮毛受邪，内则肺经受寒。内应外合故咳，所谓形寒饮冷则伤肺是也。五脏各以其时受病，非其时各传以与之。各以时者，如春肝、夏心、长夏脾、秋肺、冬肾是也。非其时而病者，乃他脏相传也。人与天地相参，故五脏各以其时治，时感于寒则受病，微则为咳，甚则为泄为痛。各以时治者，四时所伤不同，法因之而别也。咳，外证也；泄，里证也。寒在表则身痛，寒在里则腹痛。惟其外内合邪，故为病亦兼内外。乘秋则肺先受邪，乘春则肝先受之，乘夏则心先受之，乘至阴则脾先受之，乘冬则肾先受之。四脏各以其时受病，曰先受之者，则次便及乎肺而为咳矣。肺咳之状，咳而喘息有音，甚则唾血。肺属金，所主为音声，肺自病，故喘息有音。唾血者随咳而出，其病在于肺，与呕血、咯血者不同也。心咳之状，咳则心痛，喉中介介如梗状，甚则咽肿喉痹。心脉起于心中，出属心系，上夹于咽，故病喉间如梗，咽肿喉痹，介介然如有所梗，妨碍之意。肝咳之状，咳则两胁下痛，甚则不可以转，转则两胠下满。肝脉布胁肋，故病如此。胠者，腋下胁也，音区。脾咳之状，咳则右胠下痛，阴阴引肩背，甚则不可以动，动则咳剧。脾脉上膈夹咽隶于右，故为右胠下痛，阴阴然痛引肩背者，脾土体静，故不可以动也。脾咳则右胠下痛者，阴土之气应于坤，出西南也。观《平人气象论》曰：胃之大络，名曰虚里，贯膈络肺，出于左乳下。岂非阳土之气应于艮，而出东北乎？人与天地相参，理有无往不合者。肾咳之状，咳则腰背相引而痛，甚则咳涎。肾系于腰背，其脉贯脊，故相引而痛。肾主五液，且其脉直者，入肺循喉咙，故甚则咳涎也。五脏之久咳，乃移于六腑。脏病日久，乃移于腑，各因其合而表里相移也。脾咳不已，则胃受之，胃咳之状，咳而呕，呕甚则长虫出。脾咳不已，胃必受之，胃不能容，气逆而呕。长虫，蛔虫也。居肠胃之中，呕甚则随气而上出矣。肝咳不已，则胆受之，胆咳之状，咳呕胆汁。胆汁，苦汁也。肺咳不已，则大肠受之，大肠咳状，咳而遗失。遗失，《甲乙经》作遗矢，矢屎同。心咳不已，则小肠受之，小肠咳状，咳而失气，气与咳俱失。小肠之下则大肠也。大肠之气，由于小肠之化，故小肠受邪而咳，则下奔失气。肾咳不已，则膀胱受之，膀胱咳状，咳而遗溺。膀胱为津液之府，故邪气干之，咳而遗溺。久咳不已，则三焦受之，三焦咳状，咳而腹满，不欲食饮。久咳则上中下三焦俱病，出纳升降，皆失其和，且三焦火衰，不能生土，故腹满不能食饮。此皆聚于胃，关于肺，使人多涕唾、而面浮肿气逆也。此总结诸咳之证也。诸咳皆聚于胃，关于肺者，胃为脏腑之本根，肺为脏腑之华盖。如上文所云，皮毛先受邪，及寒饮食入胃者，皆肺胃之候也。阳明之脉，起于鼻，会于面，出于口，故多涕唾，而面浮肿。肺主气，故令人气逆。

帝曰：治之奈何？岐伯曰：治脏者，治其俞；治腑者，治其合；浮肿者，治其经。此治法也。脉之所注者为俞，所入者为合。所行者为经，诸脏腑皆然。乃刺法也。《示从容》篇曰：咳嗽烦冤者，肾气之逆也。肾虚而龙火亢上，则乘金而为咳嗽，烦热冤苦，此虚痨之候也。

按：咳虽肺病，五脏六腑皆能致之。析其条目，经文尚有漏义，总其纲领，不过内伤外感而已。风寒暑湿伤其外，则先中于皮毛，皮毛为肺之合，肺邪不解，他经亦病，此自肺而后传于诸脏也。劳欲情志伤其内，则脏气受伤，先由阴分而病及上焦，此自诸脏而后传于肺也。自表而入者，病在阳，宜辛温以散邪，则肺清而咳愈；自内而生者，病在阴，宜甘以壮水，润以养金，则肺宁而咳愈。大抵治表者药不宜静，静则留连不解，变生他病，故忌寒凉收敛，如《五脏生成篇》所谓肺欲辛是也；治内者药不宜动，动则虚火不宁，燥痒愈甚，故忌辛香燥热，如《宣明五气篇》所谓辛走气，气病无多食辛是也。然治表者，虽宜动以散邪，若形病俱虚者，又当补中益气而佐以和解，倘专于发散，恐肺气益弱，腠理益疏，邪乘虚入，病反增剧也；治内者，虽宜静以养阴，若命门火衰，不能归元，则参、芪、桂、附在所必用，否则气不化水，终无补于阴也。至夫因于火者宜清，因于湿者宜利，因痰者消之，因气者理之，随其所见之证而调治。在老人虚人，皆以温养脾肺为主，稍稍治标可也。若欲速愈而亟攻其邪，因而危困者多矣，可不谨诸！

分条治咳法

肺咳，麻黄汤。心咳，桔梗汤。肝咳，小柴胡汤。脾咳，升麻汤。肾咳，麻黄附子细辛汤。胃咳，乌梅丸。胆咳，黄芩加半夏生姜汤。大肠咳，赤石脂禹余粮汤，不止，用猪苓分水散。小肠咳，芍药甘草汤。膀胱咳，茯苓甘草汤。三焦咳，钱氏异功散。感风者，恶风自汗，鼻流清涕，脉浮，桂枝汤加防风、杏仁、前胡、细辛。感寒者，恶寒无汗，鼻流清涕，脉紧，二陈汤加紫苏、干葛、杏仁、桔梗。春月风寒所伤，头痛声重，金沸草散。夏月喘嗽，面赤脉洪，黄连解毒汤。秋月身热自汗，口干便赤，脉虚大，白虎汤。冬月风寒，形气病气俱实者，加减麻黄汤。感湿者，身体重痛，白术酒。热嗽，咽喉干痛，鼻出热气，痰浓腥臭，金沸草散去麻黄、半夏，加薄荷、枇杷叶、五味、杏仁、桑白皮、贝母、茯苓、桔梗。乍寒亦嗽，乍热亦嗽，金沸草散、消风散并二方煎服。七情饥饱，邪气上逆，四七汤加杏仁、五味子、桑皮、人参、阿胶、麦门冬、枇杷叶。饮冷致嗽，紫菀饮。嗽吐痰食俱出，二陈汤加木香、杏仁、细辛、枳壳。食积痰嗽，二陈汤加瓜蒌、莱菔子、山楂、枳壳、曲芽。声哑，外感寒包热者，细辛、半夏、生姜辛以散之；内伤火来克金者，为重证，宜壮水清金。经年久嗽，服药不瘥，余无他证，与痨嗽异，一味百部膏。咳嗽烦冤，八味丸、安肾丸。暴嗽，诸药不效，大菟丝子丸，不可以其暴嗽而疑遽补之非。咳而上气，喉中水鸡声，射干麻黄汤。醋呛而嗽，甘草二两，去皮，作二寸段，中半劈开，用猪胆汁五枚，浸三日，火炙为末，蜜丸，清茶吞二钱，临卧时服之。食咸哮嗽，白面二钱，砂糖二钱，糖饼灰汁捻作饼子，炉内烁熟，划出，加轻粉四钱另炒，将饼切作四桠，掺轻粉在内，令患人吃尽，吐出，病根即愈。

肺胀嗽而上气，鼻扇抬肩，脉浮大者，越婢加半夏汤主之。无外邪而内虚之肺胀，宜诃子、海藻、香附、瓜蒌仁、青黛、半夏、杏仁、姜汁为末，蜜调噙之。肺胀躁喘，脉浮，心下有水，小青龙汤加石膏。肺胀而左右不得眠，此痰夹瘀血，碍气而病。四物汤加桃仁、诃子、青皮、竹沥、韭汁。

脉候

脉出鱼际，为逆气喘息。咳而脉虚，心苦冒。浮直而濡者易治。喘而气逆，脉数有热，不得卧，难治。上气喘嗽，面肿肩息，脉浮大者死。久嗽，脉弱者生，实大数者死。上气喘嗽低昂，脉滑，手足温者生；脉涩，四肢寒者死。咳而脱形，身热脉小，坚急以疾为逆，不过十五日死。咳嗽羸瘦，脉形坚大者死。咳嗽，脉沉急者死，浮直者生，浮软者生，小沉伏匿者死。咳而呕，腹满泄泻，弦急欲绝者死。

医　案

文学金伯含，咳而上气，凡清火润肺、化痰理气之剂，几无遗用，而病不少衰。余诊其肾脉大而软，此气虚火不归元。用人参三钱，煎汤送八味丸五钱，一服而减。后于补中益气汤加桂一钱、附子八分，凡五十剂，及八味丸二斤而瘥。

太学史明麟，经年咳嗽，更医数十人，药不绝口，而病反增剧，自谓必成虚痨。余曰：不然。脉不数不虚，惟右寸浮大而滑，是风痰未解，必多服酸收，故久而弥甚。用麻黄、杏仁、半夏、前胡、桔梗、甘草、橘红、苏子。五剂知，十剂已。

张远公三年久嗽，服药无功，委命待尽，一日以他事造予居，自谓必不可治，姑乞诊之。余曰：饥时胸中痛否？远公曰：大痛。视其上唇白点如槽者十余处，此虫啮其肺，用百部膏一味，加乌梅、槟榔与服，不十日而痛若失，咳顿止矣。令其家人从净桶中觅之，有寸白虫四十余条，自此不复发。

麻黄汤　**小柴胡汤**　**升麻汤**　**乌梅丸**　**黄芩半夏生姜汤**　**赤石脂禹余粮汤**　**麻黄附子细辛汤**　**茯苓甘草汤**　**桂枝汤**　**黄连解毒汤**　**白虎汤**　**青龙汤**以上并见伤寒。

二陈汤　见痰饮。

异功散　**四物汤**见真中风。

补中益气汤见类中风。

金沸草散　治肺感寒邪，鼻塞声重，咳嗽。

旋覆花去梗　麻黄去节　前胡去芦，各七分　荆芥穗一钱　甘草炒　半夏汤泡七次　赤芍药各五钱

水一钟半，生姜三片，枣一枚，煎八分，温服。

加减麻黄汤　治感寒咳。

麻黄去节，二钱　杏仁　半夏姜制，各一钱　桂枝　甘草炙　紫苏叶各五分　橘红一钱

水二钟，姜四片，煎一钟服。

射干麻黄汤

射干　细辛　紫菀　款冬花各三两　麻黄　生姜各四两　五味子　半夏各半升　大枣七枚

水一斗二升，先煮麻黄两沸。去上沫，内诸药，煮取三升，分温三服。

麻黄附子细辛汤　治肾脏发咳，腰背引痛。

麻黄　细辛各二钱　附子一钱

水一钟，煎七分服。

四七汤　治七情气郁，上逆为咳。

半夏汤炮五次，二钱　茯苓去皮，一钱五分　紫苏净叶，八分　厚朴姜制，一钱

水二钟，生姜三片，红枣二枚，煎一钟服。

大菟丝子丸　治肾虚，上逆咳嗽。

菟丝子洗净，酒浸　泽泻　鹿茸去毛，酥炙　石龙芮去尖　肉桂去粗皮　附子炮，去皮，各一两　石斛去根　熟地黄　白茯苓去皮　巴戟去心　牛膝酒浸一宿，焙干　肉苁蓉酒浸，切焙　山茱萸去核　续断　茴香炒　防风去芦　杜仲去粗皮，炒去丝　补骨脂去毛，酒炒　荜澄茄　沉香各三两　覆盆子去枝、叶、萼　桑螵蛸酒浸、炒　五味子　芎䓖各半两

上为末，酒煮糊丸，如桐子大，每服三钱，空心盐汤下。

安肾丸　治肾虚，咳逆烦冤。

肉桂去粗皮，勿见火　乌头炮去皮，各一斤　桃仁麸炒　白蒺藜炒，去刺　巴戟去心　山药　茯苓去皮　肉苁蓉酒浸，去甲　石斛去根，炙　萆薢　白术炒　补骨脂各三斤

上为末，蜜丸，梧子大，每服三钱。空心盐汤下。

越婢加半夏汤　治肺胀喘嗽，鼻息肩抬。

麻黄六两　石膏半斤　大枣十五枚　甘草一两　半夏半升　生姜三两

水六升，先煮麻黄去上沫，内诸药，煮取三升，分温三服。

白术酒 感湿咳嗽，身体重痛。

白术三两，泔浸一宿，土蒸切片，慢火炒黄用

酒二钟，煎八分服

观音应梦饮 定嗽止喘。

人参一钱 胡桃二枚，去壳留衣

水一钟，姜五片，枣二枚，临卧煎服。

清音丸

桔梗 诃子各一两 甘草五钱 硼砂 青黛各三钱 冰片三分

上蜜丸，龙眼大，每服一丸，噙化。

保和汤 治久嗽成痨。

知母盐水炒 贝母去心 天门冬去心 麦门冬去心 款冬花各一钱 天花粉 薏苡仁炒 杏仁去皮尖，各五分 五味子十二粒 马兜铃 紫菀 桔梗 百合 阿胶蛤粉炒 当归 百部各六分 甘草炙 紫苏 薄荷各四分

水二钟，姜三片，煎七分，入饴糖一匙，食后服。吐血加炒蒲黄、生地黄、小蓟。痰多加橘红、茯苓、瓜蒌仁。喘去紫苏、薄荷，加苏子、桑皮、陈皮。

《本事》鳖甲丸 治虚痨咳嗽，耳鸣眼花，此方服者必效，毋忽！

五味子二十两 鳖甲 地骨皮各三十两

上为末，蜜丸，梧子大，空心食前盐汤下四钱。妇人醋汤下。

宁肺汤 治营卫俱虚，发热自汗，喘嗽。

人参 当归 白术 熟地黄 川芎 白芍药 五味子 麦门冬去心 桑白皮 白茯苓去皮 甘草各一钱

阿胶蛤粉炒，一钱半

水二钟，生姜五片，煎一钟，食后服。

治嗽补虚方

胡桃肉四两，去皮，另研　杏仁四两，去皮尖，研　干山药四两，研细　牛骨一副，取髓　白蜜八两

上将牛骨髓、白蜜，砂锅内熬沸，以绢帛滤去渣，盛在磁瓶内，将山药、杏仁、胡桃三味入瓶搅匀，以纸密封瓶口，重汤煮一日一夜，每日早晨白汤化一匙服。

紫金散　治久嗽，日夜不得眠。

天南星去皮脐　白矾　甘草各五钱　乌梅净肉，二两

上为粗散，用慢火于银石器内炒令紫色，放冷，研为细末，每服二钱。临卧时身体入被内，用齑汁七分，温汤三分，暖令稍热，调前药末服之，咽下，便仰卧低枕，想药入于肺中。须臾得睡，其嗽立止。

救急方

杏仁三升，去皮尖及双仁者，炒研如泥　白蜜一斤　牛酥二升

上将杏仁于磁盘中，用水研取汁五升，净磨铜铛，勿令脂垢，先倾三升汁于铛中，刻木记其深浅，又倾汁二升，以缓火煎，减至于所记处，即纳蜜酥等煎，还至木记处，贮于不津磁器中，每日三度，暖酒服一大匙，和粥服亦可。一七唾色变白，二七唾稀，三七咳断。

熏方　风寒久嗽，非此不除。

天南星　款冬花　鹅管石　佛耳草　雄黄

等分为末，拌艾，以姜一厚片，置舌上，次于艾上烧之，须令烟入喉中为妙。

人参清肺汤 治肺胃虚寒，咳嗽喘急。

桑白皮去粗皮 杏仁去皮尖，麸炒 地骨皮 人参去芦 阿胶麸炒 乌梅去核 炙甘草 知母 罂粟壳去蒂，蜜拌炙

上各一钱水二钟，枣一枚，煎一钟，临卧服。

通声煎 治咳嗽气促，闷满失音。

杏仁一升，去皮尖及双仁者，炒。另研如泥 五味子 木通 菖蒲 人参 桂心 款冬花 细辛 竹茹 酥以上各三两 生姜汁 白蜜各一升 枣肉二斤

水五升，微火煎七沸，去渣，内酥、蜜、姜汁、枣肉，再煎令稠。每服一匙。噙化。

喘

喘者,促促气急,喝喝痰声,张口抬肩,摇身撷肚。短气者,呼吸虽急而不能接续,似喘而无痰声,亦不抬肩,但肺壅而不能下。哮者与喘相类,但不似喘,开口出气之多,而有呀呷之音。呷者口开,呀者口闭,开口闭口,尽有音声。呷呀二音,合成哮字,以痰结喉间,与气相击,故呷呀作声。三证极当详辨。

经曰：诸病喘满，皆属于热。火盛为夏热，火衰为冬寒，故寒病则气衰而息微，热病则气盛而息粗。又寒为阴，主乎迟缓，热为阳，主乎急数。故寒则息迟气微，热则息数气粗而为喘也。《五脏生成》篇曰：咳嗽上气，厥在胸中。过在手阳明、太阴。上气，喘急也。胸中者，手太阴肺之分也。手阳明大肠为肺之表，二经之气，逆于胸中，则为喘嗽也。

秋脉不及，则令人喘，呼吸少气。秋脉不及，肺金虚也。肺虚则短气，故云呼吸少气，非有余之喘也。劳则喘息汗出。疲劳过度，则阳气动于阴分，故上奔于肺而喘，外达于表而汗。邪入六腑，则身热，不时卧，上为喘呼。外伤于邪，则阳受之而入腑，阳邪在表，故身热。不时卧者，不能以时卧也。邪盛则实，故为喘呼。二阳之病发心脾，其传为息贲。二阳者，阳明也，为胃与大肠也。心脾为子母，故胃腑病必传于脾脏，脾受伤必窃母气以自救，则心亦病也。土不能生金，而心火复刑之，则肺伤，故息上贲而喘急。肝脉若搏，因血在胁下，令人喘逆。肝为血海，血瘀则脉搏，木病则气上，故为喘逆。肾者，水脏，主津液，主卧与喘也。肾主纳气，肾水不足，虚火上越则不得静而卧，乃动而喘也。喘咳者，是水气并阳明也。土虚不能制水，则水邪泛溢。并于胃腑，气道不利，故为喘咳。夜行则喘出于肾，淫气病肺。此下四条，言喘属气，病在阳也，阴受气于夜，主静，夜行则劳动，肾主阴气，故喘出于肾，阴伤阳胜，故病肺。有所堕恐，喘出于肝，淫气害脾。堕恐者，伤筋损血，故喘出于肝，木淫乘土，故害脾也。有所惊恐，喘出于肺，淫气伤心。惊恐则神气散乱，肺藏气，故喘出于肺，心藏神，故淫气伤之。渡水跌仆，喘出于肾与骨。水气通于肾，跌仆伤于骨，故喘出焉。

愚按：《内经》论喘，其因众多，究不越于火逆上而气不降也。夹虚者亦有数条，非子母情牵，即仇雠肆虐，害乎肺金之气，使天道不能下济而光明者，孰非火之咎耶？虽然火则一，而虚实则分。丹溪曰：虚火可补，参芪之属；实火可泻，芩连之属。每见世俗一遇喘家，纯行破气，于太过者当矣，于不及者可乎？余尝论证，因虚而死者十九，因实而死者十一。治实者攻之即效，无所难也；治虚者补之未必即效，须悠久成功，其间转折进退，良非易也。故辨证不可不急，而辨喘证为尤急也。巢氏、严氏止言实热，独王海藏云，肺气果盛，则清肃下行，岂复为喘？皆以火烁真气，气衰而喘，所谓盛者，非肺气也，肺中之火也。斯言高出前古，惜乎但举其端，未能缕悉，请得而详之。气虚而火入于肺者，补气为先，六君子汤、补中益气汤。阴虚而火来乘金者，壮水为亟，六味地黄丸。风寒者解其邪，三拗汤、华盖散。湿气者利其水，渗湿汤。暑邪者，涤其烦，白虎汤、香薷汤。肺热者，清其上，二冬、二母、甘、桔、栀、芩。痰壅者，消之，二陈汤。气郁者，疏之，四七汤。饮停者吐之，吐之不愈，木防已汤主之。火实者，清之，白虎汤加瓜蒌仁、枳壳、黄芩，神效。肺痈而喘，保金化毒，苡仁、甘草节、桔梗、贝母、防风、金银花、橘红、门冬。肺胀而喘，利水散邪，肺胀之状，咳而上气，喘而烦躁，目如脱状，脉浮大者，越婢加半夏汤；脉浮者，心下有水，小青龙汤加石膏主之。肾虚火不归经，导龙入海，八味丸主之。肾虚水邪泛滥，逐水下流，金匮肾气丸。别有哮证，似喘而非，呼吸有声，呀呷不已，良由痰火郁于内，风寒束于外；或因坐卧寒湿，或因酸咸过食，或因积火熏蒸，病根深久，难以卒除。避风寒，节厚味，禁用凉剂，恐风寒难解；禁用热剂，恐痰火易升。理气疏风，勿忘根本，为善治也。宜苏子、枳壳、桔梗、防风、半夏、瓜蒌、茯苓、甘草。如冬月风甚，加麻黄；夏月痰多，加石膏；夹寒者多用生姜。哮证发于冬月者，多先于八九月未寒之时，用大承气下其热，至冬寒时无热可包，此为妙法。

如上诸款，皆其大纲，若五脏六腑，七情六气，何在非致喘之由，须知举一隅即以三隅反，方不愧为明通，可以司人之命矣！

脉候

喘逆上气，脉数有热，不得卧者死。上气面浮肿，肩息，脉浮大者危。上气喘息低昂，脉滑，手足温者生；脉涩，四肢寒者死。右寸沉实而紧，为肺感寒邪，亦有六部俱伏者，宜发散，则热退而喘定。喘脉宜浮迟，不宜急疾。

医　案

太学朱宁宇在监时，喘急多痰，可坐不可卧，可俯不可仰，惶急求治。余曰：两尺独大而软，为上盛下虚。遂以地黄丸一两，用桔梗三钱，枳壳二钱，甘草一钱，半夏一钱，煎汤送下，不数剂而安。

给谏黄健庵，中气大虚，发热自汗，喘急。余诊之，脉大而数，按之如无，此内有真寒，外见假热，当以理中汤冷饮。举家无主，不能信从，惟用清火化痰之剂，遂致不起。

叶振瀛夫人，喘急痞闷，肌肤如灼，汗出如洗，目不得瞑。余诊之，六脉皆大，正所谓汗出如油，喘而不休，绝证见矣。越三日殁。

社友宋敬夫令爱，中气素虚，食少神倦，至春初忽喘急闷绝，手足俱冷，咸谓立毙矣。余曰：气虚极而金不清肃，不能下行，非大剂温补，决无生理。遂以人参一两，干姜三钱，熟附子三钱，白术五钱，一服即苏。后服人参七斤余、姜附各二斤，痊愈不复发。

社友孙其芳令爱，久嗽而喘，凡顺气化痰、清金降火之剂，几于遍尝，绝不取效。一日喘甚烦躁，余视其目则胀出，鼻则鼓扇，脉则浮而且大，肺胀无疑矣。遂以越婢加半夏汤投之，一剂而减，再剂而愈。余曰：今虽愈，未可恃也，当以参术补元助养金气，使清肃下行，竟因循月许，终不调补，再发而不可救药矣。

文学顾明华，十年哮嗽，百药无功，诊其两寸数而涩，余曰：涩者，痰火风寒，久久盘踞，根深蒂固矣。须补养月余，行吐下之法，半年之间，凡吐下十次，服补剂百余，遂愈。更以补中益气为丸，加鸡子、秋石，服年许，永不复发。

补中益气汤见类中风。

六君子汤见真中风。

六味丸　**八味丸**见虚痨。

金匮肾气丸见肿胀。

白虎汤　**香薷饮**见暑中。

二陈汤见痰饮。

三拗汤　治寒燠不常，暴嗽喘急，鼻塞痰塞。

麻黄不去节　杏仁不去尖　甘草不炙，各等分

每服五钱，水一钟，姜五片，煎服取汗。

华盖散　治肺风痰喘。

麻黄去根节　紫苏子炒　杏仁炒，去皮尖　桑白皮炒　赤茯苓去皮　橘红各一钱　甘草五分

水一钟，姜五片，红枣一枚，煎一钟服。

渗湿汤 治湿伤身重而喘。

苍术 白术 甘草炙，各一两 茯苓去皮 干姜炮，各二两 橘红 丁香各二钱半

每服四钱，水一钟，枣二枚，姜三片，煎七分服。

越婢加半夏汤

麻黄六两 石膏半斤 生姜三两 甘草一两 半夏半升 大枣十五枚

水六升，先煎麻黄去上沫，内诸药，煮取三升，分温三服。

小青龙加石膏汤

麻黄 芍药 桂枝 细辛 甘草 干姜各三钱 五味子 半夏各半两 石膏二两

水一斗，先煮麻黄去上沫，内诸药，煮取三升，强人服一升，羸者减之，日三服。

四七汤 见咳嗽。

加减泻白散

桑白皮一两 地骨皮 知母 陈皮去白 桔梗各五钱 青皮去白 黄芩 甘草炙，各三钱

每服五钱，水二钟，煎一钟，食后服。

木防己汤

木防己三两 石膏鸡子大一块 桂皮二两 人参四两

水六升，煮取二升，分温再服。

千缗汤 治喘急有风痰。

半夏七枚，制熟 皂角去皮弦 甘草炙，各一钱

水一碗，煮减半，顿服。

半夏丸 伤风痰喘，兀兀欲吐，恶心欲倒。

半夏一两 槟榔 雄黄各三钱

上为细末，姜汁浸，蒸饼为丸，桐子大，每服五十丸，姜汤下。

定喘奇方 治稠痰壅盛，体肥而喘。

橘红二两 明矾五钱同炒香，去矾用 半夏一两五钱 杏仁麸炒，一两 瓜蒌仁去油，一两 甘草炙，七钱 黄芩酒炒，五钱 皂角去皮、弦、子，烧存性，三钱

上为末，淡姜汤打蒸饼糊为丸，绿豆大，每食后白汤下一钱，日二次，五日后下痰而愈。虚人每服七分。

《简易》黄丸子 清痰定喘及齁船。

雄黄研细，水飞 雌黄研细，各三钱 山栀仁七枚 绿豆四十九粒 明砒二分，细研，并生用

上为末，稀糊丸，绿豆大，每服一二丸，薄荷细茶汤临卧服。

清金丹 治食积痰哮喘，遇厚味即发。

萝卜子淘净，蒸熟，晒干，为末，一两 猪牙皂角烧存性，三钱

上以生姜汁浸蒸饼丸，绿豆大，每服三五十丸，咽下。

水哮方

芫花为末 大水上浮萍滤过 大米粉

上三味，搜为粿，清水煮熟，恣意食之。

压掌散 治男妇哮喘。

麻黄去节，二钱五分 炙甘草二钱 白果五枚，打碎

水煎，临卧服。

卷之十

云间李中梓士材父著
庄升初旸父
陆光起永白父
顾行云路父
张大启鲁开父　同参
门人　蒋起凤孟蕴父
李廷杰佐之父
范恒如九如父
徐化鳌神诸父

痹 行痹 痛痹 着痹

《内经》曰：风寒湿三气杂至，合而为痹也。痹者，闭也。风寒湿三气杂合，则壅闭经络，血气不行，则为痹也。其风气胜者为行痹；风者，善行而数变，故为行痹，行而不定，凡走注历节疼痛之类，俗名流火是也。寒气胜者为痛痹。寒气凝结，阳气不行，故痛楚甚异，俗名痛风是也。湿气胜者为着痹。肢体重着不移，或为疼痛，或为不仁。湿从土化，病多发于肌肉，俗名麻木是也。以冬遇此者为骨痹，以春遇此者为筋痹，以夏遇此者为脉痹，以至阴遇此者为肌痹，以秋遇此者为皮痹。凡风寒湿所为行痹、痛痹、着痹，又以所遇之时，所客之处，而命其名。非行痹、痛痹、着痹之外，别有骨痹、筋痹、脉痹、肌痹、皮痹也。骨痹不已，复感于邪，内舍于肾；筋痹不已，复感于邪，内舍于肝；脉痹不已，复感于邪，内舍于心；肌痹不已，复感于邪，内舍于脾；皮痹不已，复感于邪，内舍于肺。各以其时重感于风寒湿也。舍者，邪入而居之也。时者，气主之时，五脏各有所应也。病久不去，而复感于邪气必更深，故内舍其合而入于脏。

肺痹者，烦满喘而呕；肺在上焦，其脉循胃口，故为烦满喘而呕也。心痹者，脉不通，烦则心下鼓暴，上气而喘，嗌干，善噫，厥气上则恐。心合脉而痹气居之，故脉不通。心脉起于心中，其支者上夹咽，其直者却上肺，故其病如此。厥气，阴气也。心火衰则邪乘之，故神怯而恐。肝痹者，夜卧则惊，多饮，数小便，上为引如怀。肝藏魂，肝气痹则魂不安，故夜卧则惊。肝脉下者，过阴器，抵少腹，上者循喉咙之后，上入颃颡，故为病如此。肾痹者，善胀，尻以代踵，脊以代头。肾者胃之关，肾气痹则阴邪乘胃，故善胀。尻以代踵，足挛不能伸也；脊以代头，身偻不能直也。肾脉入跟中，上腨内，出腘内廉，贯脊属肾，故为是病。脾痹者，四肢懈惰，发咳，呕汁，上为大塞。脾主四肢，故为懈惰。其脉属脾络胃，上膈夹咽，气痹不行，故发咳呕汁，甚则上焦痞隔，为大塞不通也。肠痹者，数饮而出不得，中气喘争，时发飧泄。肠者兼大小肠而言，肠间病痹，则下焦之气不化，故虽数饮，而小便不得出。小便不出，则本末俱病，故与中气喘争，盖其清浊不分，故时发飧泄。胞痹者，少腹膀胱按之内痛，若沃以汤，涩于小便，上为清涕。胞者，膀胱之脬也，膀胱气闭，故按之内痛，水闭则蓄而为热，故若沃以汤，涩于小便也。膀胱之脉，从巅入络脑，故上为清涕。

愚按：《内经》论痹，四时之令，皆能为邪，五脏之气，各能受病，六气之中，风寒湿居其半，即其曰杂至。曰合，则知非偏受一气可以致痹。又曰：风胜为行痹，寒胜为痛痹，湿胜为着痹。即其下一胜字，则知但分邪有轻重，未尝非三气杂合为病也。皮肉筋骨脉各有五脏之合，初病在外，久而不去，则各因其合而内舍于脏。在外者祛之犹易，入脏者攻之实难。治外者散邪为亟，治脏者养正为先。治行痹者散风为主，御寒利湿，仍不可废。大抵参以补血之剂，盖治风先治血，血行风自灭也。治痛痹者，散寒为主，疏风燥湿，仍不可缺，大抵参以补火之剂，非大辛大温，不能释其凝寒之害也。治着痹者，利湿为主，祛风解寒，亦不可缺，大抵参以补脾补气之剂，盖土强可以胜湿，而气足自无顽麻也。提其大纲，约略如此，分条治法，别列于下。

筋痹，即风痹也。游行不定，上下左右，随其虚邪，与血气相搏，聚于关节。或赤或肿，筋脉弛纵，古称走注，今名流火。防风汤主之，如意通圣散、桂心散、没药散、虎骨丸、十生丹、一粒金丹、乳香应痛丸。脉痹，即热痹也。脏腑移热，复遇外邪，客搏经络，留而不行，故㿔痹；肌肉热极，唇口反裂，皮肤色变，升麻汤主之。肌痹，即着痹、湿痹也。留而不移，汗多，四肢缓弱，皮肤不仁，精神昏塞，今名麻木，神效黄芪汤主之。皮痹者，邪在皮毛，瘾疹风疮，搔之不痛，宜疏风养血。骨痹，即寒痹、痛痹也，痛苦切心，四肢挛急，关节浮肿，五积散主之。肠痹者，五苓散加桑皮、木通、麦门冬。胞痹者，肾着汤、肾沥汤。五脏痹，五痹汤。肝痹加枣仁、柴胡；心痹加远志、茯神、麦门冬、犀角；脾痹加厚朴、枳实、砂仁、神曲；肺痹加半夏、紫菀、杏仁、麻黄；肾痹加独活、官桂、杜仲、牛膝、黄芪、萆薢。

脉候

大而涩为痹，脉急亦为痹。肺脉微为肺痹，心脉微为心痹。右寸沉而迟涩为皮痹，左寸结不流利为血痹，右关脉举按皆无力而涩为肉痹，左关弦紧而数，浮沉有力为筋痹。

医　案

文学陆文湖，两足麻木，自服活血之剂不效，改服攻痰之剂又不效，经半载后，两手亦麻，左胁下有尺许不知痛痒。余曰：此经所谓着痹也。六脉大而无力，气血皆损。用神效黄芪汤，加茯苓、白术、当归、地黄，十剂后小有效，更用十全大补五十余剂始安。

孝廉王春卿，久患流火，靡药弗尝，病势日迫，商之余曰：尚可疗否？余曰：经年之病，且痛伤元气，非大补气血不可。春卿曰：数月前曾服参少许，痛势大作，故不敢用。余曰：病有新久之不同，今大虚矣，而日从事于散风清火，清火则脾必败，散风则肺必伤。言之甚力，竟不能决，遂致不起。

盐贾叶作舟，遍体疼痛，尻髀皆肿，足膝挛急。余曰：此寒伤荣血，筋脉为之引急，《内经》所谓痛痹也。

用乌药顺气散七剂而减，更加白术、桂枝，一月而愈。

防风汤

杏仁去皮尖　当归酒洗　赤茯苓去皮　防风各一钱　黄芩　秦艽　葛根各二钱　羌活八分　桂枝　甘草各五分

水二钟，姜三片，煎七分，入好酒半钟，食远服。

如意通圣散　治走注疼痛。

当归去芦　陈皮去白　麻黄去节　甘草炙　川芎　御米壳去顶蒂膈　丁香各等分

上用慢火炒令黄色，每服五钱，水二钟，煎一钟服。如腰脚痛，加虎骨、乳香、没药；心痛加乳香、良姜。此治痹痛之仙药也。

桂心散

桂心　漏芦　威灵仙　芎䓖　白芷　当归去芦　木香　白僵蚕炒　地龙炒，去土，各半两

上为细末，每服二钱，温酒下。

没药散　治遍身百节走注疼痛。

没药二两，另研　虎骨四两，醋炙

上为细末，每服五钱，酒下，日再服。

小乌犀丸

乌犀角　干蝎炒　白僵蚕炒　地龙去土　朱砂水飞　天麻煨　羌活去芦　芎䓖　防风去芦　甘菊花去蒂　蔓荆子各一两　麝香另研　牛黄另研　干姜炮，各五钱　虎胫骨醋炙　当归去芦　败龟　白花蛇酒浸　天南星姜制　肉桂去粗皮　附子炮，去皮脐　海桐皮　木香忌火　人参去芦，各七钱

为细末，研匀，炼蜜丸，弹子大，每服一丸，温酒

或薄荷汤嚼下。

虎骨丸

虎骨四两，醋炙　五灵脂醋淘，去沙　白僵蚕炒　地龙去土，炒　白胶香另研　威灵仙各一两　川乌头三两，炮　胡桃肉二两半，去衣，研

为末，酒糊丸，梧子大，每服十丸，空心酒下，日二服。

十生丹

天麻　防风去芦　羌活去芦　独活去芦　川乌　草乌去芦　何首乌　当归去芦　海桐皮　川芎各等分，俱生用

上蜜丸，每丸重一钱，每服一丸，茶汤磨服。

一粒金丹

草乌头锉炒　五灵脂各一两　地龙去土，炒　木鳖子去壳，各半两　白胶香一两，另研　细墨煅　乳香各半两，研　没药另研　当归去芦，各一两　麝香一钱，另研

为末，糯米糊丸，桐子大，每服三丸，温酒下，服药后微汗为效。

乳香应痛丸

草乌头一两半，炒　五灵脂　赤石脂各一两，研　乳香半两，另研　没药五钱，另研

上为末，醋糊丸，鸡豆大，每服十五丸，空心温酒送下，日二服。

升麻汤

升麻三钱　茯苓去皮木　人参　防风　犀角镑　羚羊角镑　羌活各一钱　官桂三分

水二钟，煎八分，入竹沥半酒钟服。

神效黄芪汤

黄芪二钱　人参去芦　白芍药　炙甘草各一钱　蔓荆子二分　陈皮去白，五分

水二钟，煎一钟，去渣，临卧服。小便涩加泽泻；有热加酒炒黄柏；麻木虽有热，不用黄柏，再加黄芪一钱；眼缩小去芍药。忌酒、醋、湿、面、葱、蒜、韭、生、冷。

人参益气汤　治夏月麻木，倦怠嗜卧。

黄芪八钱　人参　生甘草各五钱　炙甘草二钱　芍药三钱　升麻二钱　柴胡二钱半　五味子一百二十粒

每服半两，水二钟，煎一钟，空心服。服后眠稳，于麻痹处按摩屈伸，午前又一服。

第二次药，煎服如前。黄芪八钱　红花五分　陈皮一钱　泽泻五分

第三次服药　黄芪六钱　黄柏一钱二分　陈皮三钱　泽泻　升麻各二钱　白芍药五钱　生甘草四钱　五味子一百粒　生黄芩八钱　炙甘草一分

分四服，煎服如前法。秋去五味子，冬去生黄芩。此方大效。

五积散　治感冒寒邪，头痛身痛，寒痹大痛，无问内伤生冷，外感寒邪皆效。

苍术泔浸去皮，二十四两　厚朴去粗皮，姜制　干姜各四两，炮　枳壳去穰，麸炒　麻黄去根节　陈皮去白，各六两　桔梗去芦，十二两　半夏汤洗七次　白芷　茯苓　当归　川芎　炙甘草　肉桂　芍药各三两

每服四钱，水一钟，姜三片，葱白三根，煎七分，热服。夹气加吴茱萸，调经催生加艾、醋。

五苓散 见伤寒。

肾着汤 见腰痛。

肾沥汤

麦门冬去心　五加皮　犀角各一钱半　赤芍药煨　桔梗　杜仲姜汁炒，去丝　木通各一钱　桑螵蛸一个

水一钟，入羊肾少许，煎八分，食前服。

五痹汤 治五脏痹。

人参　茯苓　当归酒洗　白芍药煨　川芎各一钱，肝、心、肾三痹当倍用之　五味子十五粒　白术一钱，脾痹倍之　细辛七分　甘草五分

水二钟，姜一片，煎八分，食远服。

痿 手足痿软而无力，百节缓纵而不收，证名曰痿。

经曰：肺热叶焦，则皮毛虚弱急薄，著则生痿躄也。肺痿者，皮毛痿也。盖热乘肺金，在内则为叶焦，在外则为皮毛虚弱急薄。若热气留着不去，久而及于筋脉骨肉，则病生痿躄。躄者，足弱不能行也。心气热则下脉厥而上，上则下脉虚，虚则生脉痿，枢折挈，胫纵而不任地也。心痿者，脉痿也，心热则火炎，故三阴在下之脉，亦皆厥逆而上，上逆则下虚乃生。脉痿者，四肢关节之处如枢纽之折而不能提挈，足胫纵缓而不能任地也。肝气热则胆泄口苦，筋膜干

则筋急而挛，发为筋痿。肝痿者，筋痿也。胆附于肝，肝热则胆泄，故口苦，筋膜受热，则血液干，故拘挛而为筋痿也。脾气热则胃干而渴，肌肉不仁，发为肉痿。脾痿者，肉痿也。脾与胃以膜相连，而开窍于口，故脾热则胃干而渴。脾主肌肉，热蓄于内，则精气耗伤，故肌肉不仁，发为肉痿。肾气热则腰脊不举，骨枯而髓减，发为骨痿。肾痿者，骨痿也。腰者，肾之府，其脉贯脊，其主骨髓，故肾热则见证若此。肺者，脏之长也，为心之盖也。此言五脏之痿，皆因肺热最高，故为脏长覆于心上，故为心盖。有所失亡，所求不得，则发肺鸣，鸣则肺热叶焦。失亡不得，则悲哀动中而伤肺，气郁生火，故呼吸有声，发为肺鸣。金脏病则失其清肃之化，故热而叶焦。五脏因肺热叶焦，发为痿躄。肺主气以行营卫，为相傅以节制五脏，则一身皆治，故五脏之痿，皆因于肺气热，故五脏之阴皆不足，此痿躄所以生于肺也。五痿虽异，总名痿躄。论痿者独取阳明何也？阳明者，五脏六腑之海，主润宗筋，宗筋主束骨而利机关也。阳明者，胃也，主纳水谷，化精微以资养表里，故为五脏六腑之海，而下润宗筋，宗筋者，前阴所聚之筋也，为诸筋之会，凡腰脊溪谷之筋，皆属于此，故主束骨而利机关也。冲脉，经脉之海也，主渗灌溪谷，阳明合于宗筋。冲脉为十二经之海，故主渗灌溪谷。冲脉起于气街，并少阴之经，夹脐上行，阳明脉亦夹脐旁去中行二寸下行，故皆会于宗筋。阴阳总宗筋之会，会于气街，而阳明为之长，皆属于带脉而络于督脉。宗筋聚于前阴，前阴者，足之三阴、阳明、少阳及冲、任、督、跻九脉之所会也。九者之中，阳明为脏腑之海，冲为经脉之海，此一阴一阳，总乎其间，故曰阴阳总宗筋之会也。会于气街者，气街为阳明之正脉，故阳明独为之长。带脉者起于季胁，围身一周；督脉者起于会阴，分三歧为任冲，而上行腹背，故诸经者皆联属于带脉，支络于督脉也。故阳明虚则宗筋纵，带脉不引，故足痿不用也。阳明虚则血气少，不能润养宗筋，故弛纵，宗筋纵则带脉不能收引，故足痿不用，所以当治阳明也。

愚按：痿者，重疾也。故《内经》迭出诸篇，而前哲之集方论者，或附见于虚痨，或附见于风湿，大失经旨。赖丹溪特表而出之，惜乎言之未备也。经言病本虽五脏各有，而独重太阴肺经；经言治法虽诸经各调，而独重阳明胃经，此其说何居乎？肺金体燥，居上而主气化，以行令于一身，畏火者也。五脏之热火熏蒸则金被克，而肺热叶焦，故致疾有五脏之殊，而手太阴之地未有不伤者也。胃土体湿居中而受水谷，以灌溉于四肢，畏木者也。肺经之受邪失正，则木无制而侮其所胜。故治法有五脏之分，而足阳明之地，未有或遗者也。

夫既曰肺伤，则治之亦宜在肺矣，而岐伯独取阳明，又何也？《灵枢》所谓真气所受于天，与谷气并而充身，阳明虚则五脏无所禀，不能行血气、濡筋骨、利关节，故百体中随其不得受水谷处，不用而为痿，不独取阳明而何取哉？丹溪所以云：泻南方则肺金清而东方不实，何胃伤之有？补北方则心火降而西方不虚，何肺热之有？斯言当矣。若胃虚减食者，当以芳香辛温之剂治之；若拘于泻南之说，则胃愈伤矣。藿香养胃汤。诚能本此施治，其于痿也，思过半矣。至于七情六淫，夹有多端，临病制方，非笔舌所能罄耳。

治法

心气热则脉痿，铁粉、银箔、黄连、苦参、龙胆草、石蜜、牛黄、龙齿、秦艽、白鲜皮、牡丹皮、地骨皮、雷丸、犀角之属。肝气热则筋痿，生地黄、天门冬、百合、紫葳、白蒺藜、杜仲、萆薢、菟丝子、川牛膝、防风、黄芩、黄连之属。脾气热则肉痿，二术、二陈、霞天膏之属。肾气热则骨痿，金刚丸、牛膝丸、加味四斤丸、煨肾丸。肺热痿，黄芪、天麦门冬、石斛、百合、山药、犀角、通草、桔梗、枯芩、山栀、杏仁、秦艽之属。夹湿热，健步丸加黄柏、苍术、黄芩或清燥汤。湿痰，二陈、二妙、竹沥、姜汁。血虚，四物汤、二妙散、补阴丸。气虚，四君子汤合二妙散。气血俱虚，十全大补汤。食积，木香槟榔丸。死血，桃仁、红花、蓬术、穿山甲、四物汤。实而有积，三化汤、承气汤，下数十遍而愈。肾肝下虚，补益肾肝丸、神龟滋阴丸、补益丸、虎潜丸。

医　　案

太学朱修之，八年痿废，更医累百，毫未无功。一日读余《颐生微论》，千里相招。余诊之，六脉有力，饮食若常，此实热内蒸，心阳独亢，证名脉痿。用承气汤，下六七行，左足便能伸缩。再用大承气，又下十余行，手中可以持物。更用黄连、黄芩各一斤，酒蒸大黄八两，蜜丸，日服四钱，以人参汤送。一月之内，去积滞不可胜数，四肢皆能展舒。余曰：今积滞尽矣。煎三才膏十斤与之，服毕而应酬如故。修之家世金陵，嗣后遂如骨肉，岁时通问馈遗，越十载不懈。

崇明文学倪君俦，四年不能起于床，延余航海治之，简其平日所服，寒凉者十六，补肝肾者十三，诊其脉大而无力。此营卫交虚。以十全大补加秦艽、熟附各一钱，朝服之；夕用八味丸加牛膝、杜仲、远志、萆薢、虎骨、龟板、黄柏，温酒送七钱，凡三月而机关利。

藿香养胃汤 治胃虚不食，筋无所养而成痿。

藿香 白术炒透 人参 茯苓 苡仁 半夏曲 乌药 神曲炒 缩砂炒，各一钱半 荜澄茄 甘草炒，各一钱

水二钟，姜五片，枣二枚，煎一钟服

二陈汤见痰饮。

霞天膏 即倒仓法，见积聚。

清燥汤见类中风

金刚丸 治肾虚精败骨痿。

萆薢 杜仲炒，去丝 肉苁蓉酒浸 菟丝子酒浸，各等分

上为末，酒煮猪腰子和丸，梧子大，每服五钱，空心温酒送下。

牛膝丸 治肾肝虚，骨痿筋弱。

牛膝酒浸 萆薢 杜仲炒，去丝 白蒺藜 防风 菟丝子酒浸 肉苁蓉酒浸，等分 官桂减半

制服同金刚丸。

加味四斤丸 治肾肝虚，筋骨痿。

肉苁蓉酒浸 牛膝酒浸 天麻 木瓜 鹿茸去毛，切，酥焙 熟地黄 五味子酒浸 菟丝子酒浸，另研，各

等分

上为细末，蜜丸，梧子大，每服五钱，空心酒下。

煨肾丸 治肝脾肾伤，宜缓中消谷益精。

牛膝 萆薢 杜仲炒，去丝 白蒺藜 防风 菟丝子酒浸 肉苁蓉酒浸 胡芦巴 补骨脂酒炒，等分 肉桂减半

上为末，将猪腰子制同食法，和蜜杵丸，梧子大，每服五钱，空心酒送，治腰痛甚效。

健步丸

羌活 柴胡各五钱 防风三钱 川乌一钱 滑石炒，五钱 泽泻三钱 防己酒洗，一两 苦参酒洗，一钱 肉桂 甘草炙 瓜蒌根酒制，各五钱

上为末，酒糊丸，梧子大，每服二钱，煎愈风汤见中风空心送下。

虎潜丸

龟板 黄柏各四两 知母 熟地黄各二钱 牛膝三两半 芍药一两半 锁阳 虎骨酥炙 当归各一两 干姜半两 陈皮七钱半

为末，酒糊丸，加附子更妙。

补阴丸

黄柏 知母俱盐酒拌炒 熟地黄 败龟板酥炙 白芍药煨 陈皮 牛膝酒浸，各二两 虎胫骨酥炙 锁阳酒浸，酥炙 当归酒洗，各一两半 冬加干姜五钱

上为末，酒煮羯羊肉为丸，盐汤下。

四物汤 **四君子汤** **三化汤** 俱见真中风。

大小承气汤 见伤寒。

补益肾肝丸

柴胡　羌活　生地黄　苦参炒　防己炒，各五分　附子炮　肉桂各一钱　当归二钱

上细末，熟水丸如芡实大，每服四钱，温水送下。

神龟滋阴丸　治足废，名曰痿厥。

龟板四两，酒浸　黄柏炒　知母炒，各二两　枸杞子　五味子　锁阳各一两　干姜半两

为末，猪脊髓为丸，梧子大，每服五钱。

补益丸

白术二两　生地酒浸，一两半　龟板酒浸，炙　锁阳酒浸　归身酒浸　陈皮　杜仲牛膝各一两　干姜七钱　黄柏炒　虎胫骨酒浸　茯苓各半两　五味子二钱　甘草炙，一钱　白芍药酒煨　菟丝子酒蒸，研如糊，入余药末，晒干，各一两

上末，紫河车为丸，每服五钱。

惊

经曰：东方青色，入通于肝，其病发惊骇。肝应东方，于卦为震，于象为风，风木多振动，故病为惊骇。又曰：足阳明之脉病，恶人与火，闻木音则惕然而惊者，土恶木也。阳明多气多血，血气壅则易热，热则恶火，阳明气厥，则为忧惊，故恶人之烦扰也。

愚按：外有危险，触之而惊，心胆强者，不能为

害；心胆怯者，触而易惊。气郁生涎，涎与气搏，变生诸证，或短气或自汗，并温胆汤，呕则以人参代竹茹。眠多异梦，随即惊觉，温胆汤加枣仁、莲子，以金银煎下，或镇心丹、远志丸、妙香散、琥珀养心丹、定志丸。卧多惊魇，口中有声，珍珠母丸、独活汤。外物卒惊，宜行镇重，密陀僧细末，茶调一钱，或黄连安神丸。或热郁生痰，寒水石散。或气郁生痰，加味四七汤。丹溪曰：惊则神出于舍，舍空得液，痰涎永系于胞络之间，控涎丹加辰砂、远志。

脉候

寸口脉动为惊，惊者其脉止而复来，其人目睛不转，不能呼气。

温胆汤 治心胆虚怯，触事易惊，或梦寐不祥，心惊胆慑，气郁生涎，或短气，或自汗。

半夏汤洗 枳实 竹茹各一两 橘皮一两半，去白 甘草炙，四钱 白茯苓七钱

每服五钱，水一碗，姜七片，枣一枚，煎服。

镇心丸 治心血不足，怔忡多梦，如堕崖谷。

酸枣仁炒，二钱半 车前子去土 白茯苓去皮 麦门冬去心 五味子 茯神去木 肉桂各一两二钱半 熟地黄酒浸，蒸 龙齿 天门冬去心 远志甘草水煮，去心 山药姜制，各一两半 人参 朱砂水飞为衣，各半两

上为末，蜜丸，梧子大，每服三钱，空心米汤下。

远志丸

远志去心，姜汁腌 石菖蒲各五钱 茯神 茯苓 人

参　龙齿各一两

为末，蜜丸，梧子大，辰砂为衣，熟水送下三钱。

妙香散见心腹诸痛及遗精。

琥珀养心丹　治心跳善惊。

琥珀另研，二钱　龙齿煨，另研，一两　远志甘草汤煮，去木　石菖蒲　茯神　人参　酸枣仁炒，各五钱　当归　生地黄各七钱　黄连三钱　柏子仁五钱　朱砂另研，三钱　牛黄另研，一钱

上为末，猪心血丸，黍米大，金箔为衣，灯心汤送五钱。

定志丸

菖蒲炒　远志去心，各二两　茯神　人参各三钱

为末，蜜丸梧子大，朱砂为衣，米饮下三钱。

珍珠母丸　治肝虚受风，卧若惊状。

珠母研细，七钱五分　当归　熟地黄各一两半　人参　酸枣仁　柏子仁　犀角　茯苓各一两　沉香　龙齿各半钱

上为末，炼蜜丸桐子大，辰砂为衣。每服三钱，金银薄荷汤下。

黄连安神丸　治心乱烦热，胸中气乱，兀兀欲吐，膈上伏热。

朱砂一钱，水飞　黄连酒炒，一钱半　甘草炙，五分　生地黄　当归头各一钱

上为极细末，蒸饼丸黄米大，每服十丸，津下。

独活汤

独活　羌活　人参　前胡　细辛　半夏　五味子

沙参　白茯苓　酸枣仁炒　甘草各一两

上为末，每服四钱，水一钟，姜三片，乌梅半个，煎七分服。

寒水石散

寒水石煅　滑石水飞，各一两　生甘草二钱半

为末，每服二钱，姜枣汤下。

加味四七汤

半夏姜制，二钱五分　厚朴姜制　茯苓去皮，各一钱半　苏叶　茯神各一钱　远志去心　菖蒲　甘草各半钱

水二钟，姜三片，红枣一枚，煎一钟服。

控涎丹

甘遂去心　紫大戟去皮　白芥子各等分

上为末，煮糊丸桐子大，临卧淡姜汤下七丸。

悸 心忪也，筑筑然跳动也

经曰：心痹者，脉不通，烦则心下鼓。闭而不通，病热郁而为涎，涎成则烦，心下鼓动。鼓者，跳动如击鼓也，五痹汤加茯神、远志、半夏。

愚按：经文及《原病式》云：水衰火旺，心胸躁动，天王补心丹主之。《伤寒论》曰：心为火而恶水，水停心下，筑筑然跳动不能自安，半夏麻黄丸、茯苓饮子。亦有汗吐下后，正气虚而悸不得卧者，温胆汤。丹溪责之虚与痰，辰砂远志丸，有饮者控涎丹。症状不齐，总不

外于心伤而火动，火郁而生涎也。若夫虚实之分，气血之辨，痰与饮，寒与热，外伤天邪，内伤情志，是在临证者详之。

五痹汤 见痹。

控涎丹 **温胆汤** 俱见惊。

天王补心丹 壮水补心，清热化痰，定惊悸。

人参五钱 当归酒浸 五味子 麦门冬去心 天门冬去心 柏子仁 酸枣仁各一两 白茯苓 玄参 丹参 桔梗 远志各五钱 生地黄四两 黄连酒洗，炒，二两

为末，蜜丸桐子大，朱砂为衣，每服三钱，灯心、竹叶煎汤送下。

半夏麻黄丸

半夏 麻黄各等分

为末，蜜丸桐子大，每服一钱，日三服。

茯苓饮子 治痰饮伏于心胃，悸动不已。

赤茯苓去皮 熟半夏 白茯神去木 麦门冬去心 橘红各二钱 槟榔 沉香忌火 甘草炙，各一钱二分

水二钟，姜三片，煎八分，食远服。

辰砂远志丸 安心神，化风痰。

石菖蒲去毛 远志去心 人参 茯神去木 辰砂各半两 川芎 山药 铁粉 麦门冬去心 细辛 天麻 半夏曲 南星炒黄 白附子生，各一两

为末，生姜五两，取汁入水煮糊，丸如绿豆大，别以朱砂为末，每服一钱。临卧姜汤服。

恐

经曰：在脏为肾，在志为恐。又云：精气并于肾则恐。恐者，肾之情志。下章之言他脏者，亦莫不由于肾也。肝藏血，血不足则恐。肝者，肾之子也，水强则胆壮，水薄则血虚而为恐矣。胃为恐。胃属土，肾属水，土邪伤水，则为恐也。心怵惕思虑则伤神，神伤则恐惧自失。心藏神，神伤则心怯，所以恐惧自失，火伤畏水之故。

按：经文论恐，有肾、肝、心、胃四脏之分。而肝胆于肾，乙癸同源者也；胃之于肾，侮所不胜者也；心之于肾，畏其所胜者也。故恐之一证，属肾之本志，而旁及于他脏，治法则有别焉。治肾伤者，宜味厚，枸杞、远志、地黄、山茱萸、茯苓、牛膝、杜仲之属。治肝胆者，宜养阴，枣仁、山茱萸、牡丹皮、白芍药、甘草、龙齿之属。治阳明者，壮其气，四君子汤倍用茯苓。治心君者，镇其神，朱砂、琥珀、金银箔、犀角、龙齿之属。

人参散　治肝肾虚而多恐，不能独卧。

人参　枳壳　五味子　桂心　甘菊花　茯神　山茱萸　枸杞子各七钱半　柏子仁一两　熟地黄一两

上为细末，每服二钱，温酒调下。

茯苓散　治胆胃不足，心神恐怯。

茯苓一两　远志　防风　细辛　白术　前胡　人参　桂心　熟地黄　甘菊花各七钱半　枳壳半两

上为粗末，每服三钱，水一钟，姜三片，煎至六分，温服。

补胆防风汤 治胆虚目暗眩冒，梦见闻讼，恐惧而色变。

防风一钱 人参七分 细辛 芎䓖 甘草 茯神 独活 前胡各八分

为末，每服四钱，水钟半，枣二枚，煎八分服。

医 案

一儒者久困场屋，吐衄盈盆，尩羸骨立，梦斗争恐怖，遇劳即发，补心安神，投之漠如。一日读《素问》，乃知魂藏于肝，肝藏血，作文苦，衄血多，则魂失养，故交睫即魇，非峻补不可。而草木力薄，以酒溶鹿角胶空腹饮之，五日而安卧，一月而神宁。鹿角峻补精血，血旺神自安也。

健 忘

经曰：上气不足，下气有余，肠胃实而心气虚，虚则营卫留于下，久之不以时上，故善忘也。上气者，心家之清气也；下气者，肠胃之浊气也。营卫留于下，则肾中之精气不能时时上交于心，故健忘。肾盛怒而不止则伤志，志伤则喜忘其前言。怒本肝之志，而亦伤肾者，肝肾为子母，气相通也。肾藏志，志伤则意失而善忘其前言也。血并于下，气并于上，乱而喜忘。血并于下，则无以养其心，气并于上，则无以充其肾。水下火上，坎离不交，乱其揆度，故喜忘也。

愚按：《内经》之原健忘，俱责之心肾不交，心不下交于肾，浊火乱其神明，肾不上交于心，精气伏而不用。火居上则因而为痰，水居下则因而生躁。扰扰纭纭，昏而不宁，故补肾而使之时上，养心而使之善下，则神气清明，志意常治，而何健忘之有？

治法

思虑过度，归脾汤。精神衰倦，人参养荣汤、宁志膏。痰迷心窍，导痰汤送寿星丸。心肾不交，朱雀丸。

归脾汤 治思虑伤心脾，健忘怔忡。

人参 茯神 龙眼肉 黄芪 酸枣仁炒，研 白术各二钱半 当归 远志各一钱 木香 甘草各三分

水二钟，姜五片，红枣一枚，煎一钟服。

人参养荣汤 见虚痨。

导痰汤 见痰饮。

宁志膏

人参 酸枣仁各一两 辰砂五钱 乳香二钱半

为末，蜜丸，弹子大，每服一丸，薄荷汤送下。

寿星丸

南星一斤，掘坑深二尺，炭五斤，坑内烧红，扫净，酒浇，南星下坑急盖密一宿，焙 琥珀四两，另研 朱砂一两，水飞，一半为衣

猪心血三个，生姜汁打面糊丸，如梧子大，每服三

钱，人参汤空心送下，日三服。

朱雀丸

沉香一两　茯神四两

为末，蜜丸，小豆大，每服三十丸，人参汤下。

不得卧

经曰：卫气不得入于阴，常留于阳。留于阳则阳气满，阳气满则阳跻盛，不得入于阴，则阴气虚，故目不瞑矣。行阳则寤，行阴则寐，此其常也。失其常则不得静而藏魂，所以目不得瞑。胃者，六腑之海，其气下行，阳明逆不得从其道，故不卧。《下经》曰：胃不和则卧不安，此之谓也。寤从阳而主上，寐从阴而主下，胃气上逆，则壅于肺而息有音，不得从其阴降之道，故卧不安也。又曰：卧则喘者，水气之客也。夫水者，循津液而流，肾者水脏，主津液，主卧与喘也。卧则喘者，亦不得卧也。水病者，其本在肾，其末在肺，故为不得卧，卧则喘者，标本俱病也。

愚按：《内经》及前哲诸论详考之，而知不寐之故，大约有五：一曰气虚，六君子汤加酸枣仁、黄芪。一曰阴虚，血少心烦，酸枣仁一两、生地黄五钱、米二合，煮粥食之。一曰痰滞，温胆汤加南星、酸枣仁、雄黄末。一曰水停，轻者六君子汤加菖蒲、远志、苍术，重者控涎丹。一曰胃不和，橘红、甘草、石斛、茯苓、半夏、神曲、山楂之类。

大端虽五，虚实寒热，互有不齐，神而明之，存乎其人耳！

六君子汤 见真中风。

温胆汤 **控涎丹** 俱见惊。

酸枣汤 治虚痨，虚烦不得眠。

酸枣仁一两 甘草一钱 知母 茯苓 芎䓖各二钱

水二钟，煎八分服。

鳖甲丸 治四肢无力，胆虚不眠。

鳖甲 酸枣仁 羌活 牛膝 黄芪 人参 五味子各等分

为末，蜜丸，梧子大，每服三钱，温酒送下。

羌活胜湿汤 治卧而多惊，邪在少阳、厥阴。

羌活 独活 藁本 防风各一钱 蔓荆子三钱 川芎二分 甘草炙，五分

水二钟，煎一钟，食后服。

不能食

东垣云：胃中元气盛，则能食而不伤，过时而不饥。脾胃俱旺，能食而肥；脾胃俱虚，不能食而瘦。由是言之，则不能食皆作虚论。若伤食恶食，心下痞满，自有治法，不在此例。罗谦甫云：脾胃弱而食少，不可克伐，补之自然能食。许学士云：不能食者，不可全作脾治。肾气虚弱，不能消化饮食，譬之釜中水谷，下无火力，

其何能熟？严用和云：房劳过度，真阳衰弱，不能上蒸脾土，中州不运，以致饮食不进。或胀满痞塞，或滞痛不消，须知补肾。肾气若壮，丹田火盛，上蒸脾土，脾土温和，中焦自治，膈开能食矣。

愚按： 脾胃者，具坤顺之德，而有乾健之运，故坤德或惭，补土以培其卑监；乾健稍弛，益火以助其转运。故东垣、谦甫以补土立言，学士、用和以壮火垂训，盖有见乎土强则出纳自如，火强则转输不怠。火者，土之母也，虚则补其母，治病之常经。每见世俗，一遇不能食者，便投香、砂、枳、朴、曲、卜、楂、芽，甚而用黄连、山栀，以为开胃良方，而夭枉者多矣。不知此皆实则泻子之法，因脾胃间有积滞，有实火，元气未衰，邪气方张者设也。虚而伐之，则愈虚；虚而寒之，遏真火生化之元，有不败其气而绝其谷乎？且误以参术为滞闷之品，畏之如砒酖，独不闻经云：虚者补之，又云：塞因塞用乎？又不闻东垣云：脾胃之气，实则枳实、黄连泻之，虚则白术、陈皮补之乎？故不能食皆属脾虚，四君子汤、补中益气汤。补之不效，当补其母，八味地黄丸、二神丸。夹痰宜化，六君子汤。夹郁宜开，育气汤。仇木宜安，异功散加沉香、木香。子金宜顾，肺金虚则盗窃土母之气以自救，而脾益虚，甘、桔、参、苓之属。夫脾为五脏之母，土为万物之根。安谷则昌，绝谷则亡，关乎人者至为切亟，慎毋少忽！

医　案

文学倪念岚，累劳积郁，胸膈饱闷，不能饮食，服消食之剂不效，改而理气，又改而行痰，又改而开郁，又改而清火，半载之间，药百余剂，而病势日增，惶惧不知所出，始来求治于余。余先简其方案，次诊其六脉，喟然叹曰：脉大而软，两尺如丝，明是火衰不能生土，反以伐气寒凉投之，何异于人既入井，而又下石乎？遂以六君子汤加益智、干姜、肉桂各一钱，十剂而少苏。然食甚少也。余劝以加附子一钱，兼用八味丸调补，凡百余日而复其居处之常。

新安程幼安，食少腹闷，食粥者久之。偶食蒸饼，遂发热作渴，头痛呕逆，或以伤寒治之，或以化食破气之药投之，俱不效，势甚危迫。余诊之，谓其兄季涵曰：脉无停滞之象，按之软且涩，是脾土大虚之证也，法当以参术理之。众皆不然，予曰：病势已亟，岂容再误？遂以四君子汤加沉香、炮姜与之，数剂而减，一月而安。

和中丸 开胃进食。

人参 白术各三两 干姜 甘草 陈皮 木瓜去穰，各一两

为末，水丸，白汤送三钱。

七珍散 开胃养气，补脾进食。

人参 白术酒炒，各一两半 黄芪蜜炙 白茯苓 陈黄米炒焦黑 砂仁炒，各一两 甘草姜汁炒，五钱

为末，每服三钱，姜、枣汤送。

二神丸 破故纸补肾为癸水，肉豆蔻补脾为戊土，戊癸化火，进食妙方。

破故纸炒，四两 肉豆蔻生，二两

为末，肥枣四十九枚，生姜四两，切片同煮烂。去姜取枣，剥皮核，研膏为丸，桐子大。每服三钱，盐汤下。

育气汤

木香　丁香　藿香　人参　白术　茯苓　砂仁　白豆蔻　荜澄茄　炙甘草各半两　山药一两　橘红　青皮去白，各二钱半　白檀香半两

为末，每服二钱，木瓜汤送下。

资生丸

白术泔浸，土蒸九次，晒九次，切片炒黄，三两　人参去芦，饭上蒸热，三两　茯苓去皮，飞去筋，乳拌，饭上蒸，晒干，一两五钱　橘红　山楂肉蒸　神曲炒，各二两　川黄连姜汁炒枯　白豆蔻　泽泻去毛，炒，各三钱　桔梗炒　藿香洗　甘草蜜炙，各五钱　白扁豆炒，去壳　莲肉去心，各一两　薏苡仁淘炒，三两　山药炒　麦芽炒　芡实炒，各一两五钱

为末，蜜丸，每丸二钱，每服一丸，淡姜汤磨服。

汗

睡则汗出，醒则倏收，曰盗汗。不分寤寐，不因劳动，自然汗出，曰自汗。

经云：阳气有余，为身热无汗，阴气有余，为多汗身寒。阳有余者阴不足，故身热无汗；阴有余者阳不足，故多

汗身寒，以汗本属阴也。饮食饱甚，汗出于胃；惊而夺精，汗出于心；持重远行，汗出于肾；疾走恐惧，汗出于肝；摇体劳苦，汗出于脾。血之与汗，异名同类，故夺血者无汗，夺汗者无血。血与汗同，夺则重伤其阴，主死。夺者，迫之使出。肾病者，寝汗憎风。肾伤则阴虚，故寝而盗汗出也。

愚按：心之所藏，在内者为血，在外者为汗，汗者，心之液也；而肾主五液，故汗证未有不由心肾虚而得者。心阳虚不能卫外而为固，则外伤而自汗；肾阴衰不能内营而退藏，则内伤而盗汗。然二者之汗，各有冷热之分，因寒气乘阳虚而发者，所出之汗必冷，因热气乘阴虚而发者，所出之汗必热。虽然热火过极，亢则害，承乃制，反兼胜已之化，而为冷者有之，此又不可不察也。至夫肺虚者，固其皮毛，黄芪六一汤、玉屏风散。脾虚者，壮其中气，补中益气汤、四君子汤。心虚者，益其血脉，当归六黄汤。肝虚者，禁其疏泄，白芍、枣仁、乌梅。肾虚者，助其封藏，五味、山茱萸、龙骨、地骨皮、牡蛎、远志、五倍子、何首乌。五脏之内，更有宜温、宜清、宜润、宜燥，岂容胶一定之法，以应无穷之变乎？

脉候

肺脉软而散者，当病灌汗。肺脉缓甚为多汗。尺涩脉滑谓之多汗。尺肤涩而尺脉滑，主阴伤也，若汗出如胶之粘，如珠之凝，或淋漓如雨，揩拭不逮者难治。

黄芪建中汤　治血气虚而自汗。

黄芪　肉桂各一钱半　白芍药三钱　甘草一钱

水二钟，煨姜五片，枣二枚，煎一钟，入稠饴一大匙，再煎一沸汤。旧有微溏或呕者，不用饴。

芪附汤 治气虚阳弱，自汗体倦。

黄芪去芦，蜜炙 附子炮去皮脐，等分

每服四钱，水一钟，姜十片，煎八分服。

参附汤

人参三钱 附子炮，去皮脐，一钱

水一钟，姜三片，煎六分服。

黄芪六一汤

黄芪六两，去芦，蜜炙 甘草一两，炙

每服五钱，水一钟，枣一枚，煎七分服。

玉屏风散

防风 黄芪各一两 白术二两

每服三钱，水一钟，姜三片，煎六分服。

白术散 治虚风多汗少气，不治将成消渴。

牡蛎煅，三钱 白术一两二钱半 防风二两半

为末，每服一钱，温水调下。

安胃汤 治汗出日久，虚风痿痹。

黄连去须 五味子 乌梅肉 甘草生，各五分 熟甘草三分 升麻梢二分

水二杯，煎一杯服。

正元散 治下元虚冷，自汗厥逆，呕吐痛泻。

红豆炒 干姜炮 陈皮去白，各三钱 人参 白术 甘草炙 茯苓去皮，各二两 肉桂去粗皮 川乌炮，去皮，各半两 附子炮，去皮尖 山药姜汁浸炒 川芎 乌药去木 干葛各一两 炙黄芪一两半

为细末，每服三钱，水一钟，姜三片，枣一枚，盐少许，煎七分，食前服。

牡蛎散 治自汗盗汗。

黄芪 麻黄根 牡蛎煅，研，各等分

每服三钱，水一杯，小麦一百粒，煎六分服。

大补黄芪汤

黄芪蜜炙 防风 山茱萸 川芎 当归 白术炒 肉桂 炙甘草 五味子 人参各一两 白茯苓一两半 熟地黄二两 肉苁蓉酒浸，三两

每服五钱，水二钟，姜三片，枣二枚，煎八分服。

当归六黄汤 治盗汗之圣药。

当归 生地黄 熟地黄 黄柏 黄芩 黄连各一钱 黄芪二钱

水二钟，煎一钟，临卧服。

盗汗良方

麻黄根 牡蛎煅，为粉，各三两 黄芪 人参各二两 龙骨打碎 地骨皮各四两 大枣七枚

水六钟，煎二钟半，分六服，一日饮尽。

茯苓汤 治虚汗盗汗。

白茯苓去皮及膜，研细末

每服二钱，煎乌梅、陈艾汤调服。

柏子仁丸

柏子仁 半夏曲各二两 牡蛎煅，醋淬七次，焙 人参 白术 麻黄根微炙去汗 五味子各一两 净麸炒，半两

为末，枣肉丸，梧子大，空心米饮下三钱。

止汗法 川郁金研细末，临卧以津调，涂乳上。

止汗红粉

麻黄根 牡蛎煅，各一两 赤石脂 龙骨各五钱

为细末，以绢包，扑于身上。

黄疸

经曰：溺黄赤，安卧者，黄疸。《论疾诊尺》篇曰：身痛色微黄，齿垢黄，爪甲黄，黄疸也。溺黄赤安卧，脉小而涩，不嗜食。《正理论》谓其得之女劳也。已食如饥者，胃疸。消谷善饥，胃有热也。《论疾诊尺》篇曰：脉小而涩，不嗜食，寒也。治疸者须知寒热之别。目黄者，曰黄疸。目者宗脉所聚，诸经有热，上熏于目，故黄疸者目黄。

愚按：黄者，中央戊己之色，故黄疸多属太阴脾经。脾不能胜湿，复夹火热，则郁而生黄，譬之盦曲相似。以湿物而当暑月，又加覆盖，湿热相搏，其黄乃成。然湿与热又自有别：湿家之黄，色暗不明；热家之黄，色光而润。亦有脾肾虚寒，脉沉而细，身冷自汗，泻利溺白，此名阴黄。茵陈姜附汤、理中汤、八味丸。汗出染衣，色如柏汁，此名黄汗，黄芪汤、芪芍桂苦酒汤。夹表者，脉浮，汗之而愈，桂枝加黄芪汤。夹里者，腹胀，下之而安，大黄硝石汤。食伤有谷疸之名。茯苓茵陈栀子汤。酒伤有酒疸之治，葛花解酲汤加茵陈叶。若夫御女劳伤，则膀胱急而小便自利，微汗出而额上色黑，手

足心热，发以薄暮，加味四君子汤、东垣肾疸汤。统言疸证，清热导湿为之主方，茯苓渗湿汤。假令病久，脾衰胃薄，必以补中，参术健脾汤。

脉候

脉洪，泄利而渴者死。脉小，溺利不渴者生。寸口近掌处无脉，口鼻冷者死。疸毒入腹，喘满者死。年壮气实，脉大易愈。老人气虚，脉微难瘥。

茯苓渗湿汤 清湿热，利小便。

茵陈七分 白茯苓六分 木猪苓 泽泻 白术 陈皮 苍术泔浸一夜，炒透 黄连各五分 山栀炒 秦艽 防己 葛根各四分

水二杯，煎七分，食前服。

芪芍桂苦酒汤

黄芪五两 白芍药 桂枝各三两

苦酒一升，水七升，煮三升，温服一升。当心烦至六七日解，若心烦不止，苦酒阻故也。

桂枝加黄芪汤 脉浮而腹中和者汗之。

桂枝 白芍药 生姜各三两 黄芪 甘草各二两 大枣十二枚

水八升，煮取三升，服一升，须臾，饮热稀粥一升，以助药力，取微汗。若不汗，更服。

黄芪汤 治黄汗身肿，发热不渴。

黄芪去芦，蜜炙 赤芍药 茵陈蒿各二两 石膏四两 麦门冬去心 淡豆豉各一两 甘草炙，半两

每服四钱，水一杯，生姜五片，煎七分服。

大黄硝石汤 一方加栀子十五枚

大黄 黄柏 硝石各四两，一作滑石

水六升，煮取二升，纳硝，煮取一升，顿服。

加减五苓散

茵陈 猪苓去皮 白术 赤茯苓去皮 泽泻各二钱

水二钟，煎一钟服。

茯苓茵陈栀子汤

茵陈叶一钱 茯苓去皮，五分 栀子仁 苍术去皮，炒 白术各三钱 黄芩生，六分 黄连去须 枳壳麸炒 猪苓去皮 泽泻 陈皮 汉防己各二分 青皮去白，一分

水二杯，煎一杯服。

葛花解酲汤 见泄泻。

八味丸 理中汤 并见虚痨。

加味四君子汤 治色疸及久疸不愈。

人参 白术 白茯苓 白芍药 黄芪炙 白扁豆炒，各二钱 甘草炙，一钱

水二钟，姜五片，红枣二枚，煎一钟服。

肾疸汤 治女劳成疸。

升麻根半两 苍术一钱 防风根 独活根 白术 柴胡根 羌活根 葛根各五分 茯苓 猪苓 泽泻 甘草根各三分 黄柏二分 人参 神曲各六分

水二杯，煎一杯，食前服。

参术健脾汤 治久黄脾虚食少。

人参 白术各一钱五分 白茯苓 陈皮 白芍药煨 当归酒洗，各一钱 甘草炙，七分

水二钟，枣二枚，煎八分服。色疸加黄芪、白扁豆。

茵陈姜附汤 治阴黄脉沉微，小便利或泻。

附子炮，去皮脐，三钱 干姜炮，二钱 茵陈一钱二分 草豆蔻煨，一钱 白术四分 枳实麸炒 半夏制 泽泻各五分 白茯苓 橘红各三分

水二钟，生姜五片，煎八分，待冷服。

蔓菁散 治阴黄汗染衣，涕唾黄。

蔓菁子

为细末，平旦以井华水服一匙，日再加至二匙，以知为度。每夜小便中浸少许帛子，各书记日，色渐白则瘥，不过服五升而愈。

霍乱

经曰：太阴所至为中满、霍乱吐下。又曰：土郁之发，民病呕吐、霍乱注下。此二条言受湿霍乱也。宜五苓散、理中丸之类。岁土不及，风乃大行，民病霍乱飧泄。此言风木胜土而为霍乱，宜桂苓白术散。热至则身热、霍乱吐下。此言火热霍乱，宜香薷散。足太阴之别，名曰公孙，去本节后一寸，别走阳明，其别者，入络肠胃，厥气上逆则霍乱。实则肠中切痛，虚则蛊胀，取之所别也。清气在阴，浊气在阳，营气顺脉，卫气逆行，清浊相干，乱于肠胃，则为霍乱。此言厥气上逆，清浊不分，饮食不节，乃为霍乱。

愚按：霍乱者，挥霍变乱，起于仓卒。心腹大痛，

呕吐泻利，憎寒壮热，头痛眩晕，先心痛则先吐，先腹痛则先泻，心腹俱痛，吐泻并作，甚者转筋入腹则毙。转筋者，以阳明养宗筋，属胃与大肠，吐下顿亡津液，宗筋失养，必致挛缩，甚则囊缩舌卷为难治。阴阳反戾，清浊相干；阴阳痞隔，上下奔迫。须遵《内经》分湿、热、风、暑、虚、实而为施治。干霍乱者，心腹胀满搅痛，欲吐不吐，欲泻不泻，躁乱昏愦，俗名搅肠痧。此由脾土郁极，不得发越，以至火热内扰。不可过于攻，过攻则脾愈虚；不可过于热，过热则火愈炽；不可过于寒，过寒则火必捍格。须反佐以治，然后郁可开，火可散。古方用盐熬调以童便，不独降火，兼能行血，极为稳妥。

霍乱多起于夏秋之间，皆外受暑热，内伤饮食所致。纵冬月患之，亦由夏月伏暑也。转筋者，兼风木，建中加木瓜柴胡汤。厥冷唇青，兼寒气，建中加附子干姜汤。身热烦渴，气粗兼暑热，桂苓白术散，或香薷散。体重，骨节烦疼，兼湿化，除湿汤。风暑合病，石膏理中汤。暑湿相博，二香散。多食寒冷，六和汤倍藿香，煎熟调苏合丸。情志郁结，七气汤。转筋逆冷，吴茱萸汤，或通脉四逆汤。邪在上者宜吐，虽已自吐利，仍当吐之，以提其气。用极咸盐汤三碗，热饮一碗，指探令吐，不吐再服一碗，吐讫仍饮一碗，三吐乃止，此法极良。吐利不止，元气耗散，病势危笃，或口渴喜冷，或恶寒逆冷，或发热烦躁，欲去衣被，此阴盛格阳，不可以其喜冷欲去衣被为热。理中汤，甚者附子理中汤。不效，四逆汤。并宜冰冷与服。霍乱已透，余吐余泻未止，腹有余痛，宜一味报秋豆叶煎服，干者尤佳。《保命集》云：有从标而得者，有从本而得者，有从标本而得者；六经之变，治各不同，细察色脉，知犯何经，随经标本，活法施治，此大法也。

脉候

霍乱遍身转筋，肢冷，腹痛欲绝，脉洪易治，脉微舌卷囊缩者死。霍乱后阳气已脱，或遗尿不知，或气少不语，或膏汗如珠，或大躁欲入水，或四肢不收，皆不可治。

理中汤

人参　干姜　白术各三钱　甘草炙，一钱

水二杯，煎一杯服。加附子，名附子理中汤。

二香散　治暑湿相搏，霍乱转筋，烦渴闷乱。

藿香　白术　厚朴　橘红　茯苓　半夏　紫苏　桔梗　白芷　香薷　黄连　扁豆各一钱　大腹皮　甘草各五分

水二杯，姜五片，葱白三根，煎一杯服。

香薷散　霍乱诸证，皆宜服之。

厚朴去皮，姜汁炒　黄连姜汁炒，各二两　香薷四两　甘草五钱

为末，每服四钱，水煎，不犯铁器，井中沉冷服。

桂苓白术散　暑食两伤，湿热，霍乱转筋。

桂枝　人参　白术　白茯苓各半两　泽泻　甘草　石膏　寒水石各一两　滑石二两

为细末，每服三钱，姜汤下。一方有木香、藿香、葛根各半两。

除湿汤 见类中风。

五苓散 见伤寒。

苏合香丸 见真中风。

七气汤 治七情郁结，霍乱吐泻。

半夏汤洗 厚朴 白芍药 茯苓各二钱 桂心 紫苏 橘红 人参各一钱

水二钟，生姜七片，红枣一枚，煎一钟服。

吴茱萸汤 治冒暑，或伤冷物，或忍饥，或大怒，或乘舟车伤动胃气，转筋逆冷。

吴茱萸 木瓜 食盐各半两

同炒焦，水三升，煮令百沸，入药，煎至二升服。如无药，用盐一撮，醋一钟，煎八分服。

通脉四逆汤

附子大者一枚，生用 干姜三两，强者四两 甘草炙，二两

水三升，煮取一升一合，分温再服。

建中加木瓜柴胡汤

桂枝二两半 芍药一两 甘草一两 胶饴半升 生姜一两半 大枣六枚 木瓜 柴胡各五钱

每服一两，水三杯，煎杯半，去渣，下饴两匙服。

六和汤

香薷二钱 砂仁 半夏汤洗七次 杏仁去皮尖，炒 人参去芦 甘草炙，各五分 赤茯苓去皮 藿香去土 白扁豆姜汁略炒 厚朴姜汁炒 木瓜各一钱

水二杯，姜五片，红枣一枚，煎一杯服。

藿香正气散 见真中风。

厚朴汤 治干霍乱。

厚朴姜汁炒 枳壳去瓤，麸炒 高良姜 槟榔 朴硝各七钱半 大黄炒，二两

为末，每服三钱，水杯半，煎一杯服。

冬葵子汤 治干霍乱，二便不通，烦热闷乱。

冬葵子 滑石研 香薷各二两 木瓜一枚，去皮瓤

为末，每服五钱，水二杯，煎一杯服，日服五次。

地浆法 于墙阴掘地约二尺许，入新汲水搅之，澄清。服一杯。既取土气，又取墙阴及新汲水。盖阴中之阴，能治阳中之阳。

呕吐哕

有声有物为呕，有物无声为吐，有声无物为哕。

经曰：诸逆冲上，皆属于火；诸呕吐酸，皆属于热。火性炎上，故逆上皆属于火，然诸脏诸经，各有逆气，则阴阳虚实，各自不同。实火可泻，芩连之属；虚火可补，参芪之属，不可不察也。胃热则呕，而酸者肝之味也，火盛金伤，不能制木，则肝木自甚，在《素问》则以为热，东垣又以吐酸为寒，何也？经言始受热中，东垣言末传寒中。总之，壮盛人多热，虚弱人多寒，若不以虚实形证为辨，非医也。寒气客于肠胃，厥逆上出，故痛而呕。此经之言呕，亦主于寒客。食则呕者，物盛满而上溢。脾不能运化精微，则食满而呕，盖虚证也。足太阴病，舌本强，食则呕。脾脉连于舌本，故舌强而呕也。故寒气与新谷气俱还入于胃，新故相乱，

真邪相攻，气并相逆，复出于胃，故为哕。东垣以有声无物为哕，盖指干呕也。而《内经》所为哕者，盖呃逆也。即其论针刺者有云，病深者其声哕，又曰：哕者以草刺鼻嚏而已，无息而疾迎引之立已，大惊之亦可已。此皆治呃逆之法，每试而必效者也。

愚按：古人以呕属阳明，多气多血。故有声有物，气血俱病也。吐属太阳，多血少气，故有物无声，血病也；哕属少阳，多气少血，故有声无物，气病也。独东垣以呕吐哕俱属脾胃虚弱，或寒气所客，或饮食所伤，致上逆而食不得下也。洁古老人从三焦分气积寒三因，上焦在胃口，上通天气，主纳而不出；中焦在中脘，上通天气，下通地气，主腐熟水谷；下焦在脐下，下通地气，主出而不纳。故上焦吐者皆从于气，气者天之阳也，其脉浮而洪，其证食已即吐，渴欲饮水，治当降气和中。中焦吐者，皆从于积，有阴有阳，气食相假，其脉浮而弦，其证或先痛后吐，或先吐后痛，法当去积和气。下焦吐者，皆从于寒，地道也，其脉大而迟，其证朝食暮吐，暮食朝吐，小便清利，大便不通。法当通其闭塞，温其寒气。

后世更为分别，食刹则吐谓之呕，刹者，顷刻也，食才入口，即便吐出，用小半夏汤，食入则吐谓之暴吐，食才下咽，即便吐出，生姜橘皮汤。食已则吐谓之呕吐，食毕然后吐，橘皮半夏汤。食久则吐谓之反胃，食久则既入于胃矣，胃中不能别清浊，化精微则复反而出，水煮金花丸。食再则吐谓之翻胃，初食一次不吐也，第二次食下则吐，直从胃之下口翻腾吐出，易老紫沉丸。旦食暮吐，暮食朝吐，积一日之食，至六时之久，然后吐，此下焦病，半夏生姜大黄汤。以上诸证，吐愈速则愈在上，吐愈久则愈在下，阴阳虚实之间，未易黑白判也。古方通以半夏生姜为正剂。独东垣云：生姜止呕，但治表实气壅，若胃虚谷气不行，惟当补胃，推扬谷气而已，故服小半夏汤不愈者，服大半夏汤立愈。夹寒者，喜热恶寒，肢冷脉小，或二陈汤加丁香、炮姜，或理中汤加枳实，并须冰冷与服，冷则不吐，诸药不效者，红豆丸，神效。夹热者，喜冷恶热，躁渴脉洪，二陈汤加黄连、栀子、竹茹、枇杷叶、干葛、生姜、芦根汁。气滞者，胀满不通，二陈汤加枳实、沉香、木香。痰饮者，遇冷即发，俗名冷涎泛，先以姜苏汤下灵砂丹，继以顺气之药。食积者，消导乃安，枳实、厚朴、苍术、神曲、麦芽、山楂、砂仁。吐而诸药不效，必假镇重以坠之，灵砂丹、养正丹。吐而中气久虚，必借谷食以和之，宜白术炒焦黑色，陈皮、茯苓、半夏、甘草、陈仓米、苡仁、谷芽，时时呷陈米饮。先吐后泻，身热腹闷，名曰漏气，此因上焦伤风，邪气内着，麦门冬汤。二便不通，气逆不续，名曰走哺，此下焦实热，人参汤主之。干呕气逆，橘皮、生姜等分。恶心胃伤，虚者人参、橘红、茯苓、甘草、半夏、生姜，实者枳壳、砂仁、橘红、半夏、白蔻、藿香。呕苦邪在胆经，黄连、甘草、生姜、橘皮、柴胡。吐酸责之肝脏，夹热者左金丸加白蔻、生姜、竹茹、栀子，夹寒者左金丸加丁香、干姜、白术、沉香。呕清水者多气虚，六君子汤加赤石脂。吐蛔虫者皆胃冷，理中汤加川椒五粒、槟榔五分，吞乌梅丸。详别其因，对证用药，不胶于一定之迹，可应无穷之变耳！

脉候

阳紧阴数为吐，阳浮而数亦为吐。寸紧尺涩胸满而吐。寸口脉数者吐。紧而涩者难治。紧而滑者吐逆。脉弱而呕，小便复利，身有微热，见厥者死。呕吐大痛，色如青菜叶者死。

医　案

兵尊高玄圃，久患呕吐，阅医颇众，病竟不减。余诊之曰：气口大而软，此谷气少而药气多也，且多犯辛剂，可以治表实，不可以治中虚；可以理气壅，不可以理气弱。投以熟半夏五钱、人参三钱、陈仓米一两、白蜜五匙，甘澜水煎服，二剂减，十剂安。

屯院孙潇湘，夏月食瓜果过多，得食辄呕，十日弗止，举家惊惶，千里迎余，比至署中，已二十日矣。困顿床褥，手足如冰。余曰：两尺按之有神，胃气缕缕不绝，只因中气本弱，复为寒冷所伤耳。遂用红豆丸连进三服，至明日便能食粥，兼与理中汤加丁香、沉香，旬日之间，饮食如常矣。

小半夏汤　止呕定吐，开胃消食。

半夏汤洗　生姜留皮，各三钱

水一钟，煎六分服。加橘皮，名橘皮半夏汤。

大半夏汤　治胃虚呕吐。

半夏五钱，汤洗　人参三钱　白蜜二钱

水二碗，和蜜扬之二百四十遍，煮八分温服。

姜橘汤

橘皮去白　生姜留皮，各三钱

水一钟，煎六分服。

水煮金花丸　二陈汤　俱见痰饮。

理中汤　见伤寒。

紫沉香丸　治中焦吐，食积寒气作痛。

砂仁　半夏曲各三钱　乌梅去核　丁香　槟榔各二钱　沉香　杏仁去皮尖，炒　白术　木香各一钱　陈皮五钱　白豆蔻　巴豆霜各五分，另研

为细末，醋糊丸，黍米大，每服五十丸，食后姜汤下。反胃，用橘皮去白。以生姜、面裹，纸封，烧令熟，去面，煎汤，下紫沉丸一百粒，一日二服。

半夏生姜大黄汤

半夏　大黄各二两　生姜一两半

水五升，煮取三升，分温再服。

红豆丸　治呕逆膈气，反胃吐食。

丁香　胡椒　砂仁　红豆各二十一粒

为细末，姜汁糊丸，皂角子大，每服一丸，以大枣一枚，去核填药，面裹煨熟，去面细嚼，白汤下，日三服。

灵砂丹　治上盛下虚，痰盛吐逆。此丹最能镇坠，升降阴阳，调和五脏，补养元神。

水银一斤　硫黄四两

上二味，用新铫内炒成砂子，入水火鼎煅炼为末，糯米糊丸，麻子大，每服三丸，空心枣汤、米饮、井华水、人参汤任下。忌猪羊血、绿豆粉、冷滑之物。

养正丹　见真中风。

六君子汤见虚痨。

乌梅丸　见伤寒。

麦门冬汤　治漏气上焦伤风，腠理开，经气失道，邪气内着，身背热，肘臂痛，闷而吐泻。

麦门冬去心　生芦根　竹茹　白术各五两　甘草炙　茯苓各二两　人参　陈皮　葳蕤各三两

每服四钱，水钟半，姜五片，陈米一撮，煎七分服。

走哺人参汤　治大小便不通，下焦实热。

人参　黄芩　知母　葳蕤各三钱　芦根　竹茹　白术　栀子仁　陈皮各半两　石膏煅，一两

每服四钱，水钟半，煎七分服。

左金丸　治肝火吐酸水。名左金者，使金令左行，则肝木有制也。

黄连　吴茱萸各一两，同拌湿、焙干

为细末，粥丸，煎白术陈皮汤下二钱。

方剂索引

一画

二画

三画

四画

五画

六画

七画

八画

九画

十画

十一画

十二画

十三画以上

中药索引

五画

六画

七画

八画

九画

十画

十一画

十二画

十三画以上

40